ERIN TAYLOR

YOGA
FÜR
SPORTLER

ERIN TAYLOR

YOGA
FÜR
SPORTLER

riva

Bibliografische Information der Deutschen Nationalbibliothek:
Die Deutsche Nationalbibliothek verzeichnet diese Publikation in der Deutschen Nationalbibliografie;
detaillierte bibliografische Daten sind im Internet über http://d-nb.de abrufbar.

Wichtiger Hinweis
Sämtliche Inhalte dieses Buches wurden – auf Basis von Quellen, die die Autoren und der Verlag für vertrauenswürdig erach-
ten – nach bestem Wissen und Gewissen recherchiert und sorgfältig geprüft. Trotzdem stellt dieses Buch keinen Ersatz für eine
individuelle Fitnessberatung und medizinische Beratung dar. Wenn Sie medizinischen Rat einholen wollen, konsultieren Sie
bitte einen qualifizierten Arzt. Der Verlag und die Autoren haften für keine nachteiligen Auswirkungen, die in einem direkten
oder indirekten Zusammenhang mit den Informationen stehen, die in diesem Buch enthalten sind.

Für Fragen und Anregungen:
info@rivaverlag.de

1. Auflage 2016
© 2016 by riva Verlag, ein Imprint der Münchner Verlagsgruppe GmbH,
Nymphenburger Straße 86
D-80636 München
Tel.: 089 651285-0
Fax: 089 652096

© der Originalausgabe
Die amerikanische Originalausgabe erschien 2016 bei VeloPress, a division of Competitor Group, Inc.,
San Diego, California, USA unter dem Titel *Hit Reset. Revolutionary Yoga for Athletes.* © 2016 by Erin Taylor

Bildnachweis:
Justin Bailie: S. 4–5, 9–15, 17, 31–33, 37–46, 47 o., 48–53, 55–56, 60, 63–65, 72–75, 77–83, 86, 98–103, 106–107, 109, 111–115,
117–119, 122–138, 142–143, 146–147, 149–156, 158–161, 163, 165–169, 196, 197 l. u. M., 200 / Hilary Dahl: S. VIII / James Finlay:
S. 29, 47 u., 85, 140–141, 195 / Nils Nilsen: S. 171 / Claire Pepper: S. 18–19, 22–28, 57, 66–69, 70, 87, 90, 92–95, 97, 105, 197 r., 199
Retusche: Paula Gillen

Die weiblichen Models (außer Linsey Corbin) wurden eingekleidet von Oiselle; das Yoga-Eqipment wurde von Manduka zur
Verfügung gestellt; Shooting-Locations: Green Lake Community Center, High Desert Crossfit, Mountain View High School,
University of Washington und ZUM Fitness.

Übersetzung: Andrea Pauster
Redaktion: Desirée Šimeg
Artdirector: Vicki Hopewell
Innenlayout: Samira Selod, Vicki Hopewell
Umschlaggestaltung: Isabella Dorsch
Umschlagabbildung: Justin Bailie
Satz: Machleidt, Medienbearbeitung, Ottobrunn
Druck: Firmengruppe APPL, aprinta Druck, Wemding
Printed in Germany

ISBN Print: 978-3-86883-945-6
ISBN E-Book (PDF): 978-3-95971-294-1
ISBN E-Book (EPUB, Mobi) 978-3-95971-295-8

Weitere Informationen zum Verlag finden Sie unter

www.rivaverlag.de
Beachten Sie auch unsere weiteren Verlage unter www.muenchner-verlagsgruppe.de

Für Sie, die Sportlerinnen und
Sportler der Reset-Revolution

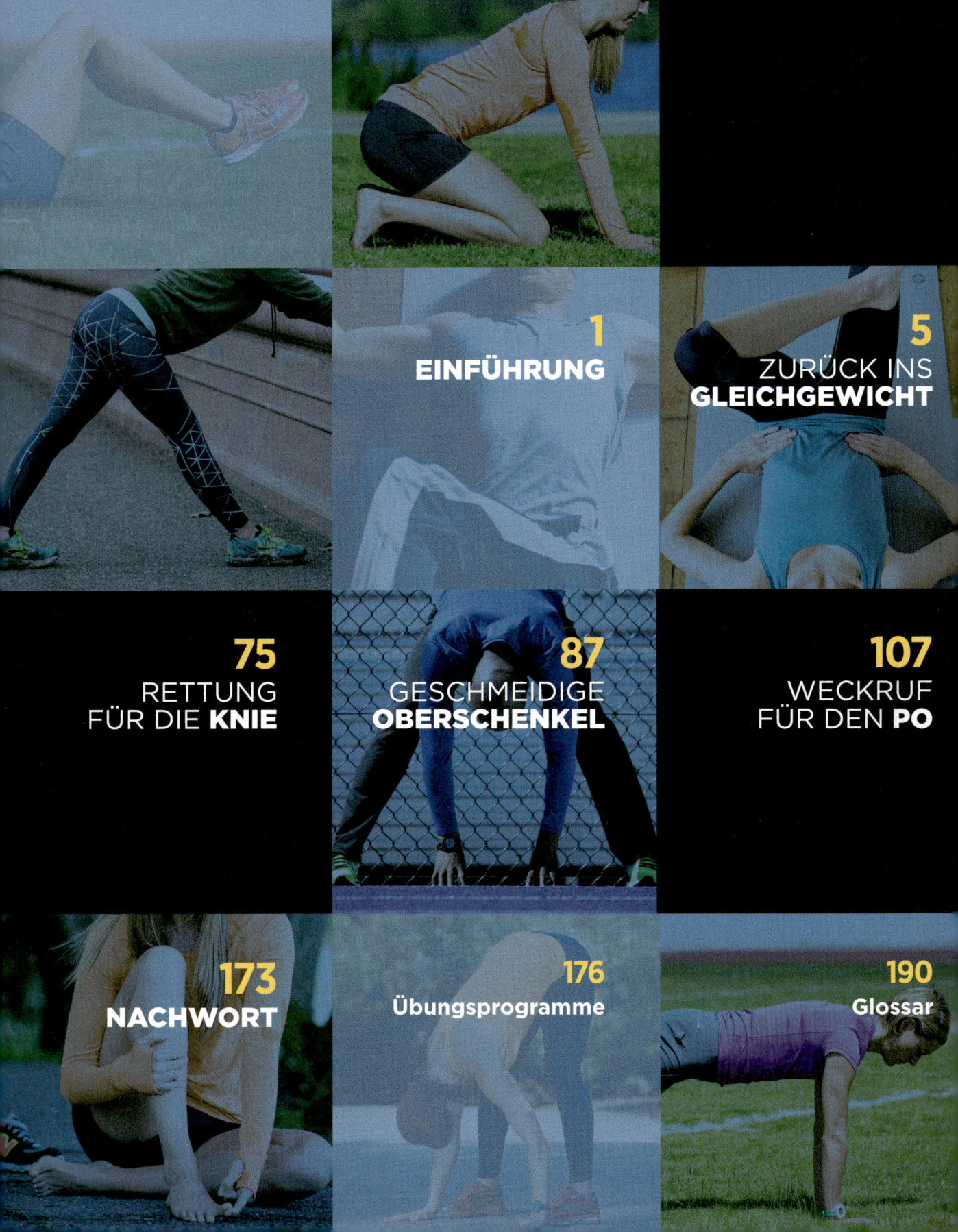

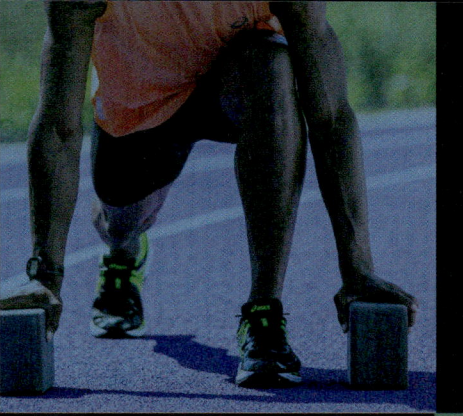

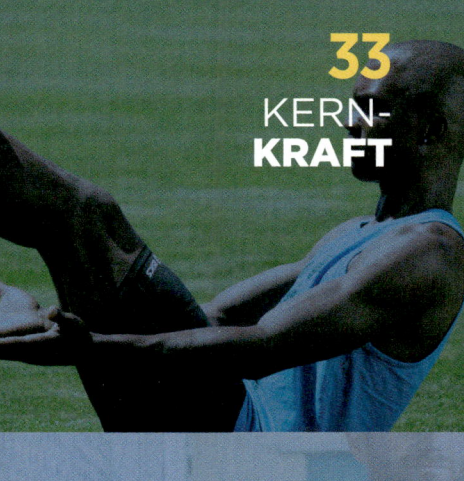
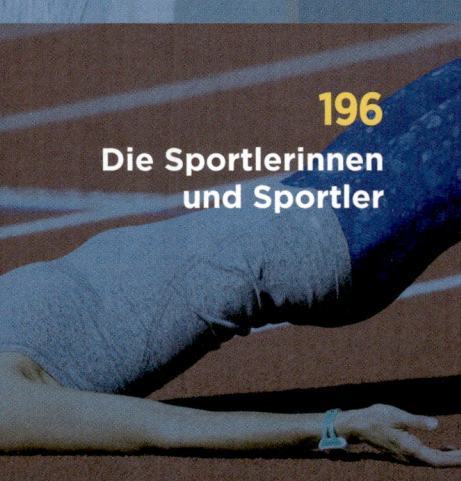

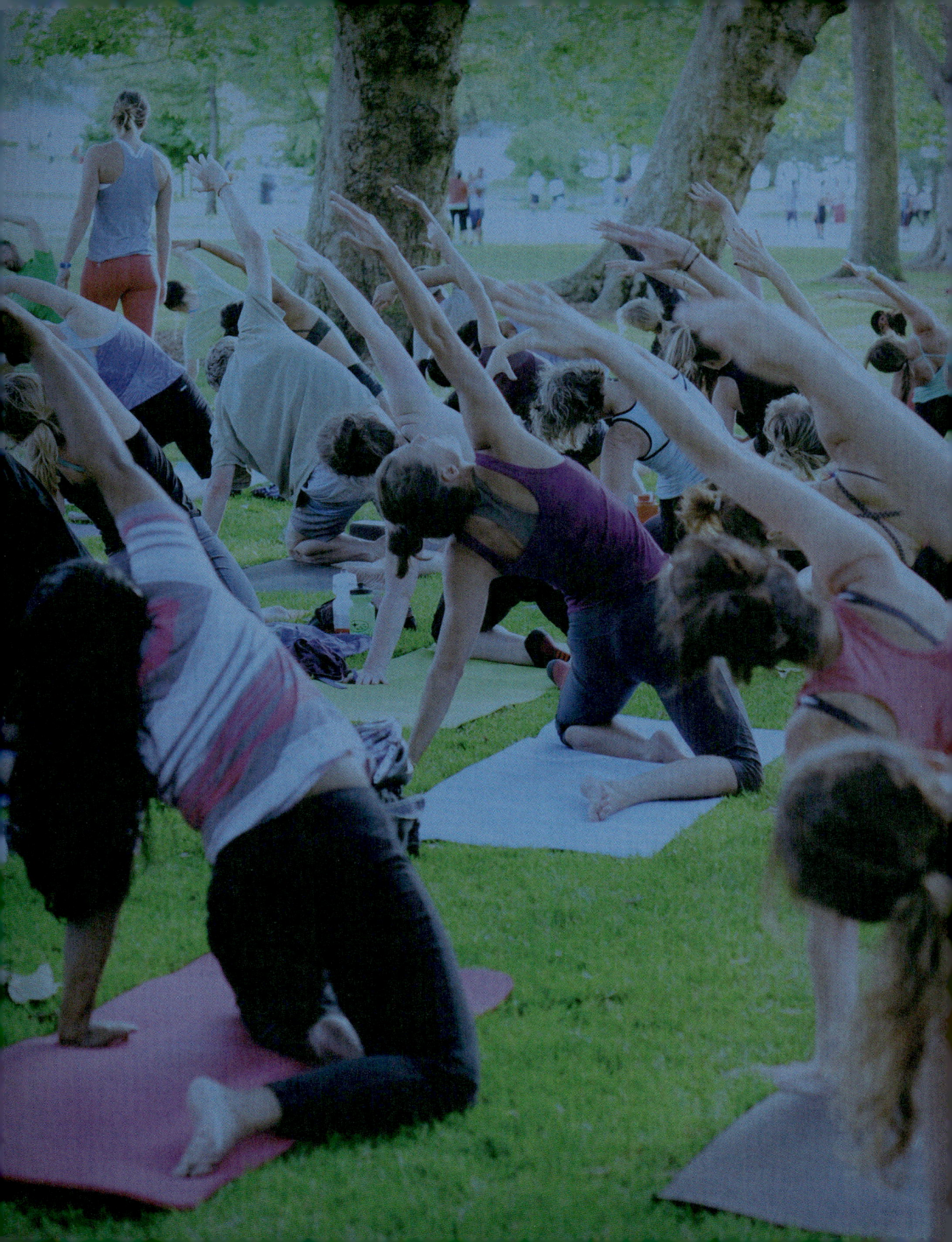

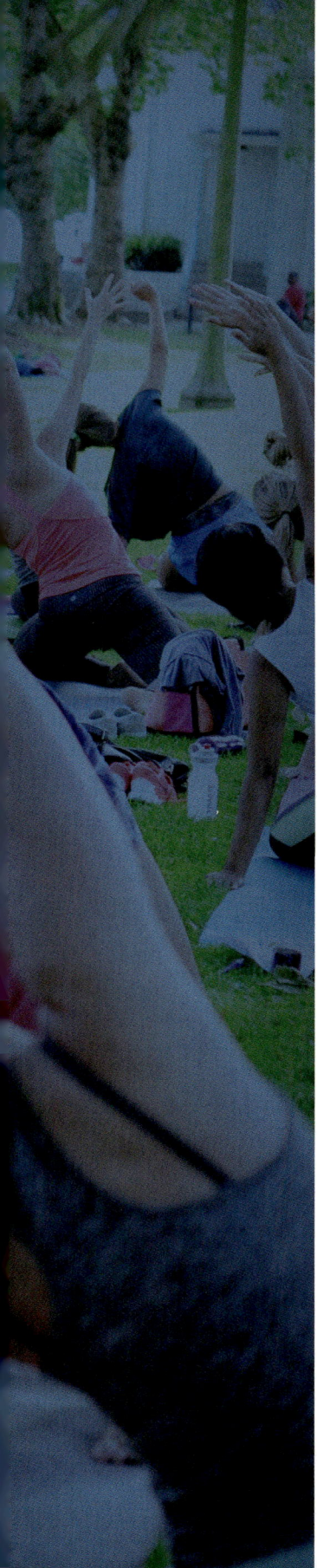

EINFÜHRUNG

IN ERSTER LINIE SPORTLERIN, DANN YOGINI

Ich war eine widerwillige Yogini. Auch heute bezeichne ich mich selten so.

Am College spielte ich Basketball und fand Yoga langweilig. Ich dachte, dass die Zeit auf dem Spielfeld oder im Kraftraum sinnvoller genutzt wäre. Erst als mich eine Wirbelsäulenverletzung infolge von Übertraining außer Gefecht setzte, war ich bereit zu erkennen, was in meinem Körper vor sich ging. Dass meine hohe Schmerzgrenze niemanden beeindruckte – am allerwenigsten mich selbst.

Yoga war der Reset, der mir half, mein Gleichgewicht wiederzufinden. Damals gab es noch keine Yogaprogramme, die auf einzelne Sportarten zugeschnitten waren, aber ich merkte schnell: Gezielt eingesetzt, bedeutet Yoga Gleichgewicht, und Gleichgewicht bedeutet den Sieg.

RESET = ein Yogaprogramm zur Linderung von Ungleichgewichten

VERLETZUNGEN HABEN VERHEERENDE FOLGEN

Nichts ist entmutigender, als sich im Training im wahrsten Sinne ein Bein auszureißen und am Ende verletzt und der Chance beraubt zu sein, seine Ziele zu erreichen. Nach einer harten Saison auf der Ersatzbank wurde mir klar, dass viele Sportler von den ausgleichenden Superkräften des Yoga profitieren könnten.

Als ich nach dem Studium begann, Sportlern mit Yoga zu helfen, herrschte in diesem Bereich Chaos. Ich musste kritisch hinterfragen, was ich tat und lehrte – und warum. Sportler hören ständig, mit Yoga könnten sie ihre Leistung verbessern, aber dazu muss man die richtigen Zusammenhänge herstellen. Es geht nicht nur darum, dass man Yoga macht, sondern wie man es macht. Mit einigen coolen Posen kann man in den sozialen Medien sicherlich Eindruck schinden. Doch wer den Fuß hinter den Kopf bringt, kann noch lange nicht schneller laufen oder höher springen.

Seit zehn Jahren finde ich Yogalösungen für körperliche Probleme und versuche, möglichst vielen Menschen die schmerzlichen Folgen muskulärer Ungleichgewichte – sei es durch Stress, Krankheit oder Verletzungen – zu ersparen. Die Übungen sind zweckmäßig und unabhängig von Sportart oder Fitnessbestrebungen einsetzbar, egal ob Sie Freizeit- oder Profisportler sind oder es Ihnen schlicht um Gesundheit und Fitness geht. Schon fünf Minuten Reset machen Sie stärker und belastbarer!

DAS GLEICHGEWICHT MACHT DEN UNTERSCHIED

Das Handwerkszeug für Ihren Reset:

- ✓ **Probleme & Lösungen:** das Wissen, wie Ihr Körper arbeiten sollte

- ✓ **Selbsttest & Korrektur:** das Bewusstsein für Ihre individuellen Ungleichgewichte und was Sie dagegen tun können

- ✓ **Reset:** Übungsprogramme, um Ihre Balance wiederzufinden

- ✓ **Übungsplan:** die Gelegenheit nachzudenken, was Sie tun und warum

EIN RESET LÖST PROBLEME

Yoga für Sportler ist nach Körperregionen gegliedert und erklärt einige der häufigsten muskulären Ungleichgewichte, die Sportlern heute zu schaffen machen. Einfache Selbsttests und praktische Lösungen helfen bei der Beurteilung und Korrektur von Problemen, die zu Verletzungen führen und die Leistungsfähigkeit einschränken können, wenn nichts dagegen unternommen wird. Ich beantworte häufig gestellte Fragen (FAQ) und zeige Übungstechniken, die Yoga zugänglicher und wirkungsvoller machen. Ich hoffe, mit diesen Informationen und Anregungen werden Sie Ihre Yogapraxis so gestalten, dass sie Ihre ehrgeizigen Ziele unterstützt.

Sie werden sich leichter fühlen, wenn Sie Ihr Gleichgewicht wiederfinden und lernen, es in einem aktiven Leben zu bewahren. Das ist nicht immer leicht, muss aber auch nicht unnötig schwer sein. Und wenn es gelingt, kommen Sie Ihren Zielen immer näher.

WILLKOMMEN BEI DER
RESET-
REVOLUTION!

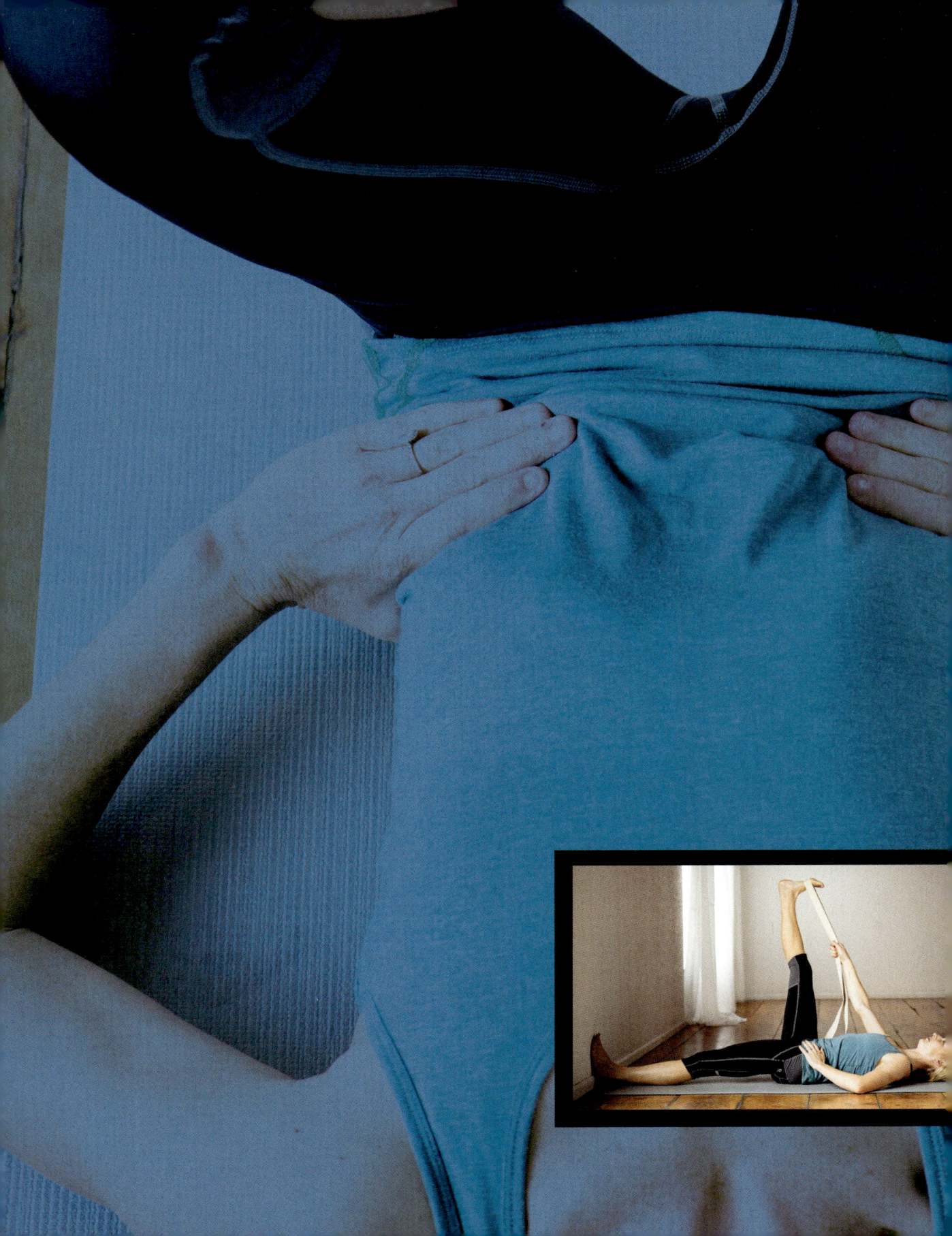

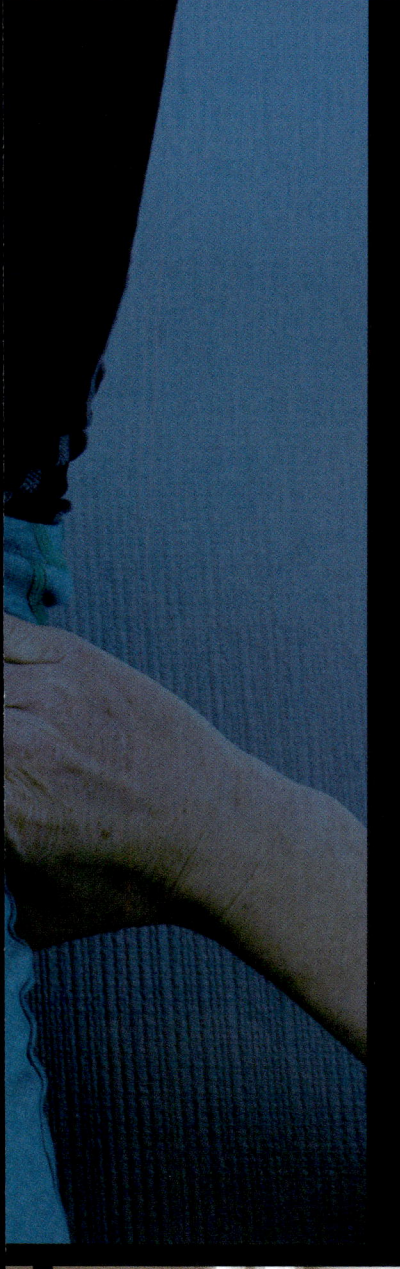

ZURÜCK INS
GLEICHGEWICHT

Wir sind dafür gemacht, im Gleichgewicht zu sein. Logisch, dass wir dann auch am meisten leisten.

Ein ausgewogenes Verhältnis von rechts und links, oben und unten, vorne und hinten – Arbeit und Erholung – schützt vor Verletzungen, steigert die Leistung und optimiert jede Form von Fitness. Es hilft, Leistungsziele zu erreichen, und maximiert das Potenzial.

Am Ende ist es an uns, das Gleichgewicht an der Schnittstelle zwischen Kraft und Beweglichkeit, Anstrengung und Leichtigkeit immer wieder neu zu definieren – damit es uns hilft, unsere individuellen Ziele zu erreichen.

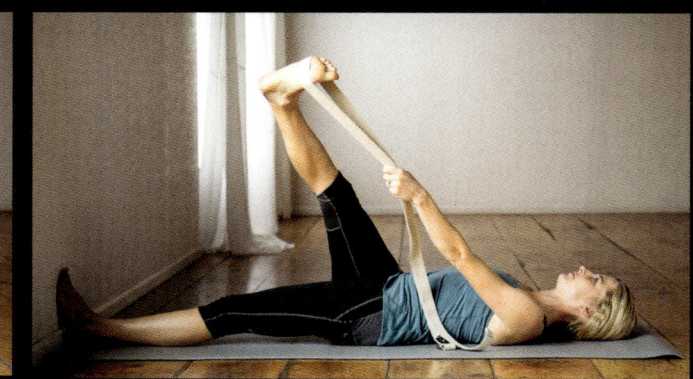

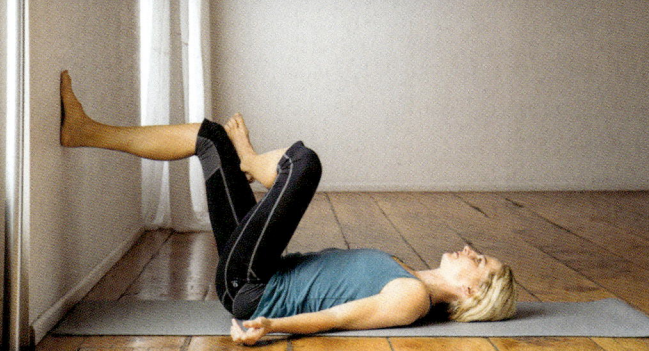

Die Sache mit dem Ungleichgewicht

Die Beanspruchung durch Training, Spiel und Wettkampf kann zusammen mit einer starken Arbeitsbelastung schnell zu unterdurchschnittlichen Leistungen und Verletzungen führen. Oder man brennt einfach aus. Im Sport wie im Leben wird es zunehmend schwerer, Balance zu finden, und das Streben danach ist geradezu revolutionär. Ironischerweise ist unser natürlicher Zustand – das Gleichgewicht – zu einem radikalen Ideal geworden.

Der Körper ist eine hochintelligente integrierte Einheit. Ist er im Gleichgewicht, funktioniert die Biomechanik, also das Zusammenspiel von Knochen, Bindegewebe und Muskeln, optimal. Ist er es nicht, reagiert er mit suboptimalen Strategien, damit es trotzdem irgendwie weitergeht.

Muskuläre Ungleichgewichte enden immer mit Kompensation, dem schlimmsten Feind jedes Sportlers. Gelingt es nicht, Ungleichgewichte aufzuspüren und systematisch anzugehen, wird der Körper sie kompensieren. Er wird alles dafür tun, dass es irgendwie weitergeht. Verletzungen sind dann unvermeidlich – und das ist kein Spaß. Das Gesetz der Kompensation besagt: Wird eine Bewegung auf irgendeine Weise eingeschränkt, überträgt sich die Kraft auf den Punkt des geringsten Widerstands. Wer weitermacht, obwohl er irgendwo Schmerzen hat, verursacht damit unweigerlich auch anderswo Schmerzen.

UNGLEICHGEWICHT → KOMPENSATION → VERLETZUNG

Kompensation =
der automatische und unbewusste Versuch
des Körpers, trotz einer Funktionsstörung
Balance zu finden

Balance = Gleichgewicht

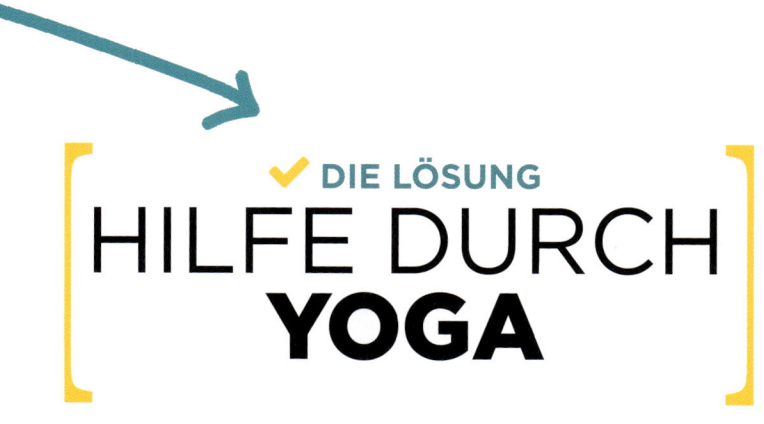

✔ **DIE LÖSUNG**

HILFE DURCH
YOGA

Gleichgewicht muss man sich verdienen, und Yoga ist eine geeignete Möglichkeit. Yoga schenkt Einsicht in muskuläre Ungleichgewichte und daraus resultierende Kompensationsmuster und lehrt, mit systematischen Korrekturen die goldene Mitte wiederzufinden. Doch das funktioniert nur, wenn Sie sich ehrlich eingestehen, wo Sie derzeit stehen, und konsequent üben; wenn Sie sich Ihrer Ungleichgewichte bewusst und bereit sind, Augenblick für Augenblick darauf zu reagieren. Sonst werden Sie bestehende Probleme auf der Matte nur noch verstärken.

Alle sagen, dass man auf den Körper hören soll, aber nur wenige reagieren darauf. Es ist nicht leicht, noch eine weitere Sache im prall gefüllten Terminkalender unterzubringen. Doch gerade in hektischen Zeiten tun Korrekturen besonders not, und Sie profitieren am meisten davon, wenn Sie das Tempo drosseln und in sich hineinhören. Wer fünf Minuten täglich an einer speziellen Sache arbeitet, erreicht mehr als mit einer Yogastunde in der Woche. Ob Sie ein paar Minuten oder eine Stunde haben: Betrachten Sie die Zeit auf der Matte als echte Pause – als Reset – und nicht als weiteren Punkt auf Ihrer To-do-Liste.

BLEIBEN SIE MIT YOGA IM GLEICHGEWICHT

RESET
FÜR DAS GLEICHGEWICHT

ÜBUNGSPROGRAMM

✔ **Die Mitte finden** (S. 9)

ÜBUNGSZIELE

❯ Die neutrale Ausrichtung
   wiederherstellen

❯ Kompensationsmuster erkennen

WANN	Nach dem Training / Zur Regeneration
WIE LANGE	Stellungen 5–10 Atemzüge halten
WOMIT	Yogagurt, Krawatte oder Gürtel
WARN-SIGNALE	Kompensationsbewegungen wie Seitwärts- oder Rückwärtsbeugen der Wirbelsäule Kniebeschwerden

❯❯ *Die meisten Menschen haben einen recht symmetrischen Körperbau und die Unterschiede zwischen rechts und links gehen nicht auf die Knochen, sondern darauf zurück, wie sie die Knochen bewegen. Die Qualität der Bewegung lässt sich deutlich verbessern. Nehmen Sie sich die Zeit, muskuläre Ungleichgewichte zu bestimmen, und lassen Sie sich sagen, wie Sie die Symmetrie wiederherstellen können. Dies ist eine der besten Möglichkeiten, Ihre Zeit als Sportler zu nutzen und sicherzustellen, dass Sie Ihre Ziele erreichen und eine neue persönliche Bestmarke knacken.«*

JAY DICHARRY, PHYSIOTHERAPEUT UND FORSCHER

FIX UND FOXI IST NICHT FIT

DIE **MITTE** FINDEN

Mit diesem Programm können Sie nach dem Training oder an Regenerationstagen Ihre Mitte wiederfinden und üben, sich aus dieser Mitte heraus zu bewegen. Die Rückenlage mit den Füßen an der Wand ähnelt dem aufrechten Stand. So können Sie aufmerksam beobachten (ohne krampfhaft das Gleichgewicht halten zu müssen), wie Ihr Körper Beinbewegungen kompensiert, und so wichtige Erkenntnisse gewinnen.

BERG GEGEN DIE WAND

1 Kommen Sie in die Rückenlage. Die Füße sind an der Wand, die Fersen auf dem Boden, die Beine gestreckt.

2 Strecken Sie die Arme neben dem Körper aus, Handflächen nach oben.

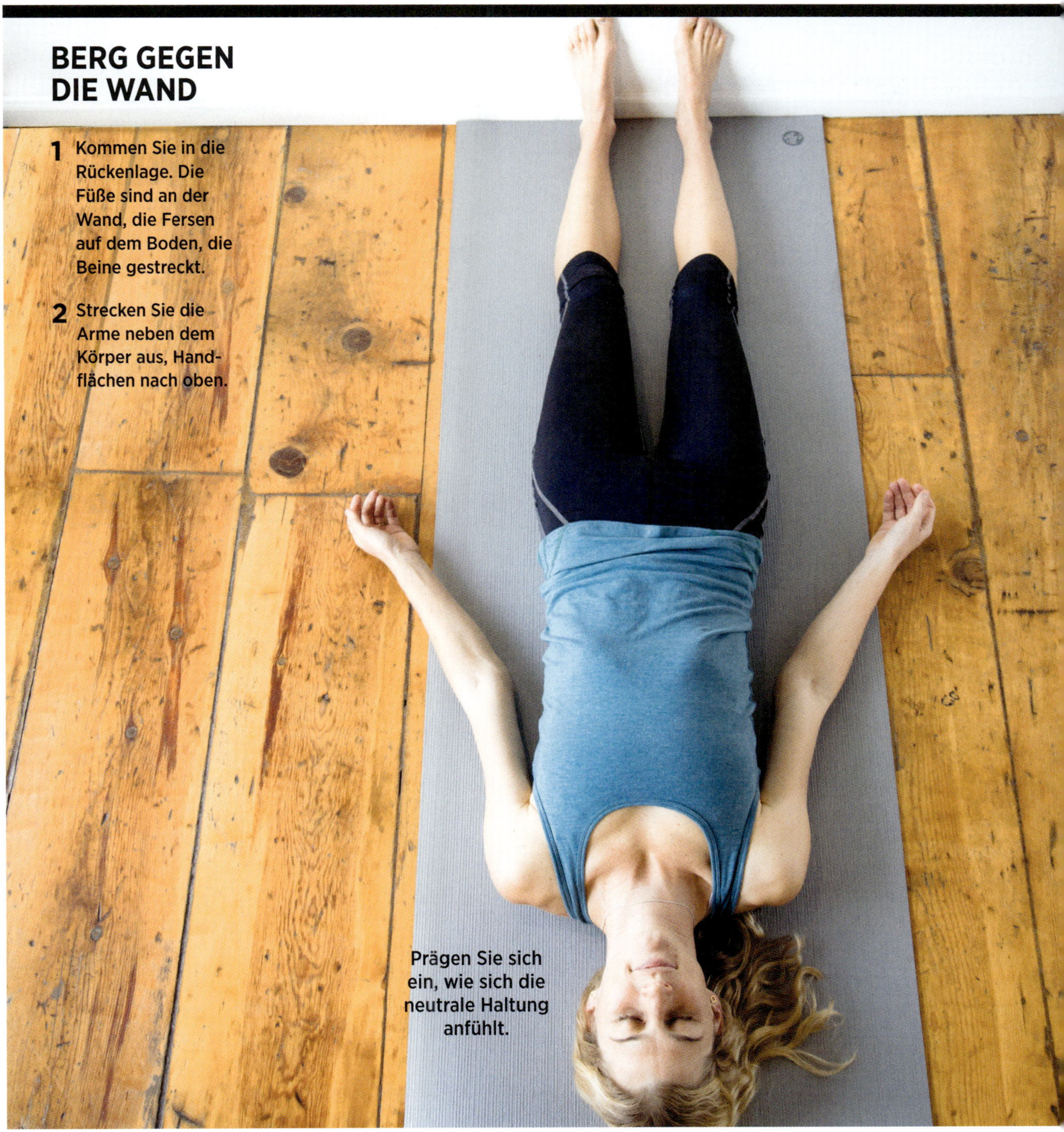

Prägen Sie sich ein, wie sich die neutrale Haltung anfühlt.

ZIFFER 4 GEGEN DIE WAND

1 Kommen Sie in die Rückenlage. Stellen Sie beide Füße an die Wand, die Knie bilden einen 90-Grad-Winkel. Vergrößern Sie bei Rückenbeschwerden den Abstand zur Wand.

2 Legen Sie das linke Fußgelenk aufs rechte Knie, die Zehen sind angezogen.

3 Legen Sie die Hände an die Taille und prüfen Sie, ob der Abstand zwischen Rippen und Hüften auf beiden Seiten gleich ist. Schieben Sie den rechten Fuß eventuell etwas höher oder rücken Sie etwas von der Wand ab, um die Wirbelsäule in die Neutralstellung zu bringen.

Wechseln Sie die Seite.

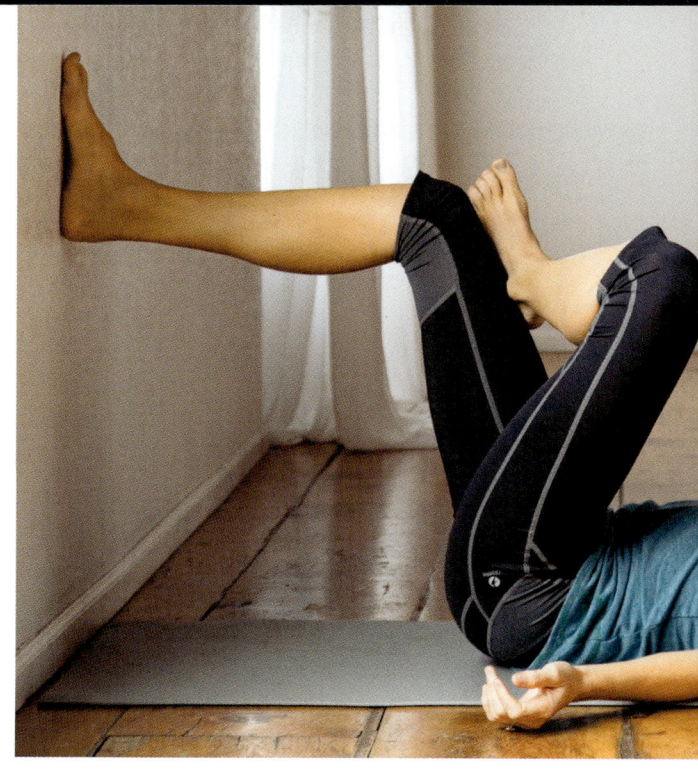

» Widerstehen Sie der Versuchung, das gekreuzte Bein mit den Händen zur Wand zu drücken. Sie ruinieren die Neutralstellung der Wirbelsäule, ohne die Dehnung zu verstärken.

FAQ Was empfinde ich wirklich?

Als Sportler kennen Sie sich mit hartem Training aus. Aber wenn Sie die Matte ausrollen, müssen Sie das Tempo drosseln, um die Vorgänge im Körper bewusster wahrnehmen zu können. Wenn Sie zu hart trainieren, werden Ihnen wertvolle Einsichten entgehen und sich die Muskeln eher wehren. Das ist kontraproduktiv und erhöht die Verletzungsgefahr.

Empfindungen können auch täuschen. Jede ungewohnte muskuläre Belastung – ob Anspannung oder Dehnung – verursacht ein gewisses Unbehagen. Entscheidend ist die klare Unterscheidung zwischen Trainingsschmerz (gut!) und Verletzungs-

schmerz (schlecht!). Angenommen, Sie verlangen von den hinteren Oberschenkelmuskeln, durch Anspannung und Kontraktion ihren Teil zur Laufbewegung beizutragen. Nach dem Training recken Sie die Fingerspitzen dann zu den Zehen und fordern genau das Gegenteil: dass sie sich entspannen und dehnen. Das ist nicht immer angenehm. Ein dumpfer Schmerz im Muskelbauch – der fleischigen Mitte – ist normal und begrüßenswert, doch punktuelle, schneidende Schmerzen in der Nähe der Gelenke sollten Sie als Warnsignal interpretieren. Finden Sie die Grenze – eine klare, aber nicht schmerzhafte Empfindung. Falls Sie nicht wissen, wo ein Muskel gedehnt wird, spannen

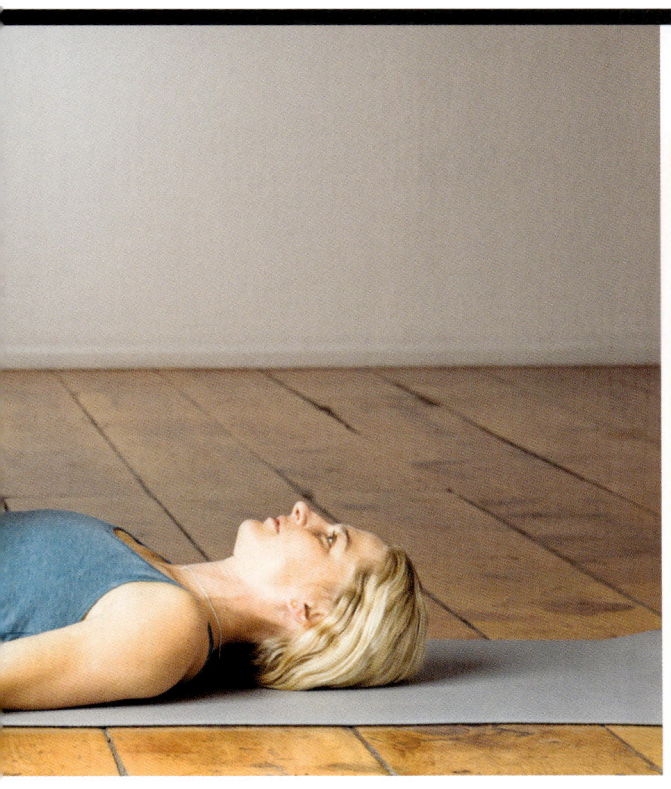

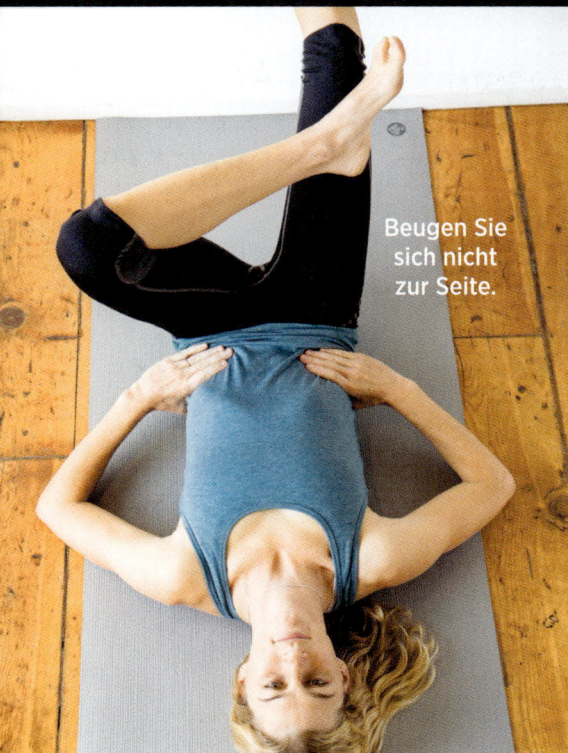

Beugen Sie sich nicht zur Seite.

Sie ihn kurz an. Das fördert die Durchblutung und lenkt die Aufmerksamkeit auf den Muskelbauch, wo die gefahrlose Dehnung am stärksten spürbar ist.

Vermutlich ist es für Sie normal, trotz Schmerzen weiterzumachen. Doch das wird Ihnen bei der Suche nach Balance nicht helfen. Finden Sie die Grenze und respektieren Sie sie. Und vergleichen Sie sich niemals mit anderen, sondern gestehen Sie sich ehrlich ein, wo Sie derzeit stehen. Fragen Sie sich: Was empfinde ich wirklich? Schließlich würde es Sie doch tierisch wurmen, wenn Sie sich beim Yoga verletzen würden, oder?

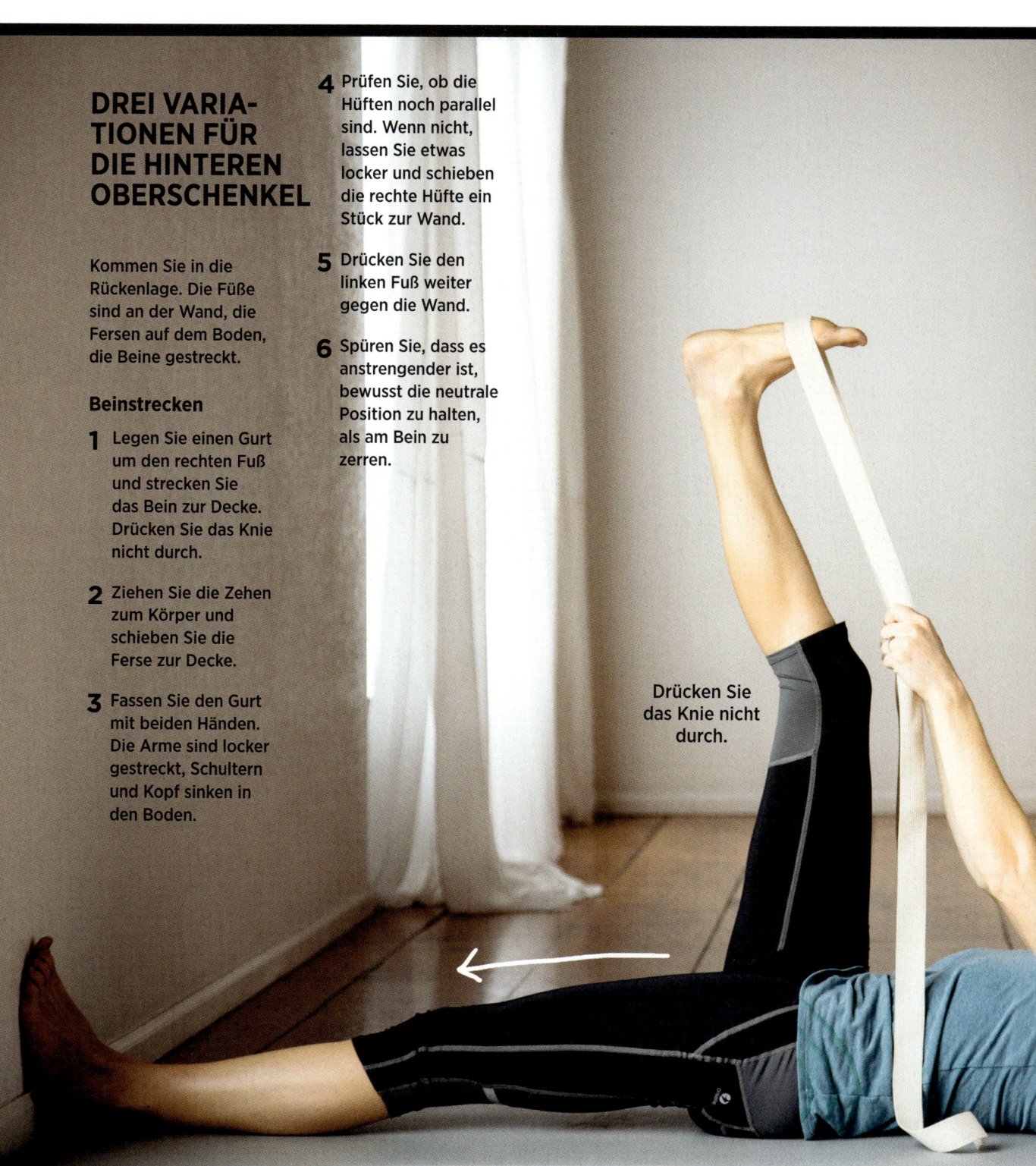

DREI VARIATIONEN FÜR DIE HINTEREN OBERSCHENKEL

Kommen Sie in die Rückenlage. Die Füße sind an der Wand, die Fersen auf dem Boden, die Beine gestreckt.

Beinstrecken

1 Legen Sie einen Gurt um den rechten Fuß und strecken Sie das Bein zur Decke. Drücken Sie das Knie nicht durch.

2 Ziehen Sie die Zehen zum Körper und schieben Sie die Ferse zur Decke.

3 Fassen Sie den Gurt mit beiden Händen. Die Arme sind locker gestreckt, Schultern und Kopf sinken in den Boden.

4 Prüfen Sie, ob die Hüften noch parallel sind. Wenn nicht, lassen Sie etwas locker und schieben die rechte Hüfte ein Stück zur Wand.

5 Drücken Sie den linken Fuß weiter gegen die Wand.

6 Spüren Sie, dass es anstrengender ist, bewusst die neutrale Position zu halten, als am Bein zu zerren.

Drücken Sie das Knie nicht durch.

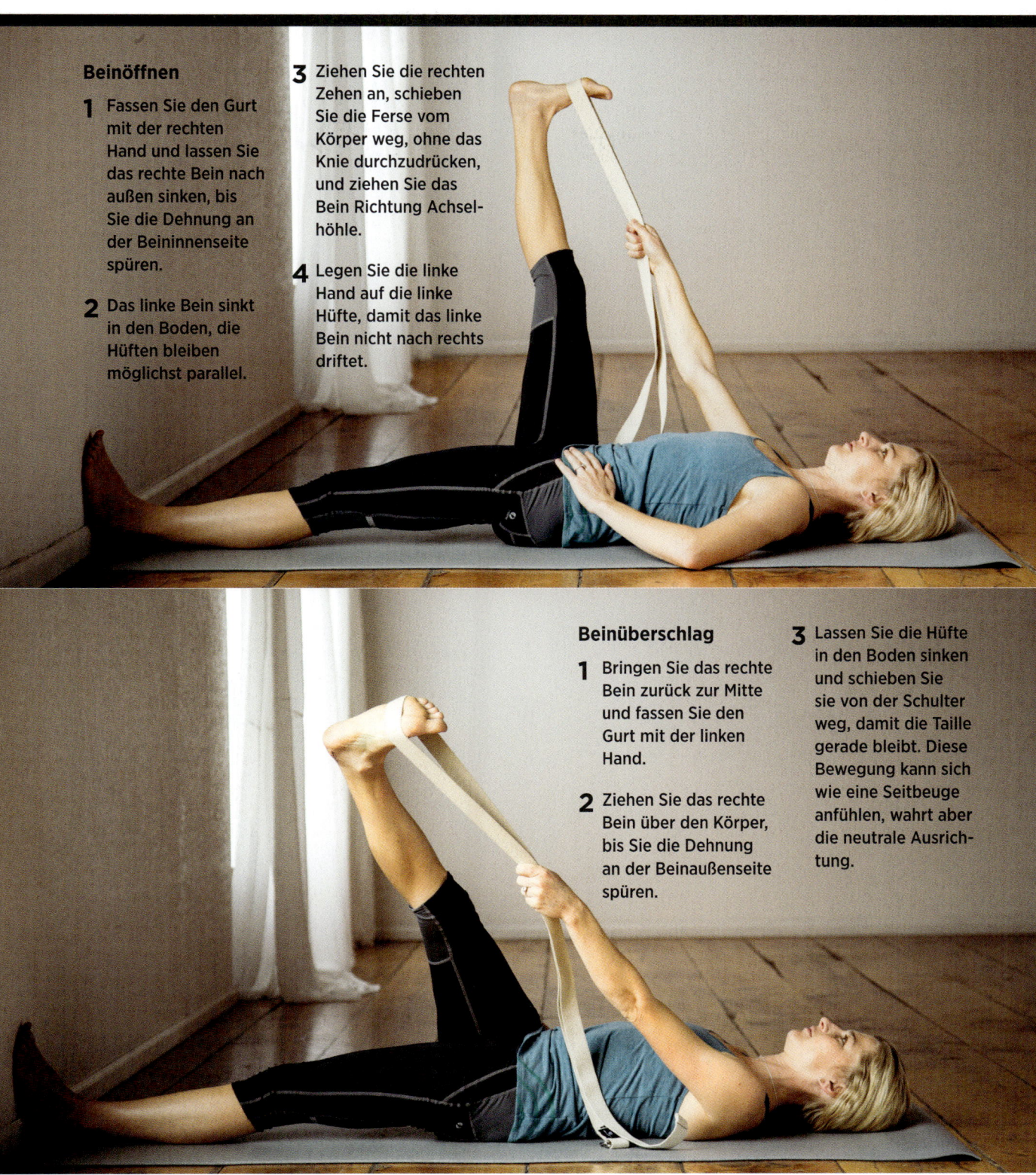

Beinöffnen

1 Fassen Sie den Gurt mit der rechten Hand und lassen Sie das rechte Bein nach außen sinken, bis Sie die Dehnung an der Beininnenseite spüren.

2 Das linke Bein sinkt in den Boden, die Hüften bleiben möglichst parallel.

3 Ziehen Sie die rechten Zehen an, schieben Sie die Ferse vom Körper weg, ohne das Knie durchzudrücken, und ziehen Sie das Bein Richtung Achselhöhle.

4 Legen Sie die linke Hand auf die linke Hüfte, damit das linke Bein nicht nach rechts driftet.

Beinüberschlag

1 Bringen Sie das rechte Bein zurück zur Mitte und fassen Sie den Gurt mit der linken Hand.

2 Ziehen Sie das rechte Bein über den Körper, bis Sie die Dehnung an der Beinaußenseite spüren.

3 Lassen Sie die Hüfte in den Boden sinken und schieben Sie sie von der Schulter weg, damit die Taille gerade bleibt. Diese Bewegung kann sich wie eine Seitbeuge anfühlen, wahrt aber die neutrale Ausrichtung.

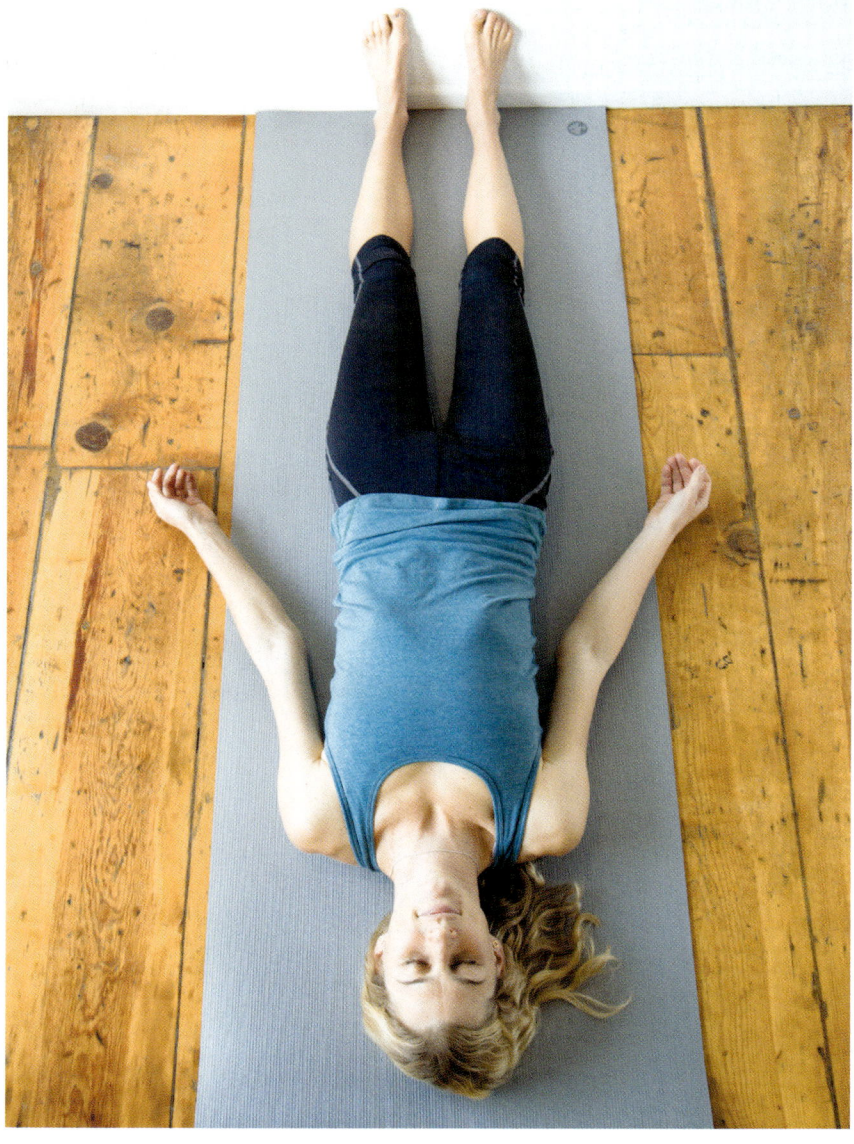

⇄ Kommen Sie in die Berghaltung gegen die Wand. Halten Sie inne, spüren Sie den Unterschied und wiederholen Sie die Übungsfolge mit dem linken Bein.

» *Balance ist eine sich stetig weiterentwickelnde Annäherung an die Mitte.«*

RICHELLE RICARD, THE YOGA ENGINEER

HALTEN SIE INNE UND SPÜREN SIE DEN UNTERSCHIED

Wo die Dehnung endet und die Kompensation beginnt

Wenn man weiter am Gurt zerrt, obwohl die maximale Dehnung der hinteren Oberschenkelmuskeln erreicht ist, neigt sich die Wirbelsäule zur Seite. So kann das Bein noch weiter angehoben werden. Der Taillenabstand auf einer Seite verringert sich, und oft hat es den Anschein, als drehe das obere Bein einwärts (als zeigten die Zehen zur Körpermitte).

Realitätscheck: Dieses Manöver verstärkt Ihre Dehnung nicht! Bei aller Begeisterung, dass sich das Bein noch höher heben lässt, bringen Sie damit doch nur eine andere Körperregion aus dem Gleichgewicht.

Erspüren Sie lieber, wo die Beweglichkeit der hinteren Oberschenkelmuskeln wirklich endet und die Kompensation beginnt, statt am gedehnten Bein zu zerren. Lassen Sie etwas nach, sobald sich die Position von Wirbelsäule und / oder Hüften verändert, um in der Neutralstellung zu bleiben und sich optimal zu dehnen. Übertreiben Sie es nicht!

Ähnlich verhält es sich bei der »Ziffer 4 gegen die Wand« (S. 10). Drückt man den Oberschenkel zur Wand, um die Dehnung zu verstärken, neigt sich die Wirbelsäule zur Seite, sobald der Bewegungsumfang der Hüfte ausgeschöpft ist. Man schiebt also lediglich die Knochen aus ihrer neutralen Ausrichtung.

Wenn sich diese Kompensationsmuster bereits bei Dehnungsübungen im Liegen zeigen, treten sie zweifellos auch beim Laufen, Radfahren oder Schwimmen auf – immer wenn Sie die Beine nach vorne anheben.

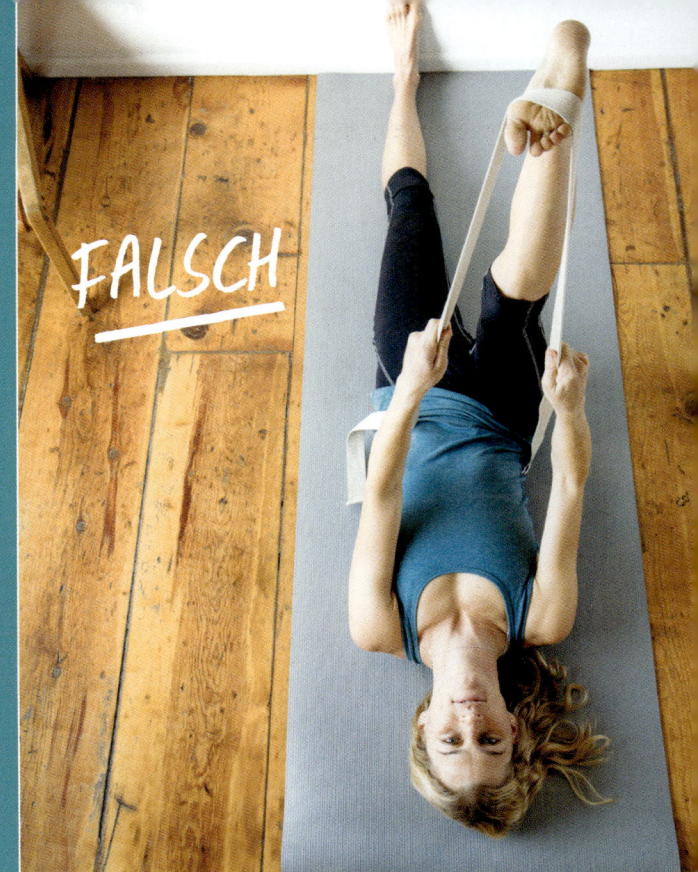

FALSCH

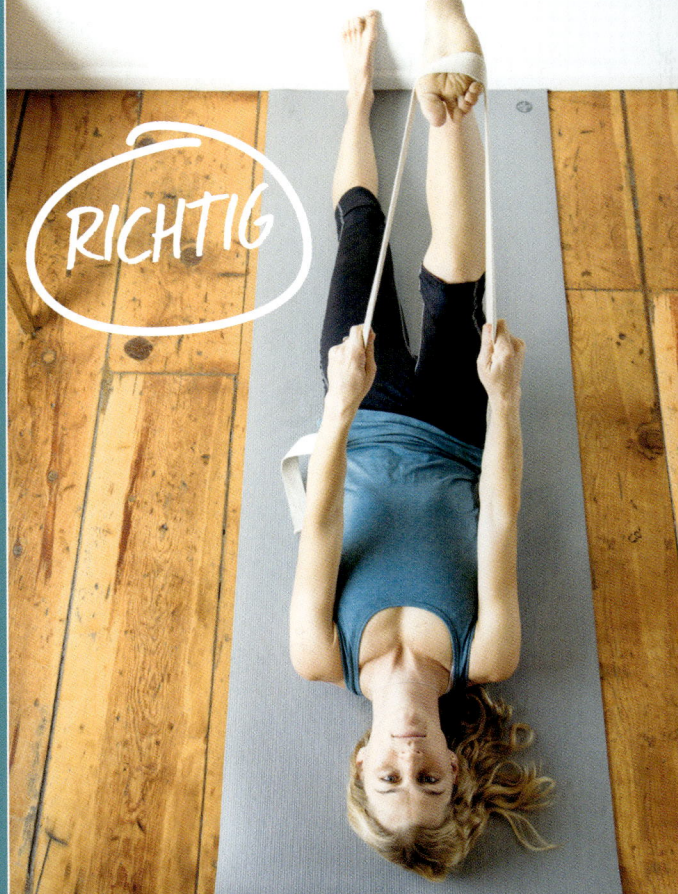

RICHTIG

ÜBUNGS PLAN

! Ich neige in folgenden Bereichen am ehesten zu einem Ungleichgewicht, weil:

✔ Ich kann das Ungleichgewicht lindern, indem:

! Mein Körper kompensiert das Ungleichgewicht mit:

✔ In den fünf Minuten Yoga am Tag werde ich:

! Meine Balance wird vor allem von diesen Faktoren gestört:

#reset

✔ Was werden Sie heute tun, um im Gleichgewicht zu bleiben?

ES SIND DIE KLEINEN DINGE, DIE DAS GLEICHGEWICHT VERBESSERN UND ETWAS GROßES SCHAFFEN

ACHTEN SIE AUF DIE KLEINEN DINGE

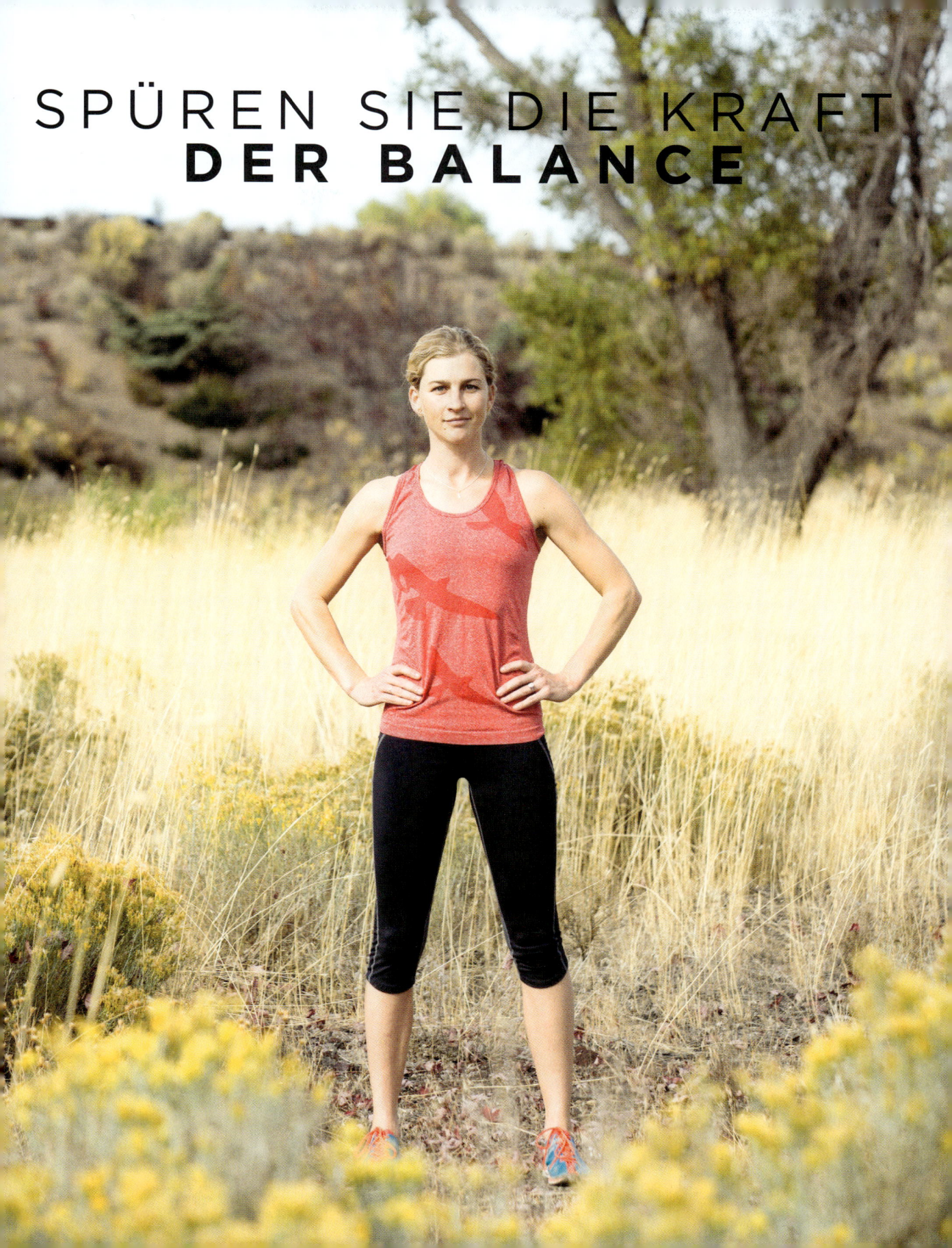

SPÜREN SIE DIE KRAFT
DER BALANCE

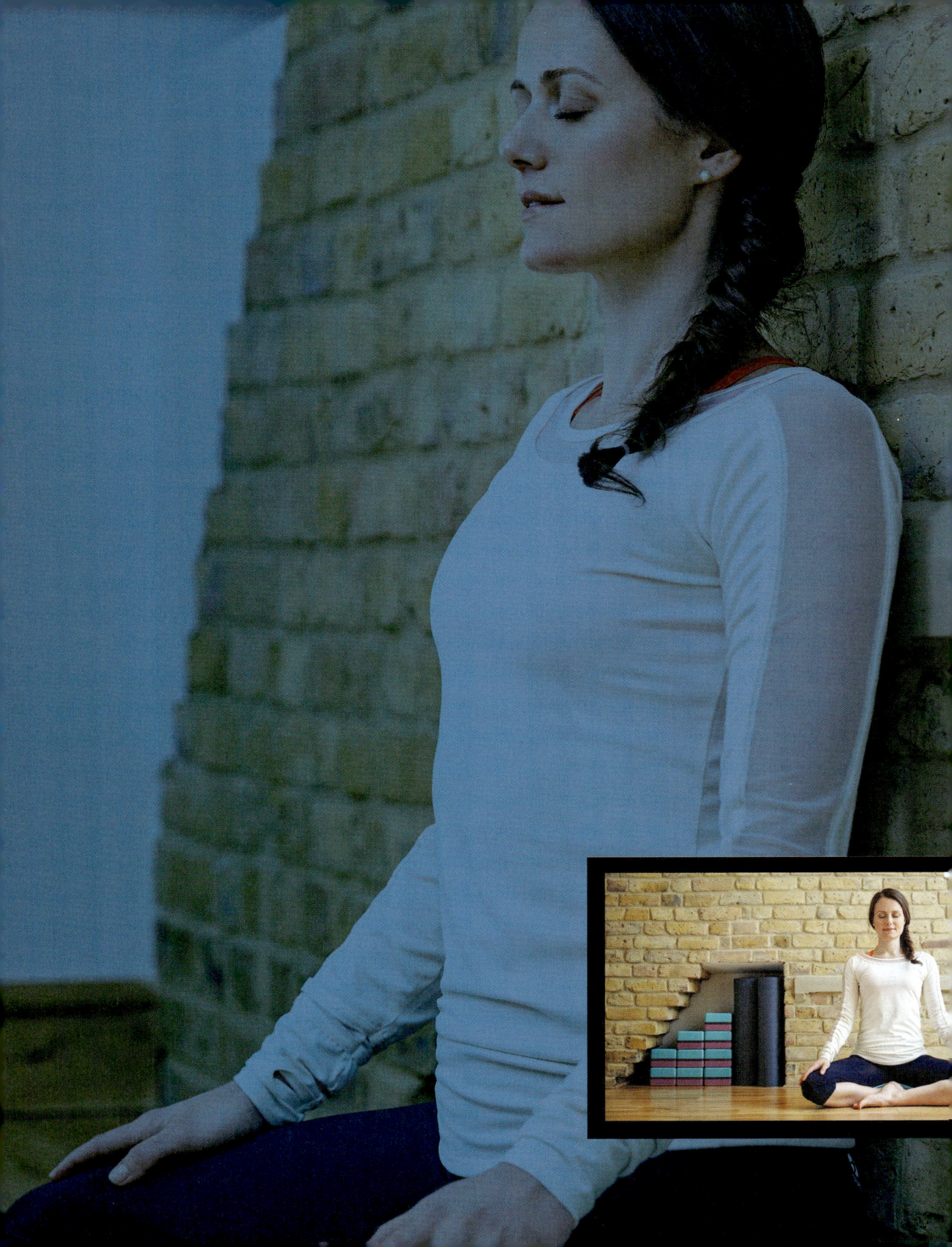

ATEM &
AUFMERKSAMKEIT

Gut, dass wir ständig atmen, denn der Körper braucht zum Überleben Sauerstoff.

Dabei wird gerne übersehen, dass die Qualität der Atmung das innere Befinden widerspiegelt. Ist die Atmung flach und unregelmäßig, sind wir wahrscheinlich gestresst oder unkonzentriert. Atem und Aufmerksamkeit sind miteinander verbunden.

Atmen ist mächtig, es ermöglicht Konzentration und Entspannung zugleich. Unter diesen Bedingungen erbringen Sie Bestleistungen – egal um welche Aufgabe es sich handelt. Außerdem können Sie jederzeit auf Ihren Atem einwirken, denn Sie haben ihn immer dabei, wohin Sie auch gehen und was Sie auch tun.

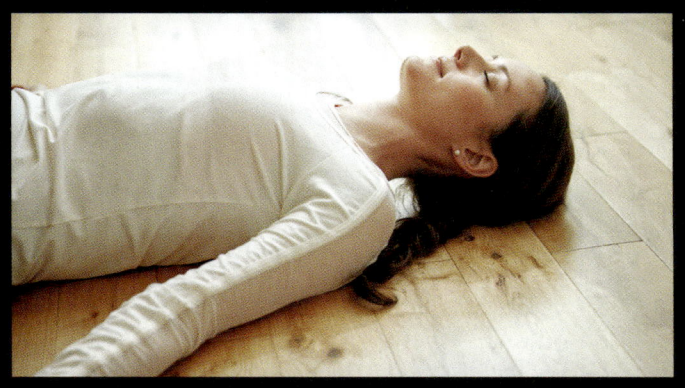

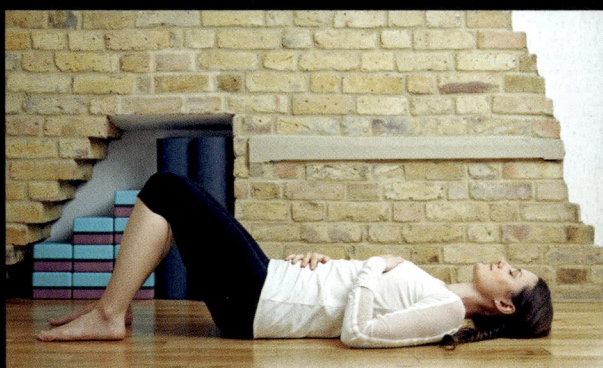

! DAS PROBLEM

Flache Atmung = weniger Energie

Kommen Sie im Training, im Wettkampf oder beim Treppensteigen schnell aus der Puste? Halten Sie erst den Atem an und schnappen dann nach Luft, wenn Sie sich besonders fordern? Aber vor allem: Sind Sie sich überhaupt bewusst, wie Sie atmen?

Je größer die Erschöpfung und der Stress, desto flacher die Atmung. Der Körper gerät in Panik, die Atmung wird noch angestrengter, die Erschöpfung am Ende noch größer. Dieser Teufelskreis erhöht wiederum den Stress und schwächt Ausdauer und Leistung.

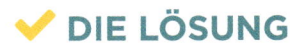

✔ DIE LÖSUNG
MENTALEN ZUSTAND KONTROLLIEREN

Mit mentaler Stärke und Ausdauer ist es wie mit allem anderen: Man muss sie üben. Wie praktisch, dass die Arbeit auf der Matte den Umgang mit den meisten Dingen im Leben widerspiegelt. Nutzen Sie die Abfolge der verschiedenen Haltungen, um sich über Neigungen, Reaktionen und geistige Verhaltensweisen bewusst zu werden. Üben Sie langsam und nehmen Sie zur Kenntnis, was geschieht. So können Sie klarer erkennen, wie Sie in einem beliebigen Augenblick reagieren und mit einer Herausforderung umgehen wollen. Im Spiel oder Wettkampf ist das unbezahlbar. Es schafft eine Grundbeständigkeit, die Ihr gesamtes Tun durchdringen wird.

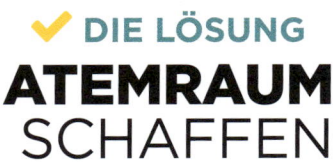

✔ DIE LÖSUNG
ATEMRAUM SCHAFFEN

Wer beschäftigt ist, verliert schnell die Atmung aus dem Blick. Trotzdem sollten Sie sich Ihres Atemvolumens stets bewusst sein. Einfache Atemtechniken können helfen, auch unter Druck ruhig zu bleiben. So können alle Systeme optimal arbeiten und das bewusste Umschalten von Stress auf Entspannung unterstützen. Eine gleichmäßige Atmung schenkt auch auf dem letzten Kilometer oder in der Verlängerung Kraft.

! DAS PROBLEM

Konzentrationsmangel schwächt die Leistung

Es spielt keine Rolle, wie stark Ihr Körper ist, wenn es Ihnen nicht gelingt, diese Energie zu bündeln, um sich kontrolliert zu bewegen und unter Druck ruhig zu bleiben. Wer Ablenkungen und Zweifel nicht ausschalten kann, um sich ganz auf seine Aufgabe zu konzentrieren, riskiert, dass er sie oberflächlich erledigt und ihm bei Belastung die Luft wegbleibt. So schöpfen Sie Ihr Potenzial nicht aus.

RESET
FÜR ATEM & AUFMERKSAMKEIT

ÜBUNGSPROGRAMME

✔ **Atemraum schaffen** (S. 24)

✔ **Mentalen Zustand kontrollieren**
(S. 28)

ÜBUNGSZIELE

❯ Ein Bewusstsein für die Atmung
entwickeln, um den größtmöglichen
Nutzen daraus zu ziehen

❯ Die Konzentration schärfen

WANN?	Vor dem Training / Als Crosstraining Nach dem Training / Zur Regeneration
WOMIT?	Yogarolle, Kissen oder gefaltete Decke als Unterlage
WARN-SIGNALE	Kompensationsbewegungen wie das Runden der Wirbelsäule Allgemeines Unwohlsein, das die Konzentrationsfähigkeit stört

DER ATEM IST DAS MÄCHTIGSTE UND AM LEICHTESTEN ZUGÄNGLICHE WERKZEUG

FAQ Wie schaffe ich es, nicht an die Zeit zu denken?

Wenn Sie einen straffen Zeitplan haben oder
schon beim Ablegen der Armbanduhr in Angst-
schweiß ausbrechen, hilft ein Timer. Stellen Sie die
geplante Übungsdauer ein, und Sie können beim
Üben die Zeit vergessen. Betrachten Sie jede noch
so kurze Übung als Pause – als Reset.

ÜBUNGSTECHNIK

Den Anfang macht eine bequeme Sitzhaltung

Eine bequeme Sitzhaltung ist für Atem- und Konzentrationsübungen sehr wichtig. Man kann Ablenkungen besser ausblenden und leichter präsent bleiben, wenn nicht alles wehtut und man nicht ungeduldig das Ende herbeisehnt. Hier eine Auswahl geeigneter Sitzhaltungen:

Bitte Platz zu nehmen

1 Setzen Sie sich auf den Rand einer Yogarolle, eines Kissens oder einer gefalteten Decke, damit die Hüftbeuger entspannen, der Rücken aufgerichtet und die Wirbelsäule neutral ist. Das optimiert die Atmung.

2 Die Beine sind locker gekreuzt oder gestreckt, wenn das angenehmer ist.

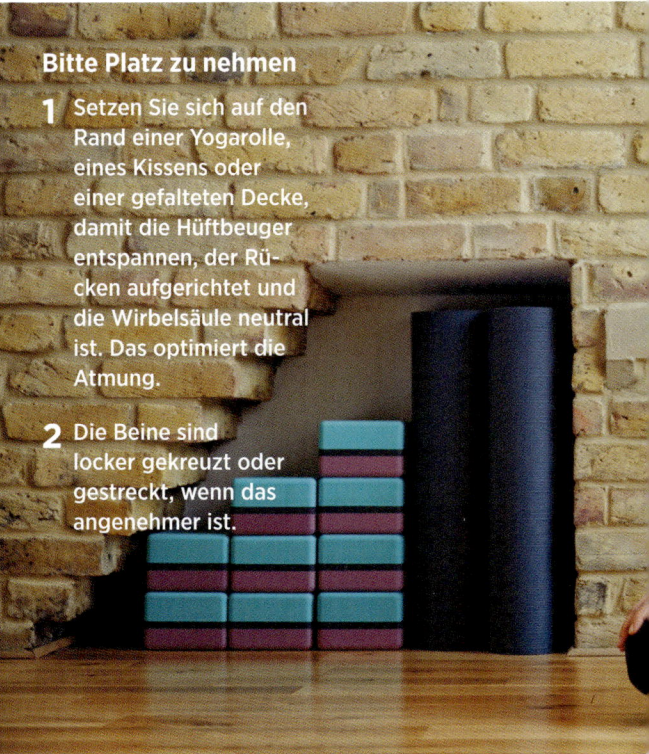

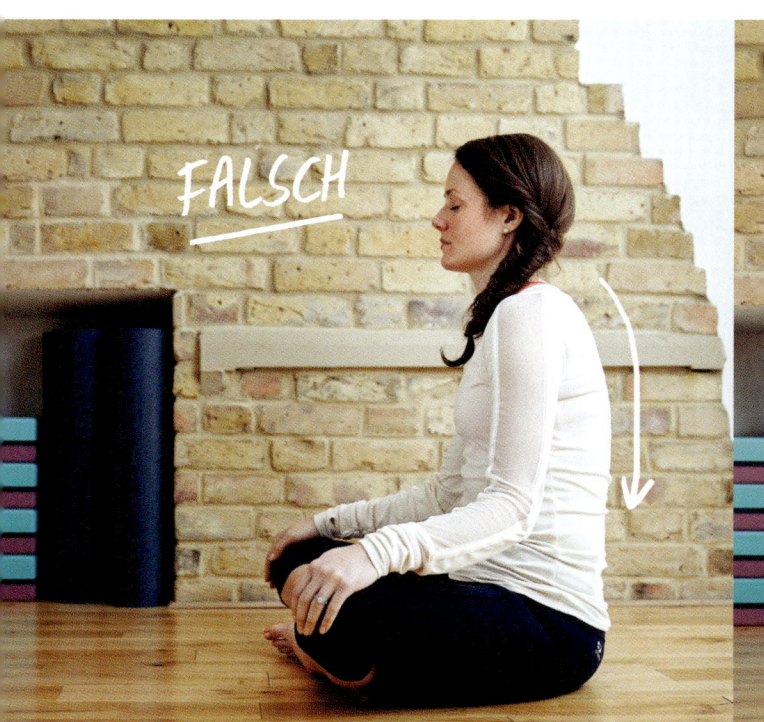

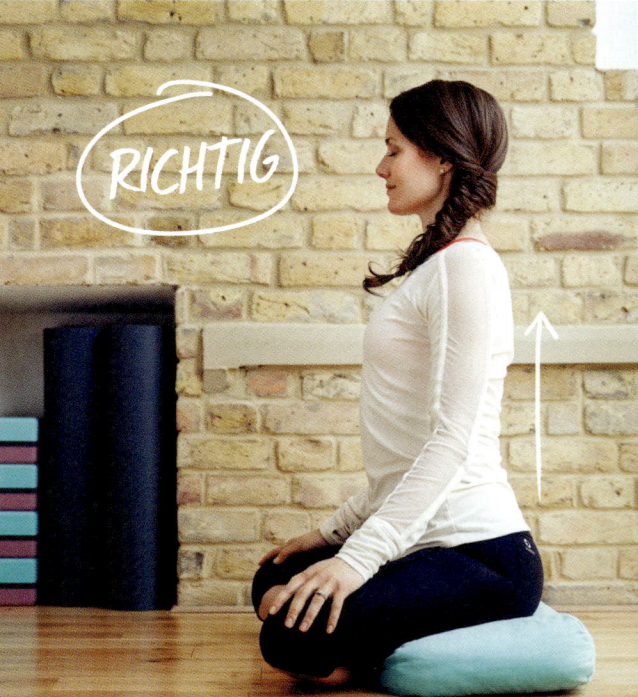

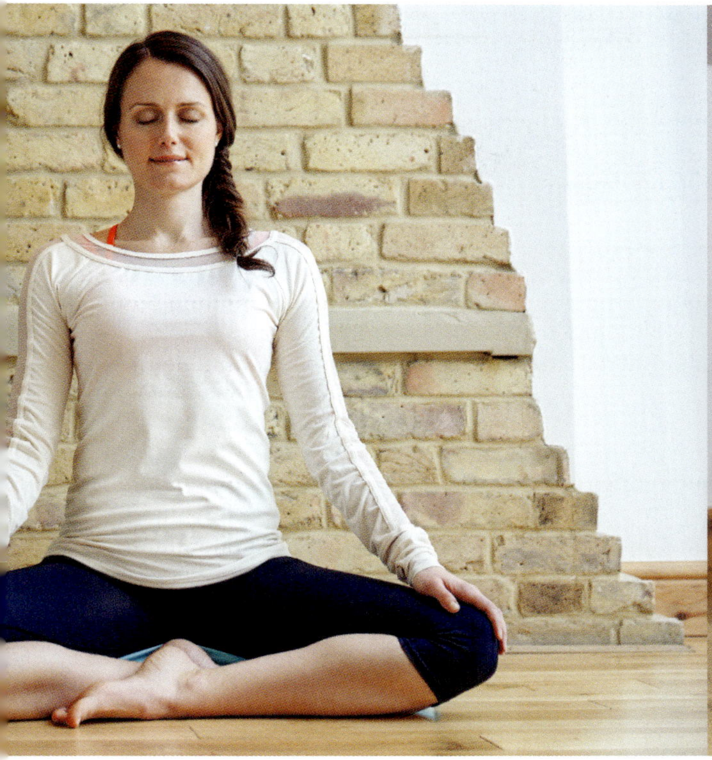

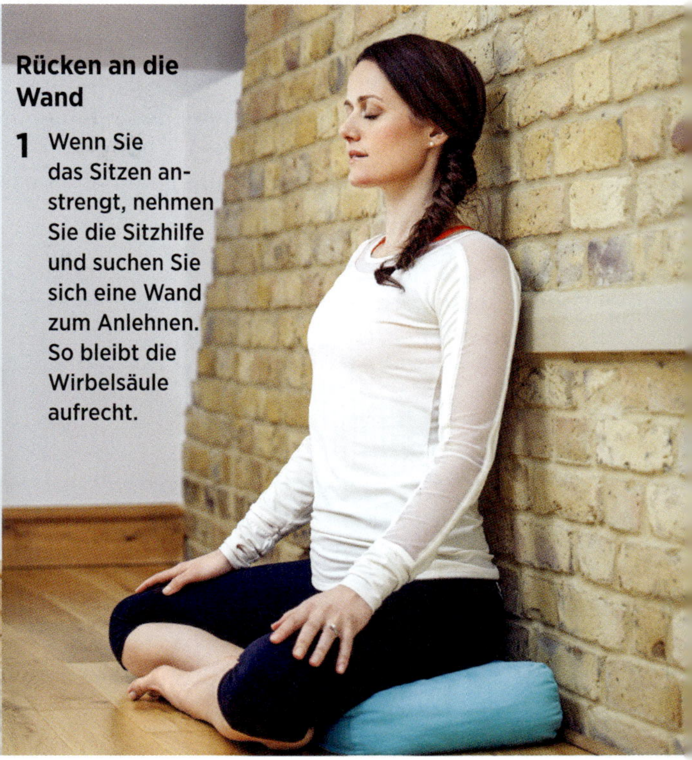

Rücken an die Wand

1 Wenn Sie das Sitzen anstrengt, nehmen Sie die Sitzhilfe und suchen Sie sich eine Wand zum Anlehnen. So bleibt die Wirbelsäule aufrecht.

Beine in die Höh'

1 Wenn Sie (besonders nach dem Training) müde sind, kommen Sie in die Rückenlage und legen Sie die gestreckten Beine an die Wand. Das regt während der Atem- und Konzentrationsübungen den Regenerationsprozess an.

Sie können sich auch flach auf den Rücken legen.

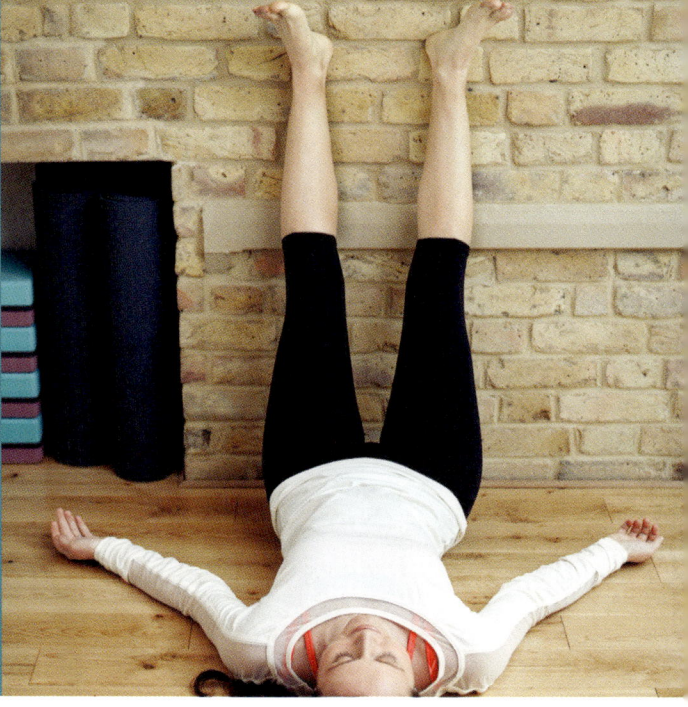

GLEICH-MÄSSIGE ATMUNG

1 Atmen Sie tief ein ... und langsam aus.

2 Atmen Sie ein und zählen Sie dabei 1 – 2 – 3 – 4.

3 Atmen Sie aus und zählen Sie dabei 1 – 2 – 3 – 4.

4 Atmen Sie ein und zählen Sie dabei bis 4.

5 Atmen Sie aus und zählen Sie dabei bis 4.

6 Verlangsamen Sie die Atmung und versuchen Sie, bis 5 oder 6 oder mehr zu zählen.

7 Üben Sie 2–5 Minuten lang.

DIE QUALITÄT DER ATMUNG VERRÄT IHNEN ALLES, WAS SIE ÜBER IHR INNERES BEFINDEN WISSEN MÜSSEN

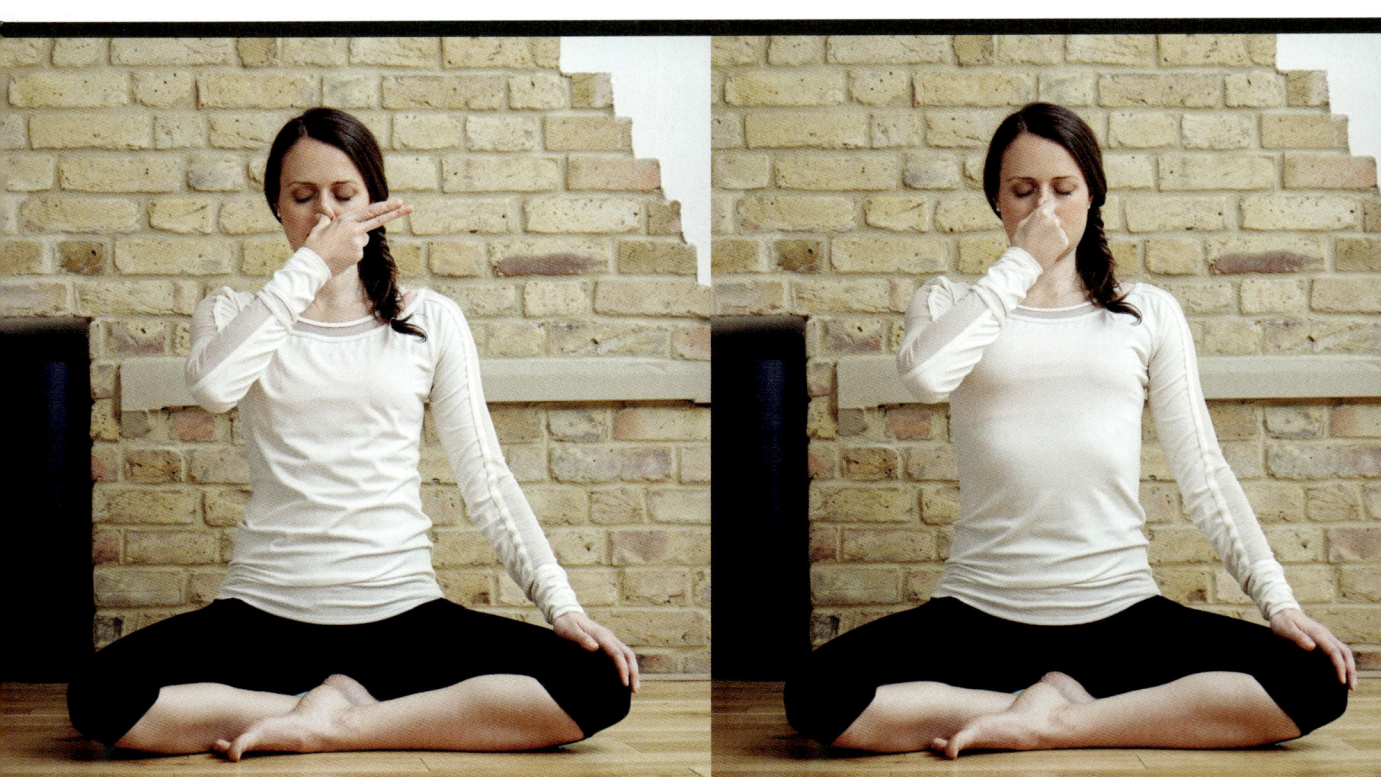

KRIEGER-ATMUNG

1 Atmen Sie tief ein ... und langsam aus.

2 Atmen Sie durch die Nase ein ... und durch den Mund aus, als wollten Sie eine Fensterscheibe anhauchen.

3 Wiederholen Sie den Atemvorgang, aber lassen Sie den Mund nun auch beim Ausatmen geschlossen. So entsteht ein Geräusch wie Meeresrauschen.

4 Üben Sie 2–5 Minuten lang.

BLEIBEN SIE DRAN!

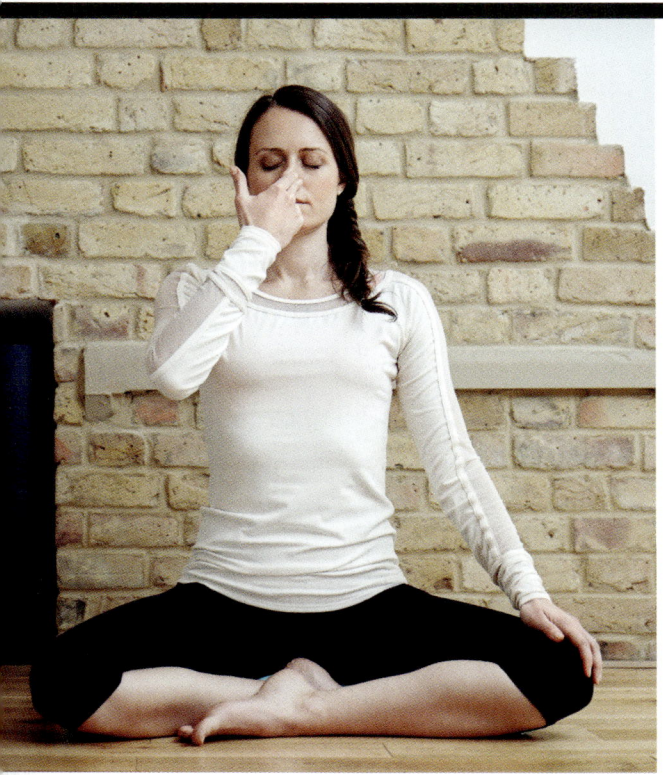

AUSGLEICHENDE ATMUNG

1 Heben Sie eine Hand zum Gesicht. Beugen Sie kleinen Finger und Ringfinger zur Handfläche. Mittelfinger, Zeigefinger und Daumen bleiben gestreckt.

2 Atmen Sie tief ein ... und langsam aus.

3 Schließen Sie mit dem Daumen das gleichseitige Nasenloch und atmen Sie langsam ein ...

4 Schließen Sie mit den Fingern auch das andere Nasenloch und halten Sie den Atem an ...

5 Öffnen Sie das daumenseitige Nasenloch und atmen Sie langsam aus.

6 Atmen Sie ein ...

7 Schließen Sie das daumenseitige Nasenloch und halten Sie den Atem an ...

8 Öffnen Sie das fingerseitige Nasenloch und atmen Sie aus. Das schließt die Runde ab.

9 Atmen Sie 5 Runden so weiter.

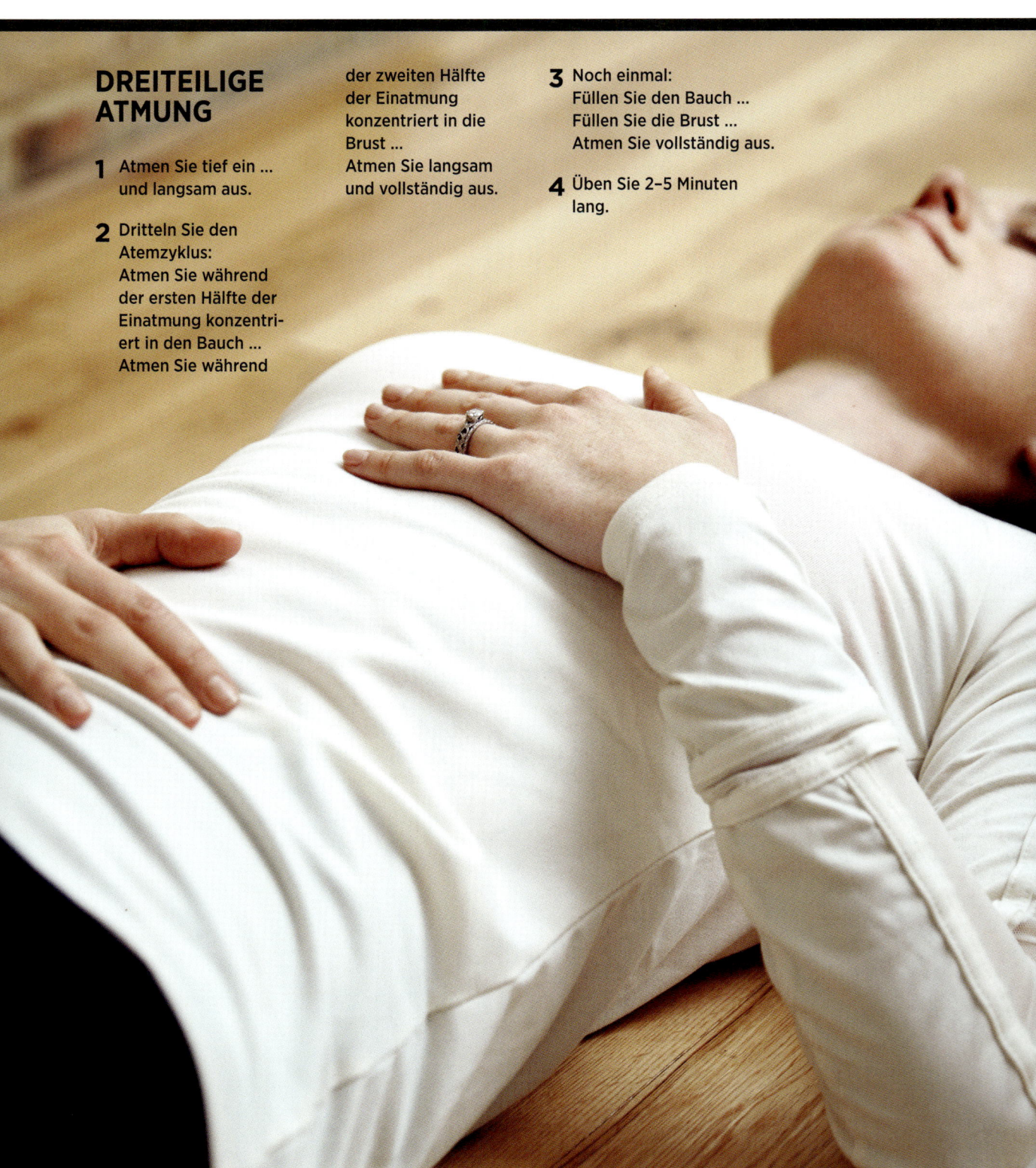

DREITEILIGE ATMUNG

1 Atmen Sie tief ein ... und langsam aus.

2 Dritteln Sie den Atemzyklus: Atmen Sie während der ersten Hälfte der Einatmung konzentriert in den Bauch ... Atmen Sie während der zweiten Hälfte der Einatmung konzentriert in die Brust ... Atmen Sie langsam und vollständig aus.

3 Noch einmal: Füllen Sie den Bauch ... Füllen Sie die Brust ... Atmen Sie vollständig aus.

4 Üben Sie 2–5 Minuten lang.

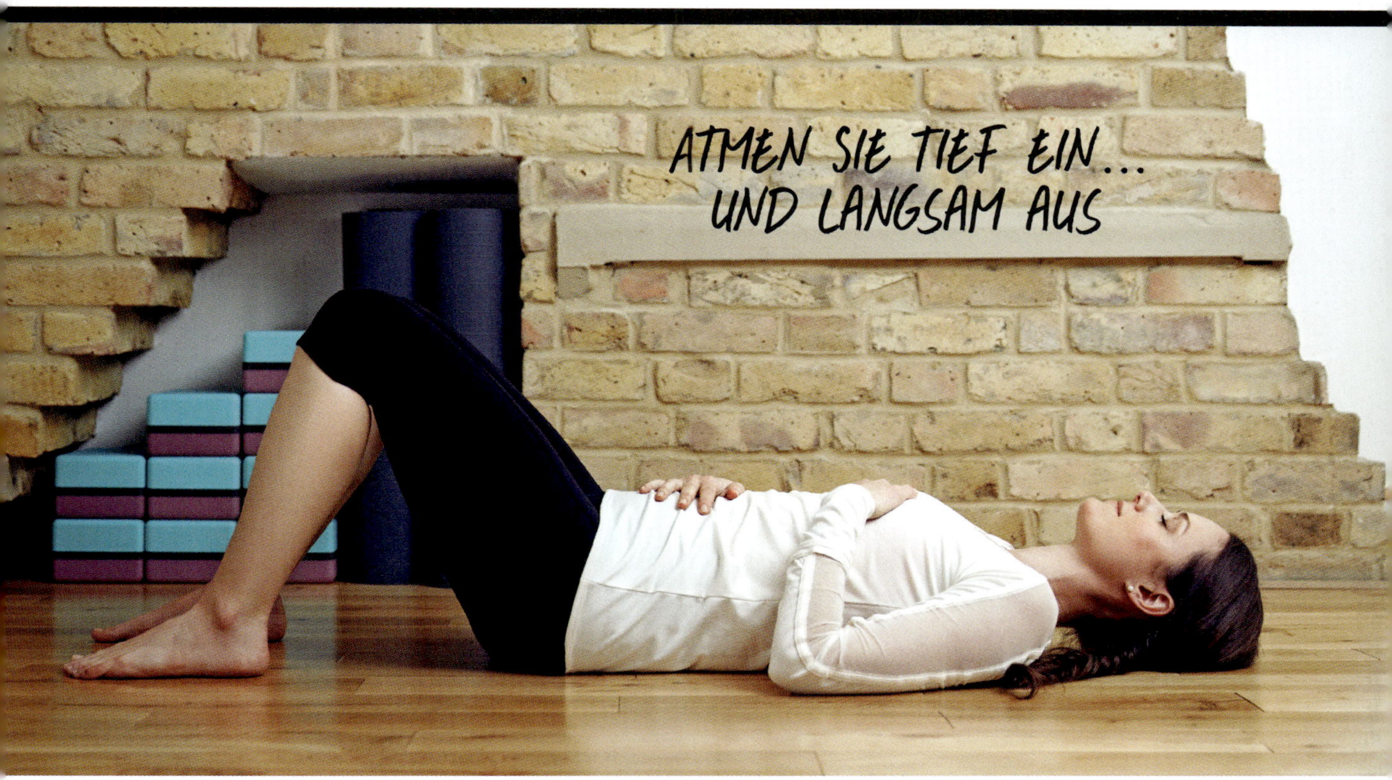

ATMEN SIE TIEF EIN...
UND LANGSAM AUS

ÜBUNGSTECHNIK
Feedback sammeln

Wenn Sie Ihre Atembewegung schlecht spüren können, legen Sie die Hände auf den Oberkörper. So bekommen Sie mehr Feedback. Legen Sie eine Hand unter den Nabel, die andere auf die Brust. Sie können die Hand auch dorthin legen, wohin der Atem fließen soll. Spüren Sie den Atem unter den Händen.

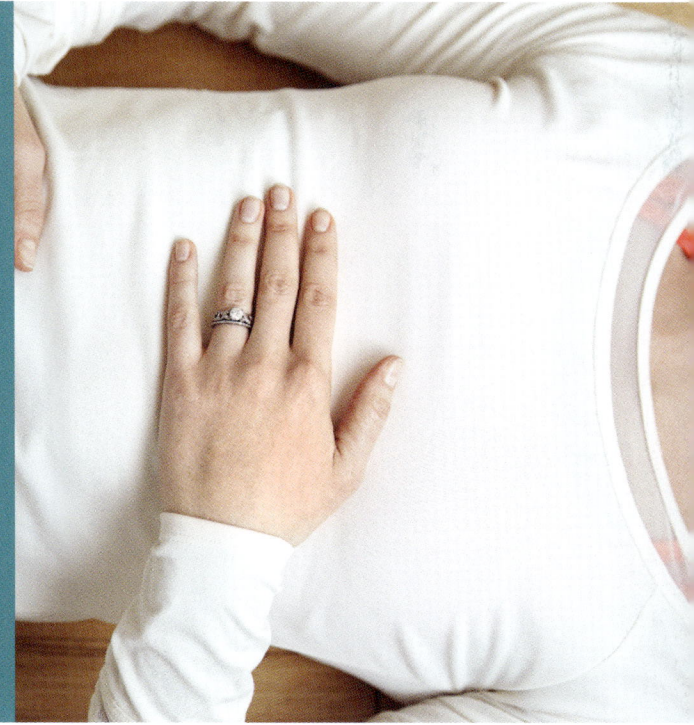

MENTALEN ZUSTAND KONTROLLIEREN

HIER UND JETZT

Mantras – positive Affirmationen – sind im Sport und im Leben hilfreich. Sie verankern im Hier und Jetzt und durchdringen die Verwirrung, Zweifel oder Negativität im Kopf. Mit ihrer Hilfe lassen sich Herausforderungen lockerer meistern.

1 Atmen Sie tief ein ... und langsam aus.

2 Denken Sie einatmend: »Ich bin ...«

3 Denken Sie ausatmend: »... jetzt hier.«

4 Einatmend: »Ich bin ...«

5 Ausatmend: »... jetzt hier.«

6 Üben Sie 2–5 Minuten lang. Sie können das Mantra durch jede beliebige positive Formulierung ersetzen.

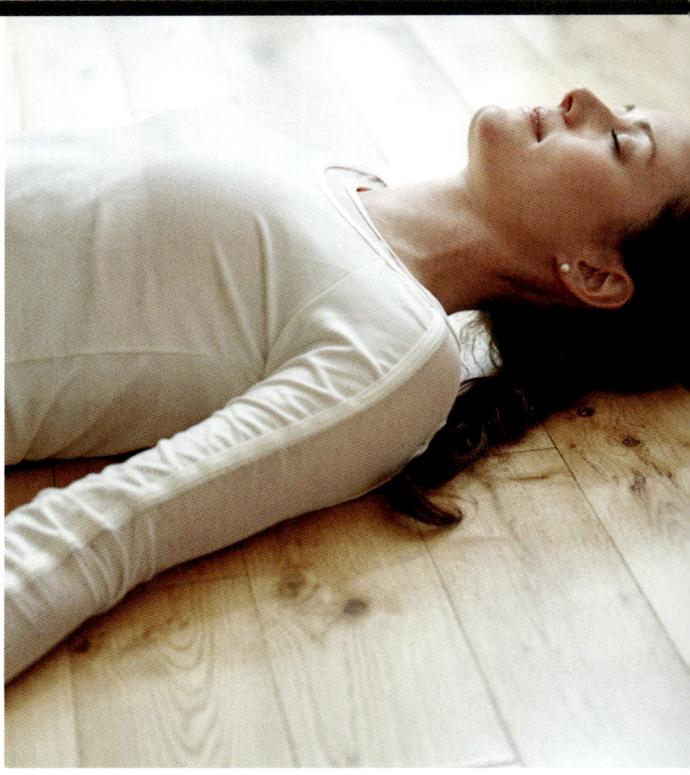

SIE HABEN IHR ZIEL ERREICHT

Wer sich nicht nur vorstellt, er hätte sein Ziel erreicht, sondern es wirklich fühlt, schlägt eine mächtige Brücke in die ersehnte Zukunft.

1 Atmen Sie tief ein ... und langsam aus. Vertiefen Sie die Atmung.

2 Sobald der Atem gleichmäßig fließt, konzentrieren Sie sich auf Ihr Ziel. Falls Ihnen mehrere Dinge einfallen, entscheiden Sie sich für eines davon.

3 Wenn Sie das Ziel klar vor Augen haben, überlegen Sie, wie Sie sich fühlen würden, wenn es erreicht wäre. Inwiefern würden Sie sich anders fühlen? Wären Sie selbstbewusster? Erfüllter?

4 Konzentrieren Sie sich auch auf die daraus resultierenden Gefühle und achten Sie auf körperliche Empfindungen.

5 Warten Sie, bis das Gefühl klar und realitätsgetreu ist.

6 Konzentrieren Sie sich nun wieder auf das Ziel. Sehen Sie es aus der Perspektive eines Menschen, der es bereits erreicht hat.

7 Öffnen Sie die Augen und bewahren Sie das Selbstbewusstsein und den Glauben an die Fähigkeit, Ihr Ziel erreichen zu können.

Wenn Sie das gesuchte Gefühl nicht spüren können, ist das nicht weiter schlimm. Je mehr Sie üben und je fester Sie daran glauben, Ihr Ziel erreichen zu können, desto eher werden Sie es spüren. Haben Sie Geduld – und bleiben Sie dran!

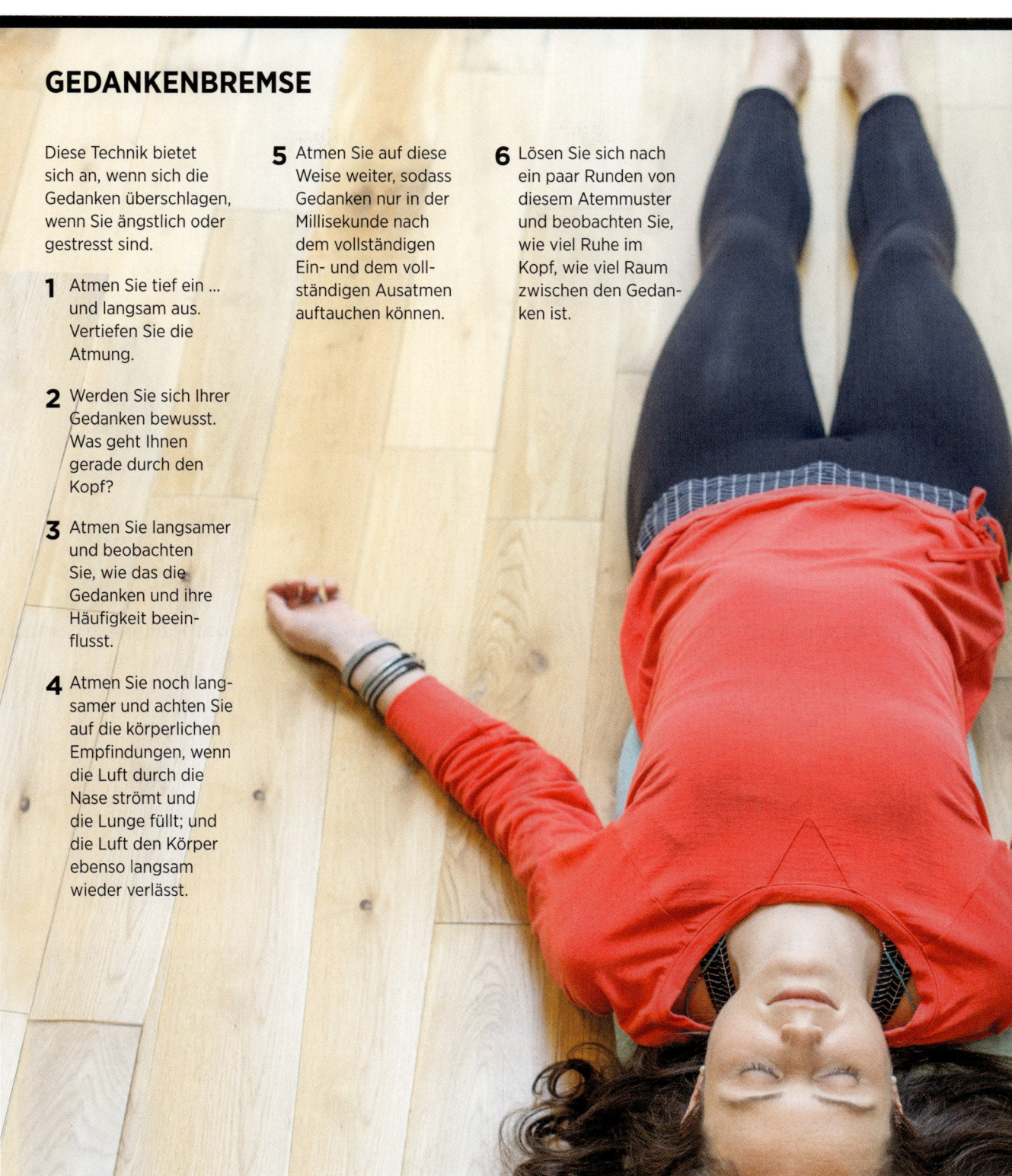

GEDANKENBREMSE

Diese Technik bietet sich an, wenn sich die Gedanken überschlagen, wenn Sie ängstlich oder gestresst sind.

1 Atmen Sie tief ein … und langsam aus. Vertiefen Sie die Atmung.

2 Werden Sie sich Ihrer Gedanken bewusst. Was geht Ihnen gerade durch den Kopf?

3 Atmen Sie langsamer und beobachten Sie, wie das die Gedanken und ihre Häufigkeit beeinflusst.

4 Atmen Sie noch langsamer und achten Sie auf die körperlichen Empfindungen, wenn die Luft durch die Nase strömt und die Lunge füllt; und die Luft den Körper ebenso langsam wieder verlässt.

5 Atmen Sie auf diese Weise weiter, sodass Gedanken nur in der Millisekunde nach dem vollständigen Ein- und dem vollständigen Ausatmen auftauchen können.

6 Lösen Sie sich nach ein paar Runden von diesem Atemmuster und beobachten Sie, wie viel Ruhe im Kopf, wie viel Raum zwischen den Gedanken ist.

ÜBUNGS PLAN

! Ich atme unregelmäßig, wenn:

✔ Wenn es hektisch wird, werde ich mit folgenden Atemtechniken Ruhe bewahren:

! Ich habe Konzentrations-schwierigkeiten, wenn:

✔ Ich werde mit folgenden Übungen meine Aufmerksamkeit schärfen:

#reset

✔ Was werden Sie heute für Atem & Aufmerksamkeit tun?

SEIEN SIE AUFMERKSAM

ACHTEN SIE AUF DIE **KLEINEN DINGE**

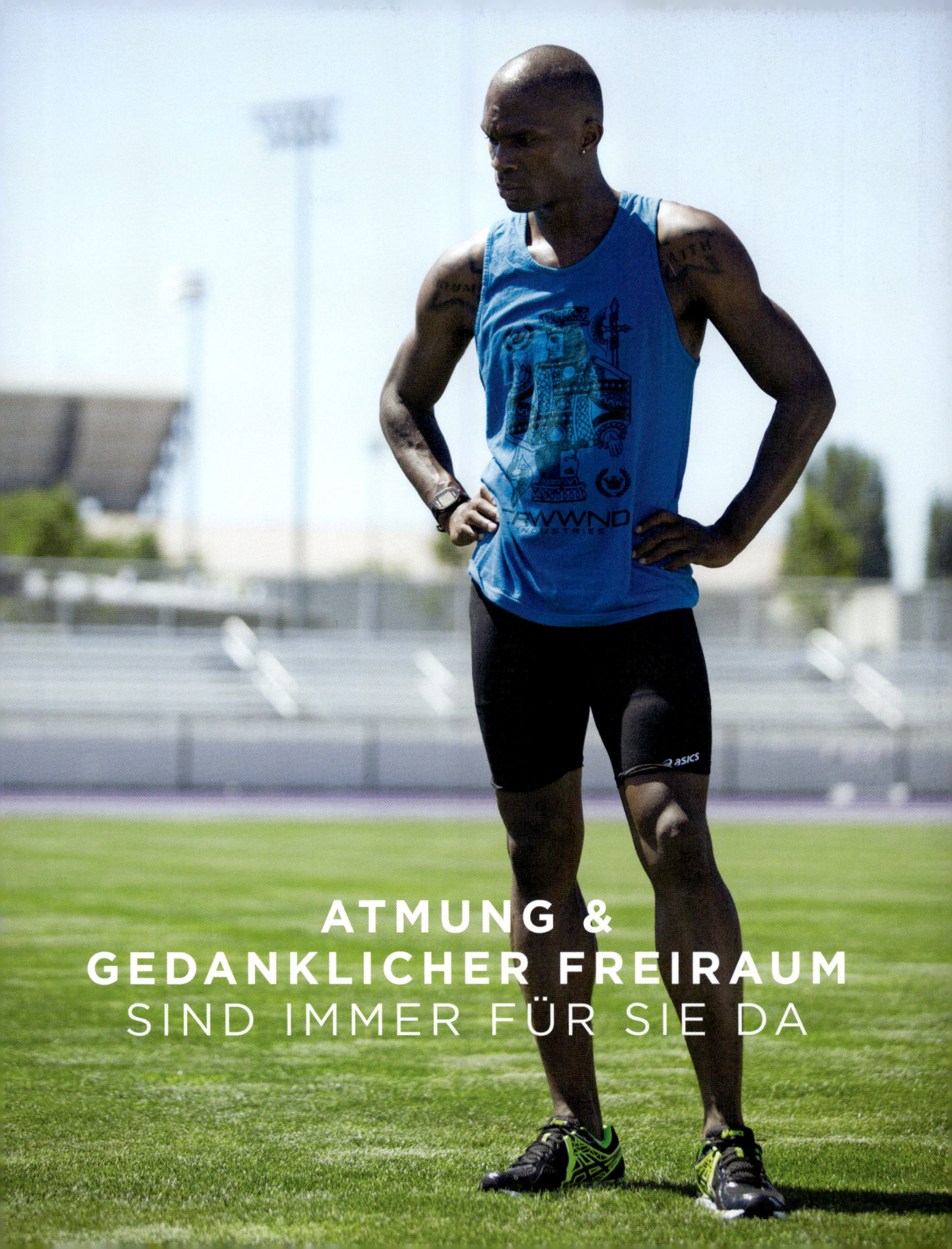

**ATMUNG &
GEDANKLICHER FREIRAUM**
SIND IMMER FÜR SIE DA

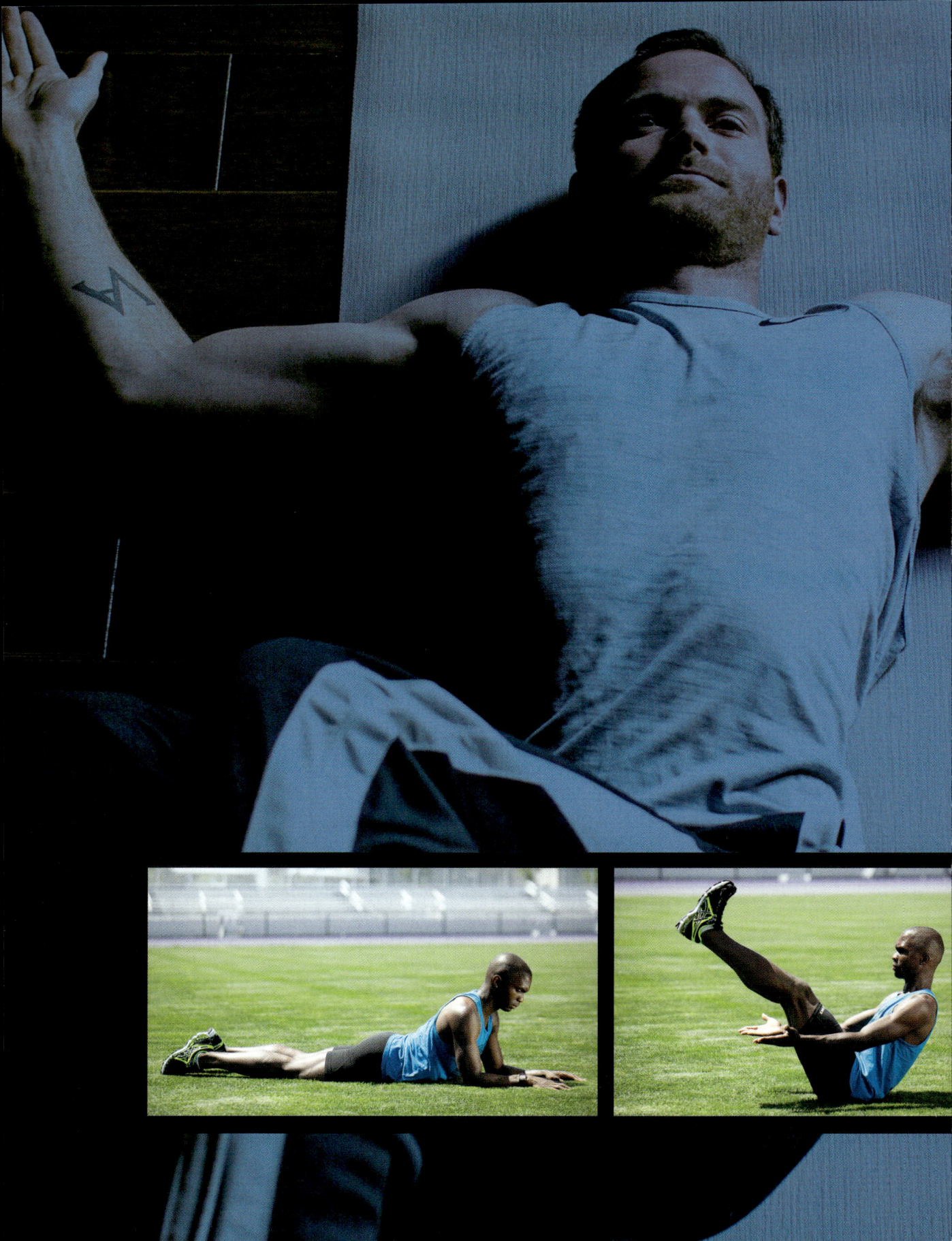

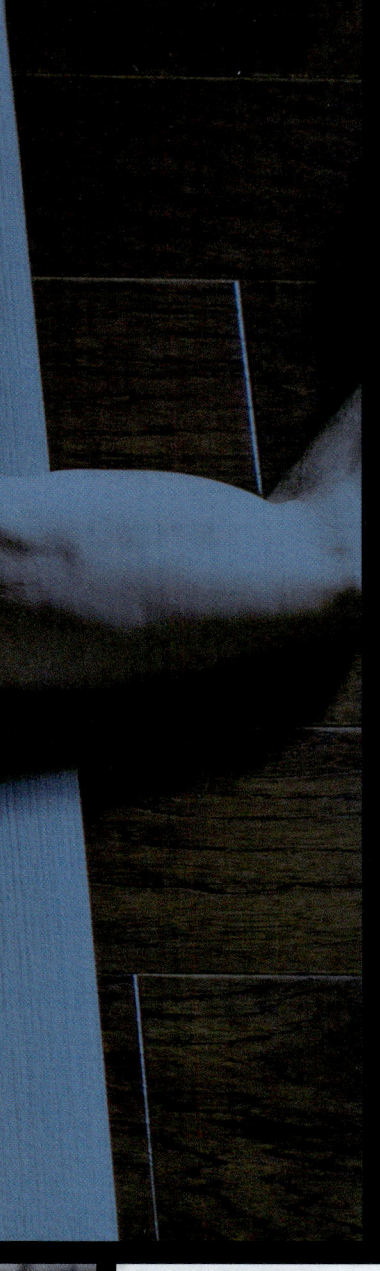

KERN-
KRAFT

**Der »Core« – englisch für »Kern« –
ist der Motor der Gliedmaßen.
Er ist das Kraftwerk des Körpers.**

Die meisten Menschen wünschen sich einen schlanken und straffen Bauch, aber ein knackiger Körper hat nicht zwangsläufig auch einen starken Kern. Ein Waschbrettbauch sieht zweifellos gut aus, doch die oberflächlichen Bauchmuskeln tun wenig für eine gute Haltung, um Rückenschmerzen vorzubeugen oder Stürze zu verhindern, wenn Sie auf dem Rad oder auf Skiern talwärts sausen.

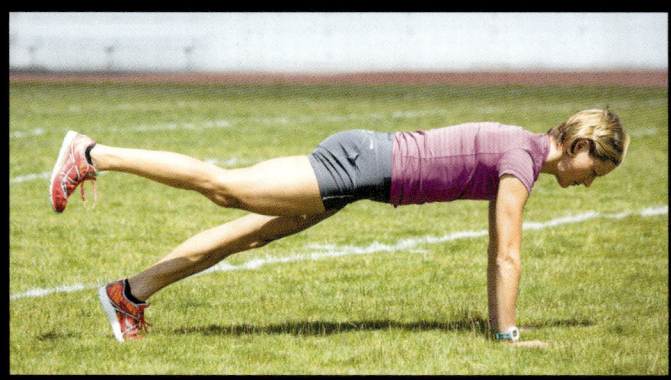

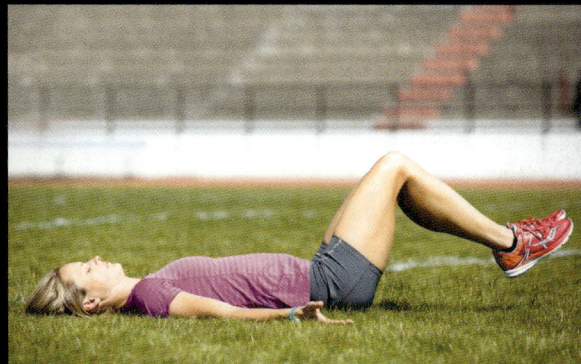

Ein schläfriger Kern begrenzt die Kraft

Die wichtigste Schicht der Bauchmuskulatur – der querverlaufende Bauchmuskel (Transversus abdominis) – liegt tief im Körper. Sie umschließt die Körpermitte wie ein Korsett, stabilisiert die Wirbelsäule und unterstützt alle Bewegungen.

Leider spulen viele Sportler das Bauchmuskelprogramm routinemäßig ab, ohne etwas von der Existenz dieses Muskels zu ahnen. Doch wer einen Muskel nicht kennt oder nicht anspannen kann, kann ihn weder effektiv trainieren noch optimal einsetzen.

Diese tiefe Muskelschicht ist vor allem schläfrig vom vielen Sitzen. Denn was tun Sie abgesehen von Ihrem Lieblingssport und Ihren Fitnessaktivitäten häufig? Sie sitzen! Im Auto, am Schreibtisch, beim Frühstück/Mittagessen/Abendessen,

auf dem Sofa ... Und was hat das Sitzen mit vielen Trainingseinheiten gemeinsam? Beides macht die Brust (und die Hüften, aber wir wollen uns hier auf den Oberkörper konzentrieren) steif. Da hilft es auch wenig, dass beim Training oft unkontrolliert kompensiert wird. Das bringt kaum etwas für den querverlaufenden Bauchmuskel und ist nicht sonderlich funktional. Bei Übungen wie Crunches lässt sich mit etwas Schwung und den Armen gut schummeln. Außerdem rollt man mit rundem Oberkörper nach oben und verstärkt damit die schlechte Haltung, die man den lieben langen Tag pflegt. Im Laufe der Zeit überfordert man den Hals, überdehnt den oberen Rücken und sackt noch mehr in sich zusammen. Fakt ist: Wir brauchen keine Hilfe beim Vorwärtsbeugen. Das klappt meist hervorragend.

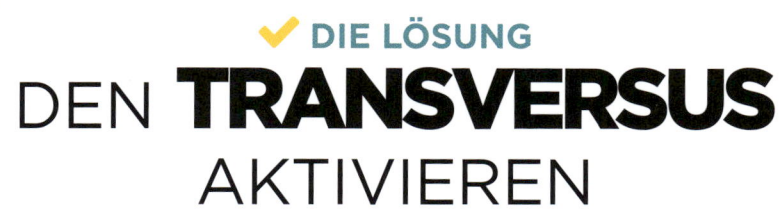
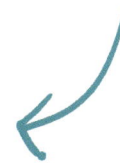

✔ DIE LÖSUNG
DEN **TRANSVERSUS** AKTIVIEREN

Ein starker querverlaufender Bauchmuskel (Transversus abdominis) hält die Wirbelsäule neutral – gerade wenn man müde wird. Er optimiert die Leistungsfähigkeit und hilft, Verletzungen zu vermeiden. Was ist das häufigste Bewegungsmuster?

Gehen, Laufen – alles, was uns vorwärtsbringt. Wenn wir diese Bewegung im Training imitieren, können wir verstehen, wie wir diese Muskeln auch beim Gehen, Laufen, Radfahren und sogar am Schreibtisch aktivieren können.

Schwache schräge Bauchmuskeln

Es gibt an jeder Rumpfseite zwei Gruppen von schrägen Bauchmuskeln: die inneren und äußeren schrägen Bauchmuskeln (Obliquus internus & externus). Sie liegen nicht so tief wie der querverlaufende Bauchmuskel (Transversus abdominis), ermöglichen die Drehung der Wirbelsäule und sorgen bei gleichzeitiger Anspannung für Stabilität. Das fühlt sich an, als bewegten sich die vorderen Rippen zueinander, als würde der Brustkorb verschweißt.

Problematisch ist, dass manche Menschen eher zur Öffnung – also zur Rückbeuge – neigen. Das dürfte nicht überraschen, denn in der Mitte ist der Rücken am beweglichsten. Diese Menschen sind das Gegenstück zu den bereits erwähnten »Igeln«. Lehnt man den Oberkörper zurück, entfernen sich die rechten und linken Rippen voneinander, als würde sich der Brustkorb weiten. Stellen Sie sich vor, beim Tennis oder Volleyball zum Aufschlag auszuholen. Wenn Sie diese Bewegung nicht mit einer Anspannung der Core-Muskeln ausgleichen, um die Wirbelsäule zu stabilisieren, drohen Kompensation und Verletzung.

Wer den Rumpf nicht mit der Kraft der schrägen Bauchmuskeln (Obliquus internus & externus) dreht, arbeitet mit Schwung, den Armen oder beidem. Ein typisches Beispiel ist der »Käfer-Crunch«. Dabei hebt und dreht man den Oberkörper, um den Ellenbogen zum gegenüberliegenden Knie zu bringen.

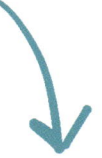

✔ DIE LÖSUNG
[STABILISIEREN & DREHEN]

Es ist simpel, den Oberkörper mit Schwung und der Kraft der Arme zu drehen. Die Drehung mithilfe der schrägen Bauchmuskulatur (Obliquus internus & externus) bedarf schon größerer Konzentration. Doch die Mühe lohnt sich, denn es macht Sie stärker und beugt Rückenschmerzen und Verletzungen vor. Kräftigen Sie die Stabilisatoren des mittleren Rückens – üben Sie langsam und überlassen Sie ihnen die Rumpfdrehung.

SCHLUSS MIT DEM GEFUCHTEL, RAN AN DIE ARBEIT!

! DAS PROBLEM

Ohne starken Rücken keine aufrechte Haltung

Widmen wir uns eine Sekunde dem wichtigsten Core-Muskel des Rückens, dem quadratischen Lendenmuskel (Quadratus lumborum). Er und die kleineren Muskeln entlang der Wirbelsäule spielen eine Schüsselrolle, wenn Sie aufrecht sitzen wollen, ohne den unteren Rücken zu runden.

Wieder ist das Sitzen das Problem, und im Training verschärfen wir es weiter. Dreimal dürfen Sie raten, was passiert, wenn Sie sich erst den ganzen Tag über den Schreibtisch und anschließend über den Crosstrainer krümmen? Genau, Ihr Rücken wird überdehnt und schwach. Das ist den wenigsten klar. Es mag sein, dass Ihre Lendenwirbelsäule schmerzt, doch höchstwahrscheinlich ist dieser Rückenbereich stocksauer, weil Ihr Core den ganzen Tag gepennt hat und der Rücken vom Überdehnen müde ist. Das ist womöglich das Gegenteil dessen, was Sie vermuten. Mal ehrlich: Wann haben Sie sich das letzte Mal über Ihre schwachen Core-Muskeln beschwert, die eigentlich schuld an Ihren Rückenschmerzen sind?

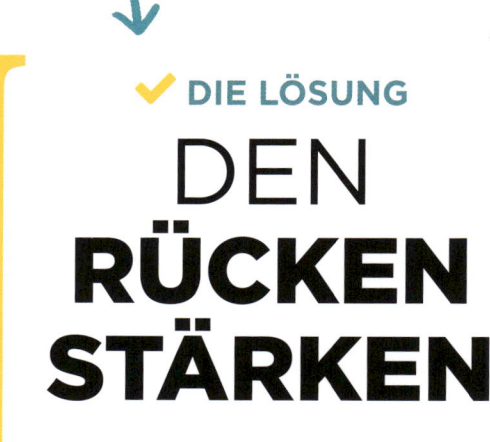

✔ DIE LÖSUNG

DEN RÜCKEN STÄRKEN

Alle reden vom Waschbrettbauch ... und was ist mit dem Rücken? Hier geht es nicht nur um den Abschnitt, der dem Sixpack direkt gegenüberliegt. Die wichtigsten Core-Muskeln des Rückens ziehen sich beinahe über die gesamte Länge. Sie müssen stark sein, um eine gute Haltung zu ermöglichen, die Wirbelsäule zu stabilisieren und Rückenschmerzen vorzubeugen. Trainieren Sie sie!

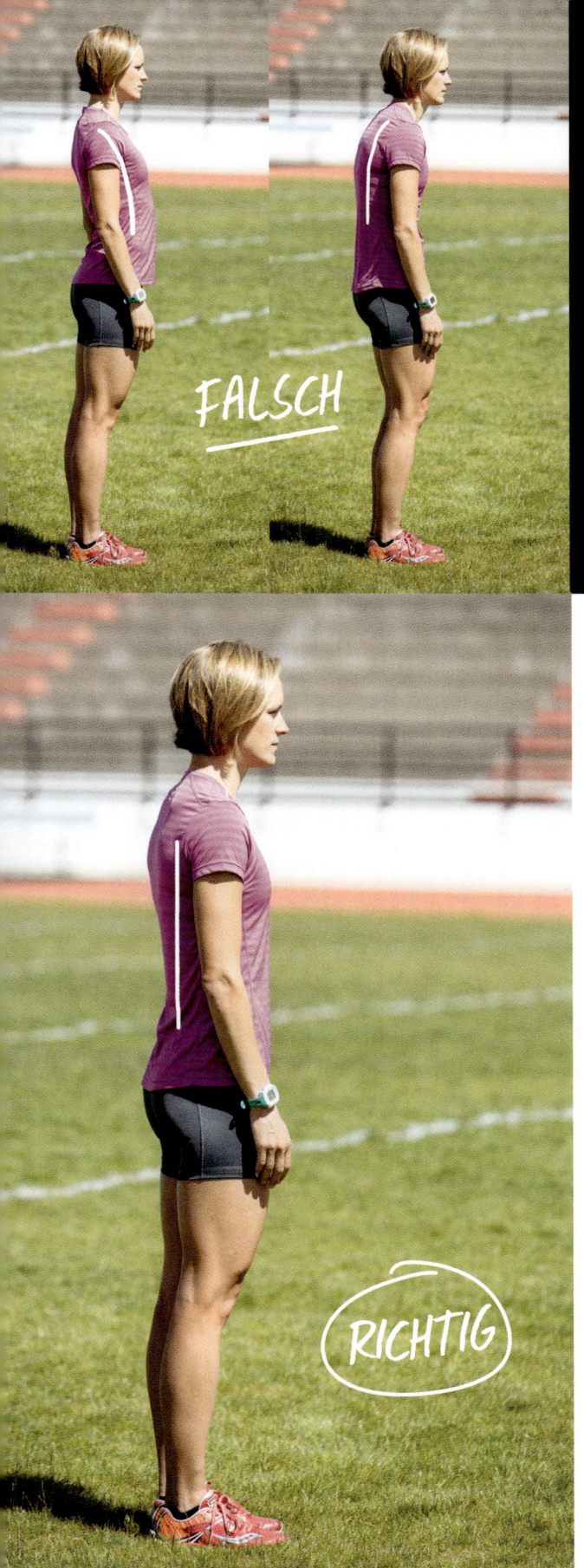

FALSCH

RICHTIG

! DER SELBSTTEST

WO IST IHRE
KERNSCHWÄCHE?

Stellen Sie sich seitlich vor den Spiegel und betrachten Sie Ihre Haltung. (Sie können sich auch auf den Boden setzen, das isoliert das Problem noch stärker.)

✔ DIE KORREKTUR

> **Wenn sich Ihr Gewicht nach vorne verlagert und der Brustkorb sich öffnen will:** Dies ist ein deutlicher Hinweis auf schwache schräge Bauchmuskeln (Obliquus internus & externus). Hier hilft das Übungsprogramm »Stabilisieren & drehen« (S. 46).

> **Wenn sich Ihr Rücken rundet und es Ihnen schwerfällt, aufrecht zu bleiben:** Diese Haltung deutet auf einen schwachen Rücken hin. Abhilfe schafft das Übungsprogramm »Den Rücken stärken« (S. 50).

> **Für alle:** Es ist anzunehmen, dass der querverlaufende Bauchmuskel (Transversus abdominis) etwas Training vertragen kann. Das macht das Übungsprogramm »Den Transversus aktivieren« (S. 40) zu einem Muss.

RESET FÜR MEHR KERNKRAFT

ÜBUNGSPROGRAMME

- ✔ **Den Transversus aktivieren**
  (S. 40)
- ✔ **Stabilisieren & drehen** (S. 46)
- ✔ **Den Rücken stärken** (S. 50)

ÜBUNGSZIELE

- ❯ Die Core-Muskeln spüren, aktivieren und kräftigen
- ❯ Die Haltung verbessern
- ❯ Schmerzen im unteren Rücken und kompensationsbedingten Verletzungen vorbeugen
- ❯ Allen Bewegungen Kraft verleihen

WANN?	Vor dem Training / Als Crosstraining
WIE LANGE?	3–5 Atemzüge bei statischen oder 10+ Wiederholungen / mehrere Sätze bei dynamischen Übungen
WOMIT?	Yogablock und -rolle, Kissen oder gefaltete Decke
WARN- SIGNALE	Kompensationsbewegungen wie Seitwärts- oder Rückwärtsbeugen der Wirbelsäule Hals- und Schulterbeschwerden

ÜBUNGSTECHNIK
Die Neutralstellung finden

1 Kommen Sie in die Rückenlage. Die Beine sind aufgestellt, die Füße auf dem Boden.

2 Machen Sie ein paar Katze-Kuh-Bewegungen: Runden und wölben Sie den unteren Rücken, um den Bewegungsumfang zu spüren. Der Po bleibt am Boden.

3 Finden und bewahren Sie die Mitte, den Punkt zwischen den beiden Extremen.

4 Legen Sie die Hände an die Taille und prüfen Sie, ob der Abstand zwischen Rippen und Hüften rechts und links gleich groß ist. Beugen Sie sich nicht zur Seite. Heben Sie den Kopf und riskieren Sie einen Blick, wenn Sie mehr über die Lage des Körpers im Raum wissen möchten.

❯❯ Der Körper vergisst leicht, wo die Mitte ist, darum helfen Sie ihm mit diesen einfachen Mitteln auf die Sprünge: Mit der Katze-Kuh-Übung lässt sich die richtige Position für den unteren Rücken finden und mit den Händen an der Taille ein gleichmäßiger Abstand zwischen Rippen und Hüften ertasten.

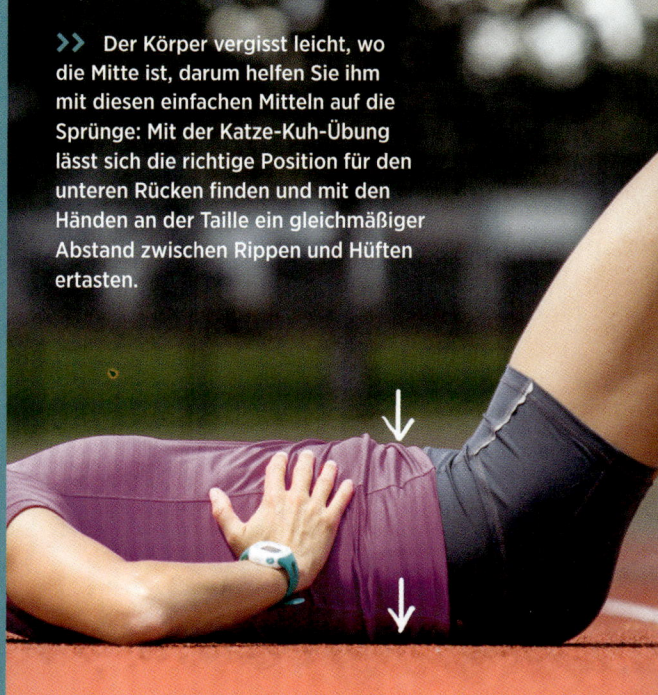

FAQ **Wie aktiviere ich meine Core-Muskeln?**

In diesem Zusammenhang sollten Sie an den querverlaufenden Bauchmuskel (Transversus abdominis) denken. Keine Ahnung, wie's um ihn steht? Diese Methode schafft Klarheit!

> Legen Sie die Hände zwischen Rippen und Hüften an die Taille.

> Husten Sie!

> Spüren Sie die Kontraktion? Das ist die tiefe Bauchmuskulatur – der querverlaufende und die schrägen Bauchmuskeln.

> Versuchen Sie, diese Kontraktion zu erzeugen, ohne zu husten und ohne den Atem anzuhalten.

> Die Anspannung sollte vom Unterbauch bis zum Brustkorb zu spüren sein. Falls nicht, konzentrieren Sie sich darauf, die vorderen Rippen zueinander zu ziehen.

> Sind alle Muskeln angespannt, fühlt man sich wie in einem engen Oberteil.

> Bei anhaltender Spannung in der ganzen Körpermitte sollten Sie den Eindruck haben, die Wirbelsäule in die Länge ziehen zu können.

> Nicht vergessen: Wenn Sie nicht wissen, ob die Core-Muskeln aktiv sind, husten Sie!

GLEICHMÄßIGER ABSTAND ZWISCHEN RIPPEN UND HÜFTEN = STABILER KERN

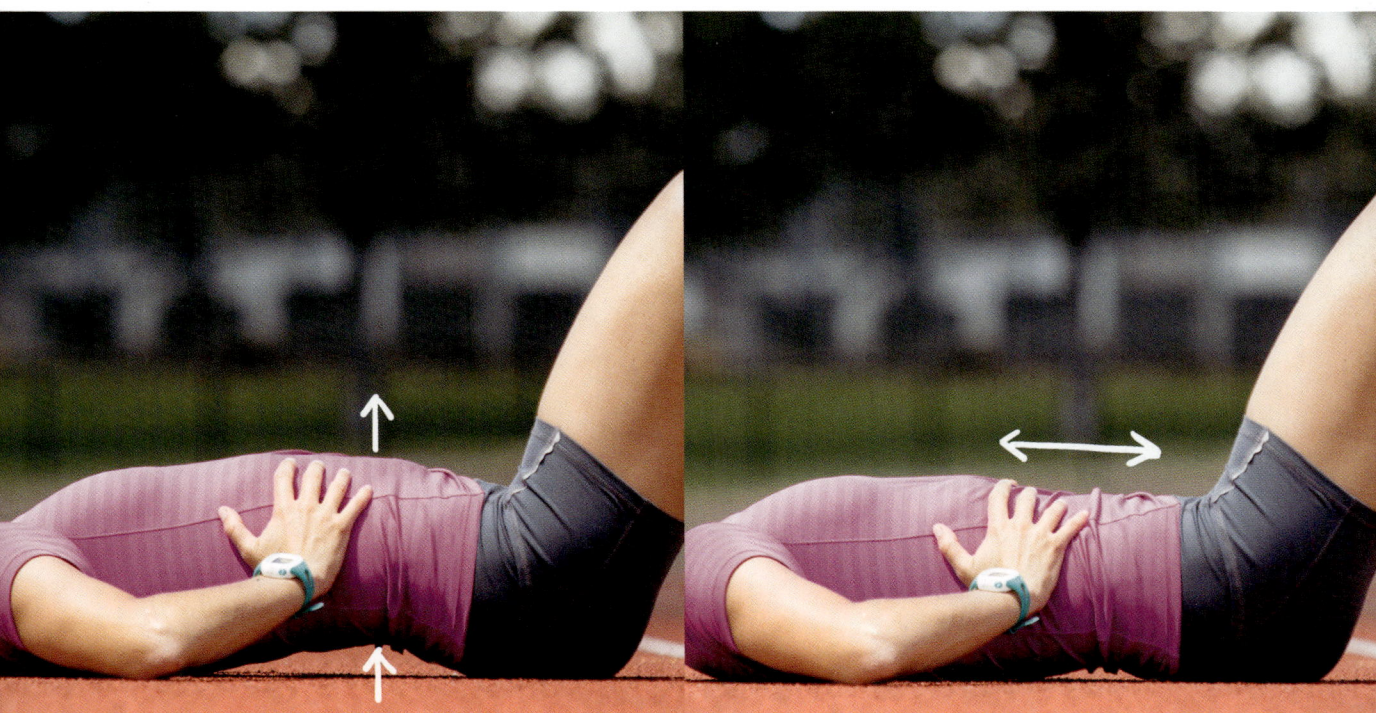

✔ DEN **TRANSVERSUS** AKTIVIEREN

TISCH

1 Kommen Sie in die Rückenlage: Knie gebeugt, Füße hüftbreit aufgestellt, Arme neben dem Körper ausgestreckt, Handflächen nach oben.

2 Bringen Sie die Wirbelsäule in Neutralstellung. Heben Sie die Beine, bis die Knie über den Hüften sind. Die Beine bilden einen 90-Grad-Winkel, der untere Rücken bewegt sich nicht.

3 Spannen Sie die Core-Muskeln an, als wollten Sie den Bauch zur Wirbelsäule ziehen, um die Neutralstellung zu halten.

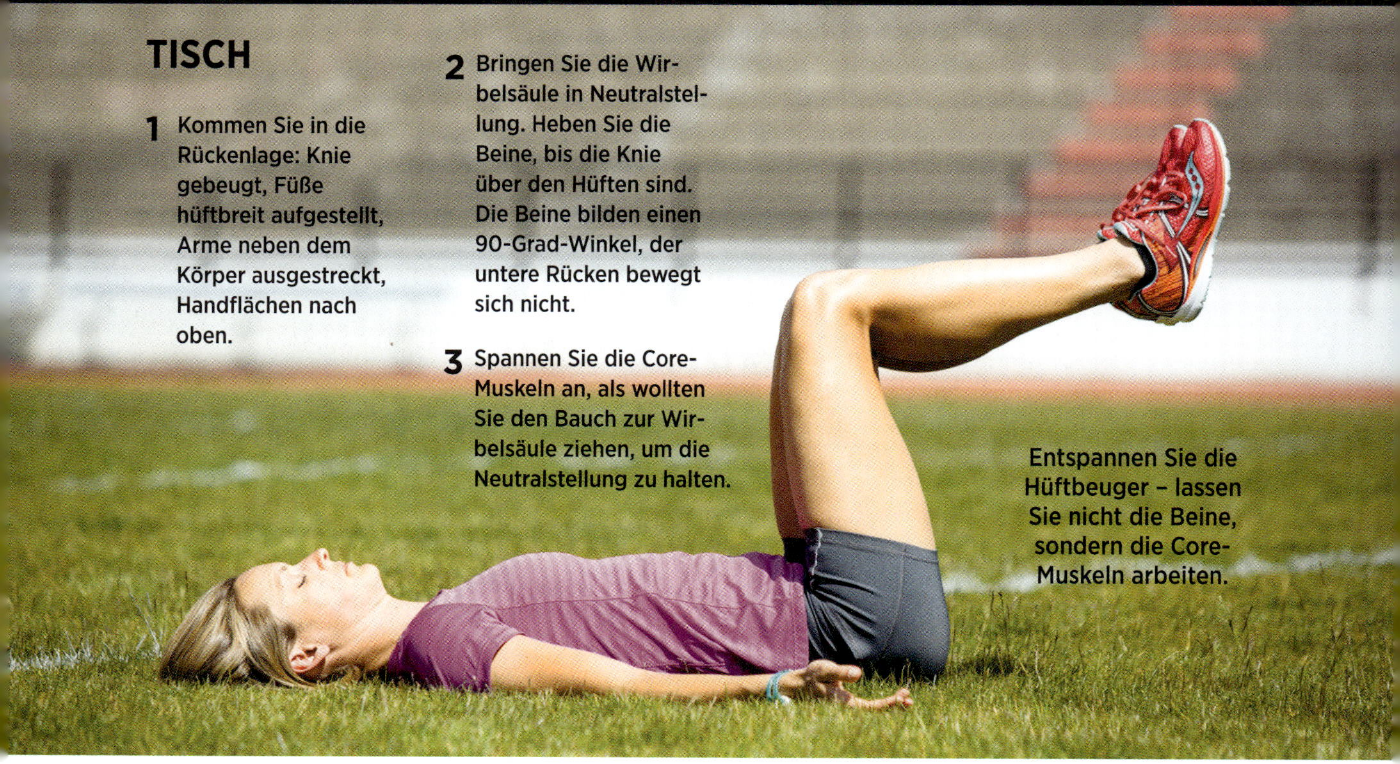

Entspannen Sie die Hüftbeuger – lassen Sie nicht die Beine, sondern die Core-Muskeln arbeiten.

BEINE HEBEN & SENKEN

1 Kommen Sie in die Tischhaltung. Die Beine sollten während der ganzen Übung einen 90-Grad-Winkel bilden.

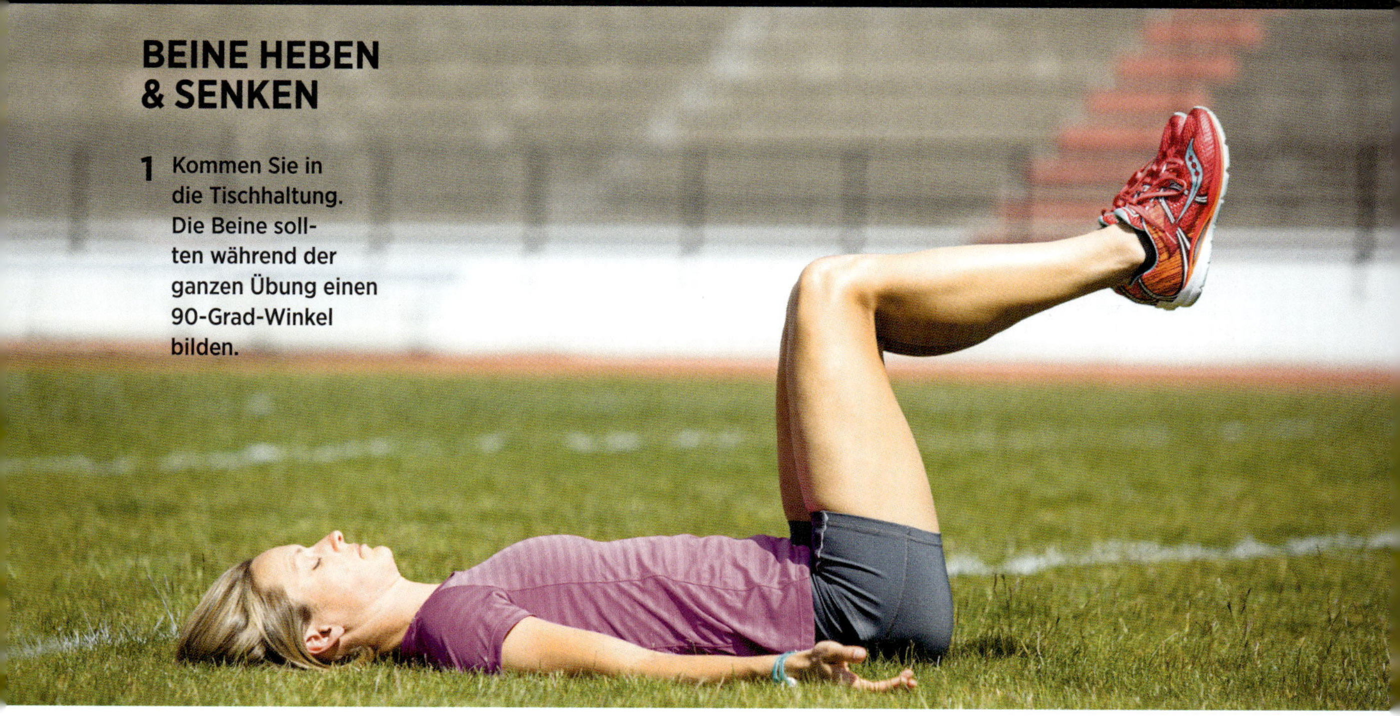

ÜBUNGSTECHNIK
Das Einbein

Was bringt ein Yogablock? Sagen wir mal so: Das Becken und die Beine sind drei Teile, und ohne Block müssen Sie alle drei koordinieren. Wenn Sie einen Block (oder etwas anderes) zwischen die Oberschenkel klemmen, sind es nur noch zwei – das Becken und das »Einbein«. Diese Haltung ist eine gute Ausgangsposition und leichter zu stabilisieren. Wenn Sie die Anstrengung im unteren Rücken spüren oder sich schwertun, die Beine parallel zu halten, schenkt ein sanft zwischen die Oberschenkel geklemmter Yogablock bei diesen Übungen mehr Stabilität.

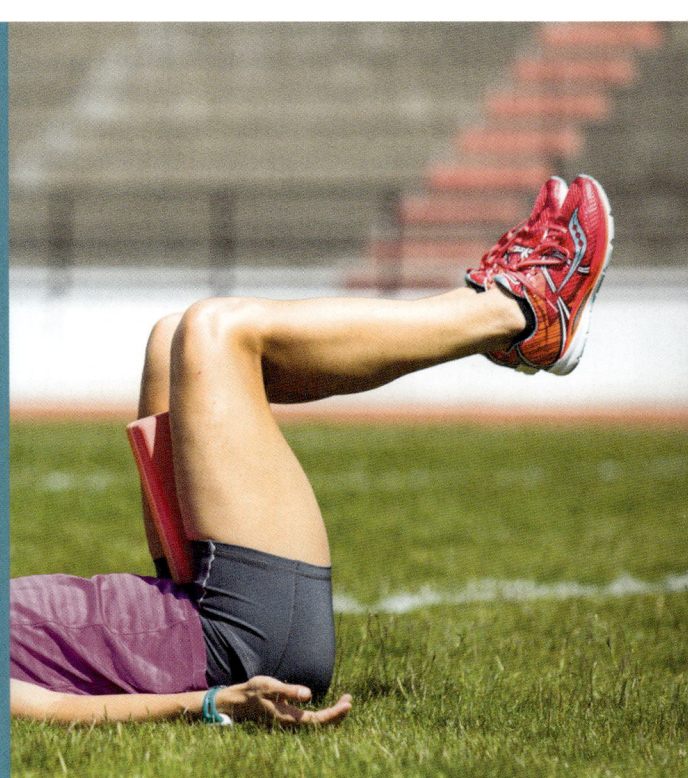

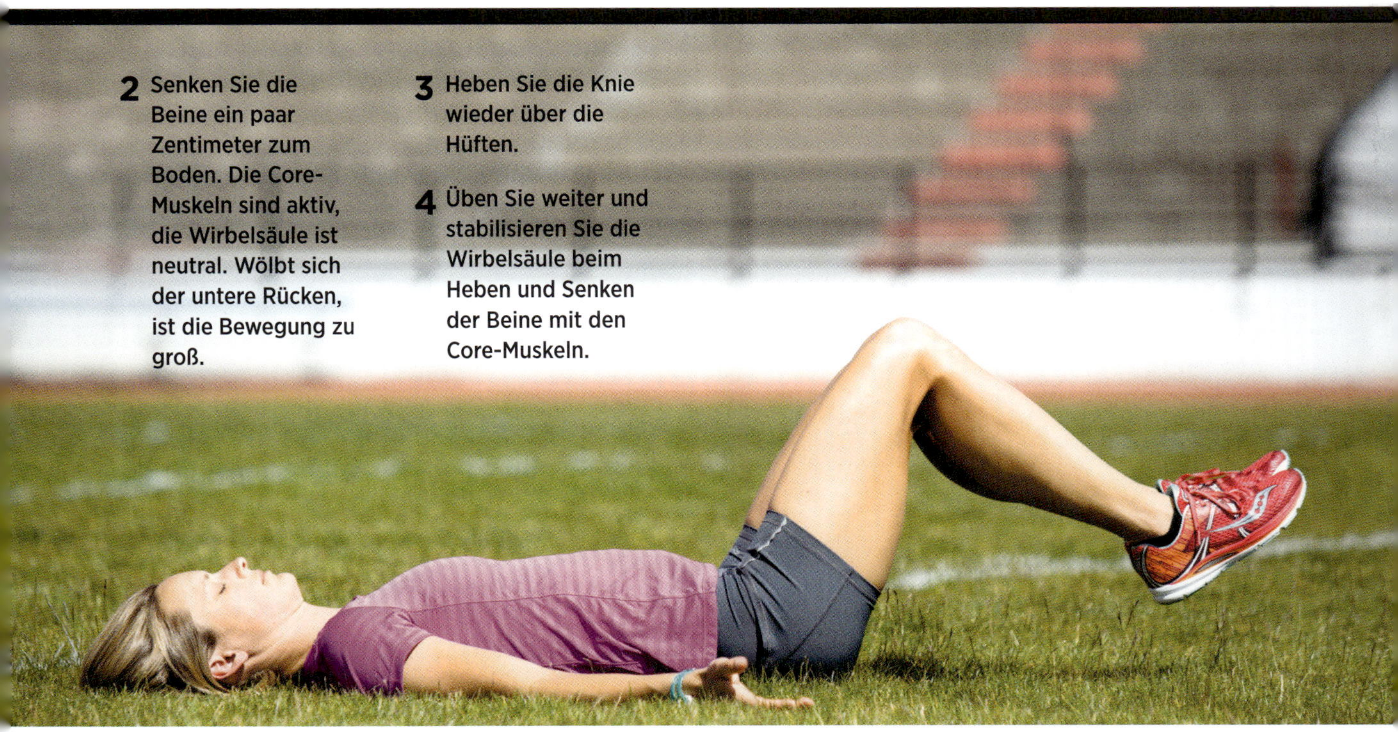

2 Senken Sie die Beine ein paar Zentimeter zum Boden. Die Core-Muskeln sind aktiv, die Wirbelsäule ist neutral. Wölbt sich der untere Rücken, ist die Bewegung zu groß.

3 Heben Sie die Knie wieder über die Hüften.

4 Üben Sie weiter und stabilisieren Sie die Wirbelsäule beim Heben und Senken der Beine mit den Core-Muskeln.

LAUFEN IN RÜCKENLAGE

1 Ziehen Sie beide Knie zur Brust, ohne die Neutralstellung der Wirbelsäule aufzugeben. Die Arme liegen neben dem Körper, Handflächen nach oben.

2 Strecken Sie das rechte Bein.

3 Ziehen Sie es wieder zur Brust.

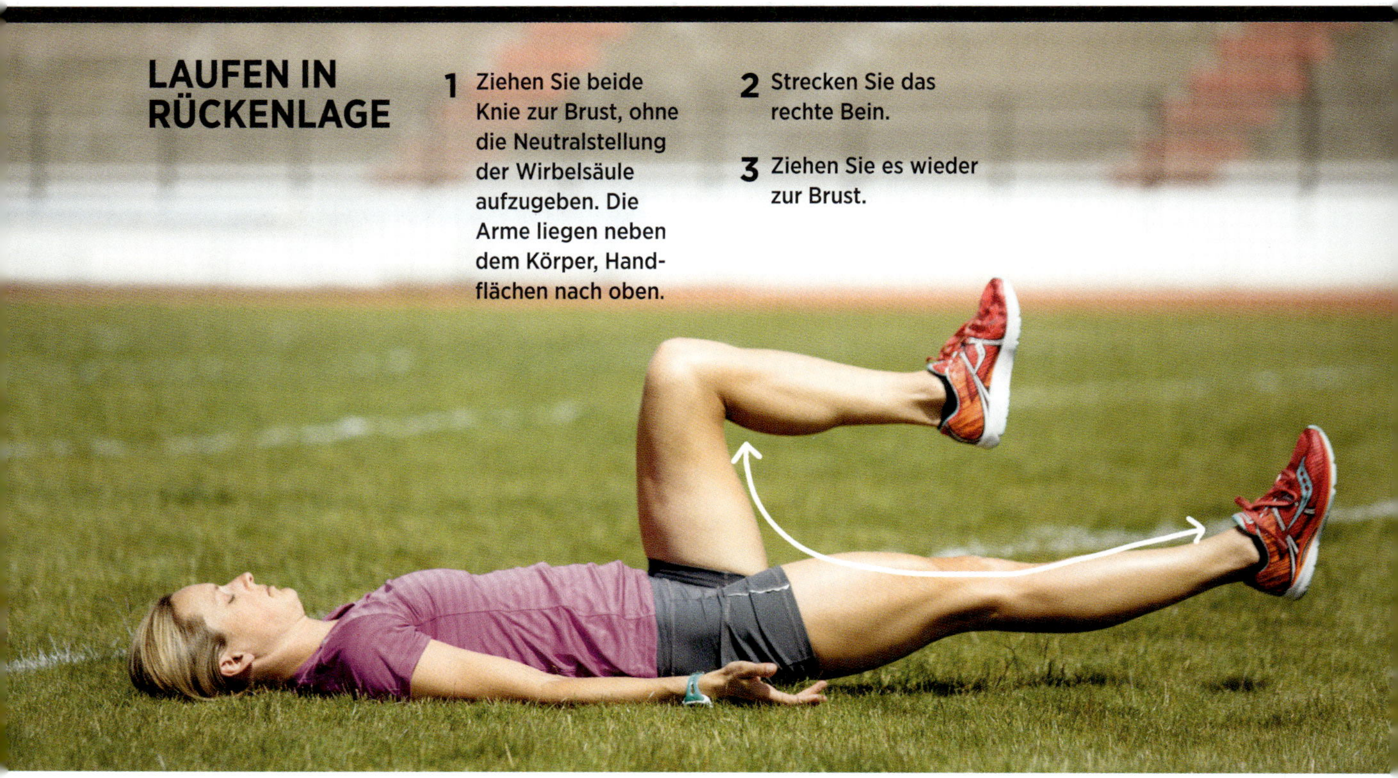

LAUFEN IN DIAGONAL-STRECKUNG

1 Kommen Sie in den Vierfüßlerstand, bringen Sie die Wirbelsäule in Neutralstellung, spannen Sie die Core-Muskeln an.

2 Strecken Sie das rechte Bein nach hinten. Die Zehen sind zum Körper gezogen und zeigen zum Boden.

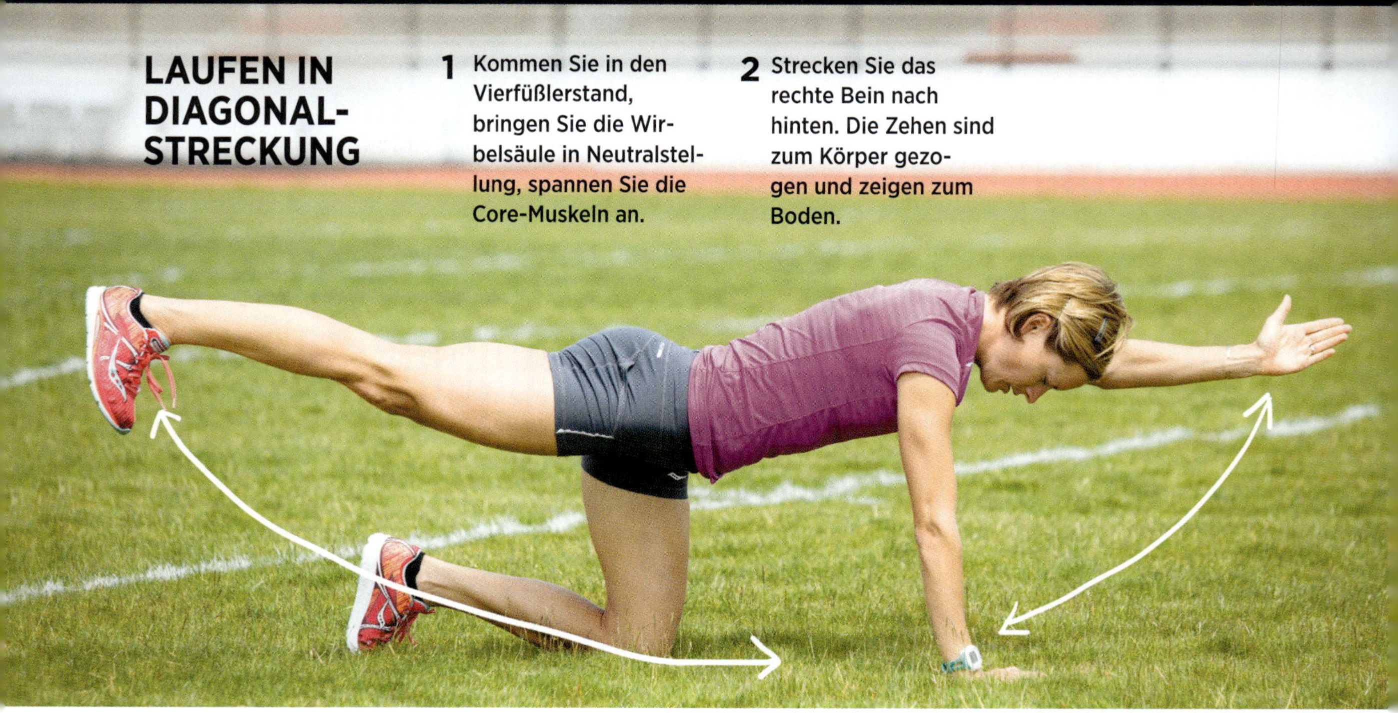

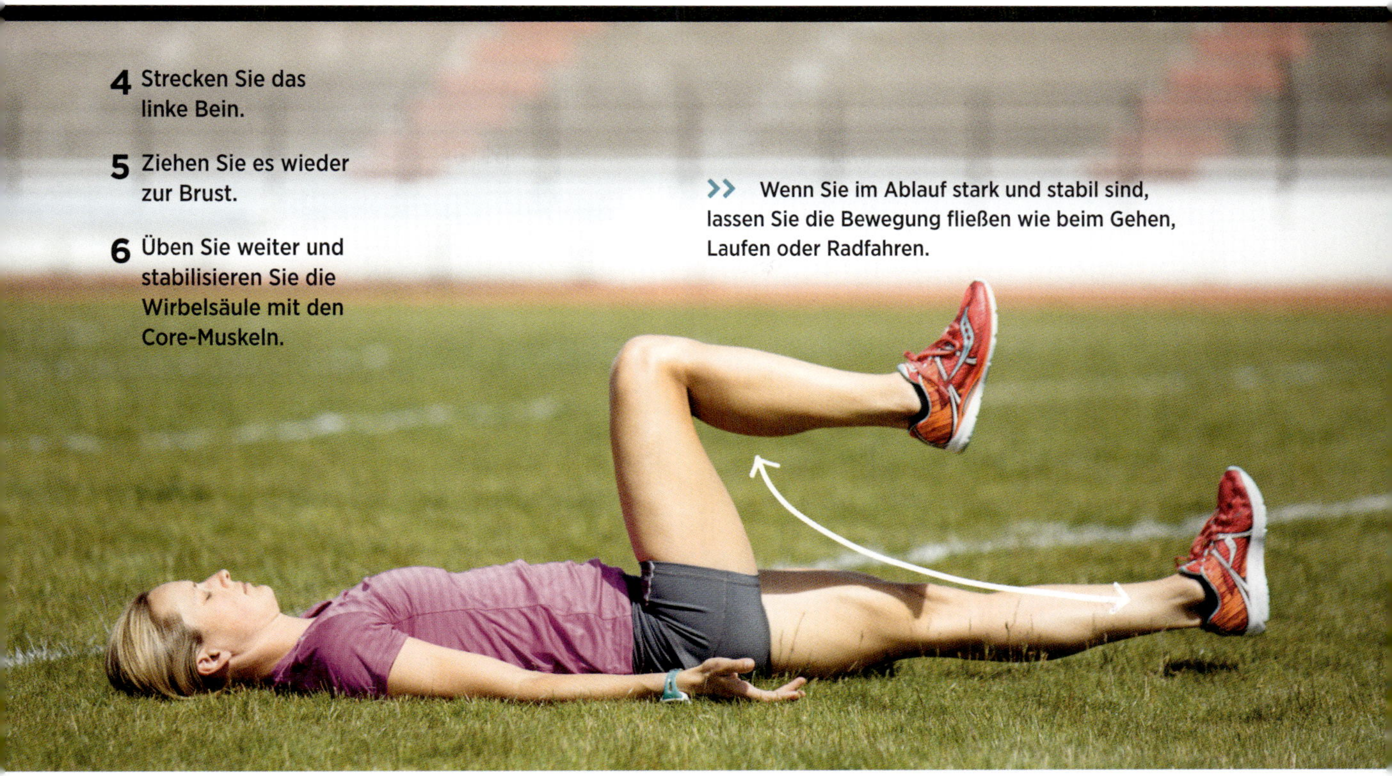

4 Strecken Sie das linke Bein.

5 Ziehen Sie es wieder zur Brust.

6 Üben Sie weiter und stabilisieren Sie die Wirbelsäule mit den Core-Muskeln.

» Wenn Sie im Ablauf stark und stabil sind, lassen Sie die Bewegung fließen wie beim Gehen, Laufen oder Radfahren.

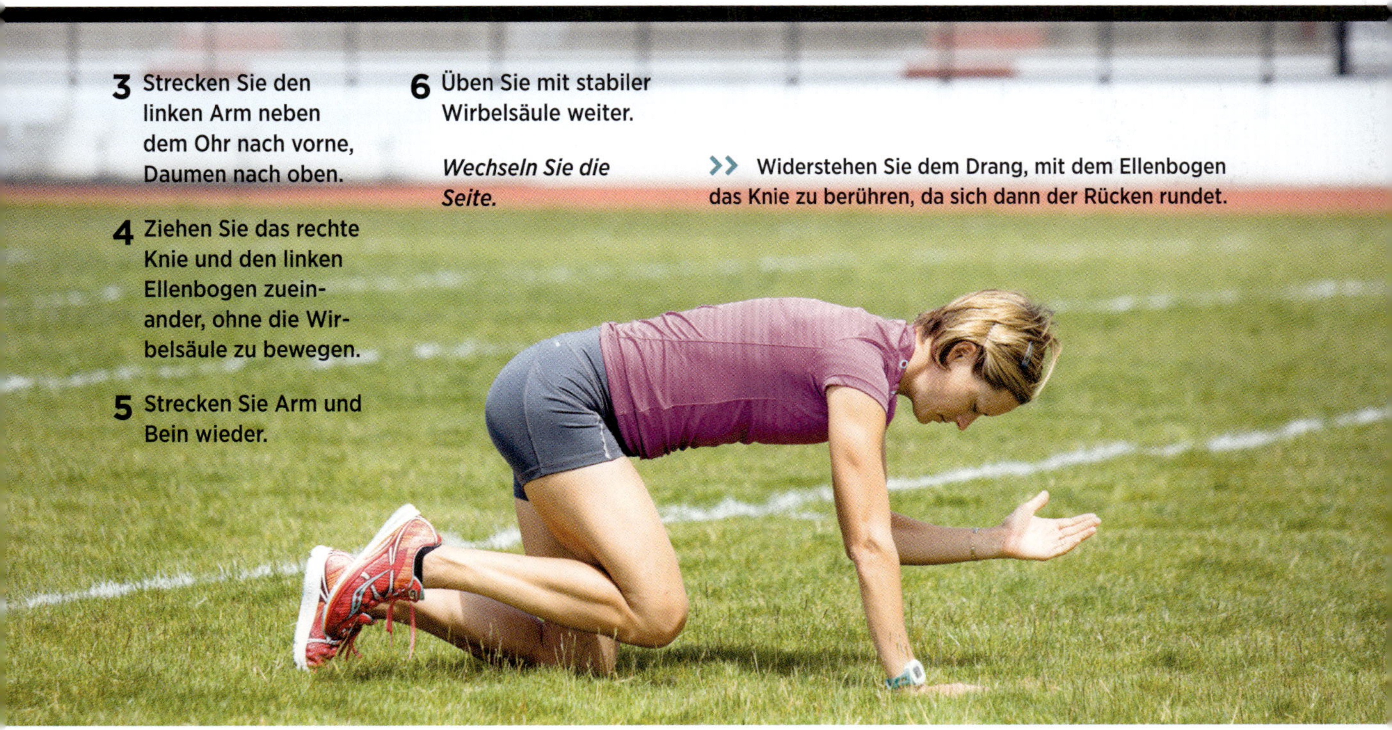

3 Strecken Sie den linken Arm neben dem Ohr nach vorne, Daumen nach oben.

4 Ziehen Sie das rechte Knie und den linken Ellenbogen zueinander, ohne die Wirbelsäule zu bewegen.

5 Strecken Sie Arm und Bein wieder.

6 Üben Sie mit stabiler Wirbelsäule weiter.

Wechseln Sie die Seite.

» Widerstehen Sie dem Drang, mit dem Ellenbogen das Knie zu berühren, da sich dann der Rücken rundet.

BRETT

1 Kommen Sie in den Vierfüßlerstand, die Hände flach auf dem Boden. Strecken Sie die Beine nacheinander in die Liegestützposition.

2 Heben Sie den Bereich von Bauch und Brustkorb, indem Sie die Core-Muskeln anspannen, um die Wirbelsäule in der Neutralstellung zu stabilisieren.

3 Drücken Sie die Zehen nach hinten und die Hände nach vorne, um auch die Gliedmaßen zu aktivieren.

Der Rücken bleibt gerade.

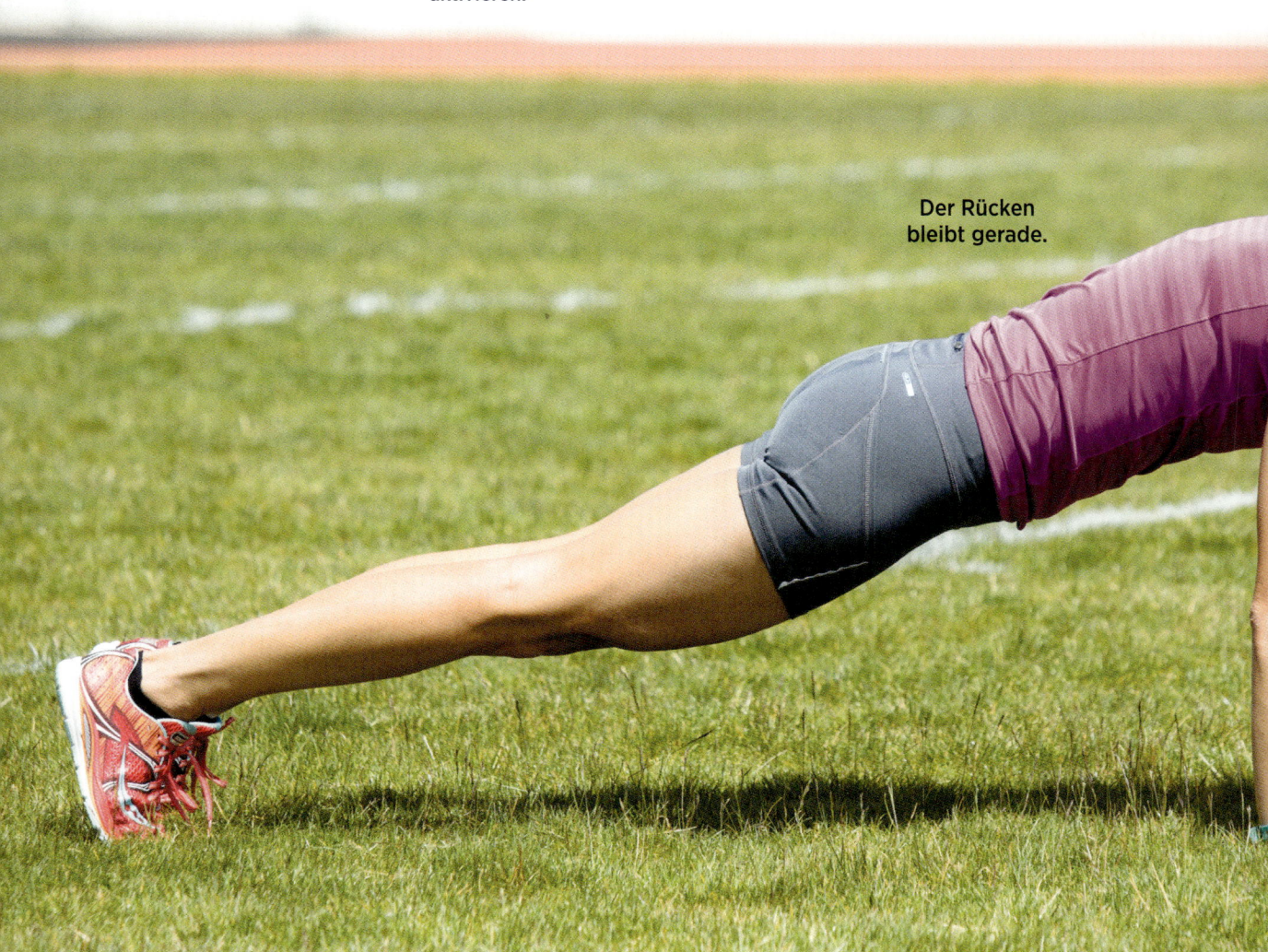

LAUFEN IN DER BRETT-HALTUNG

1 Kommen Sie in die Bretthaltung. Heben Sie das rechte Bein parallel zum Boden, die Zehen zeigen nach unten.

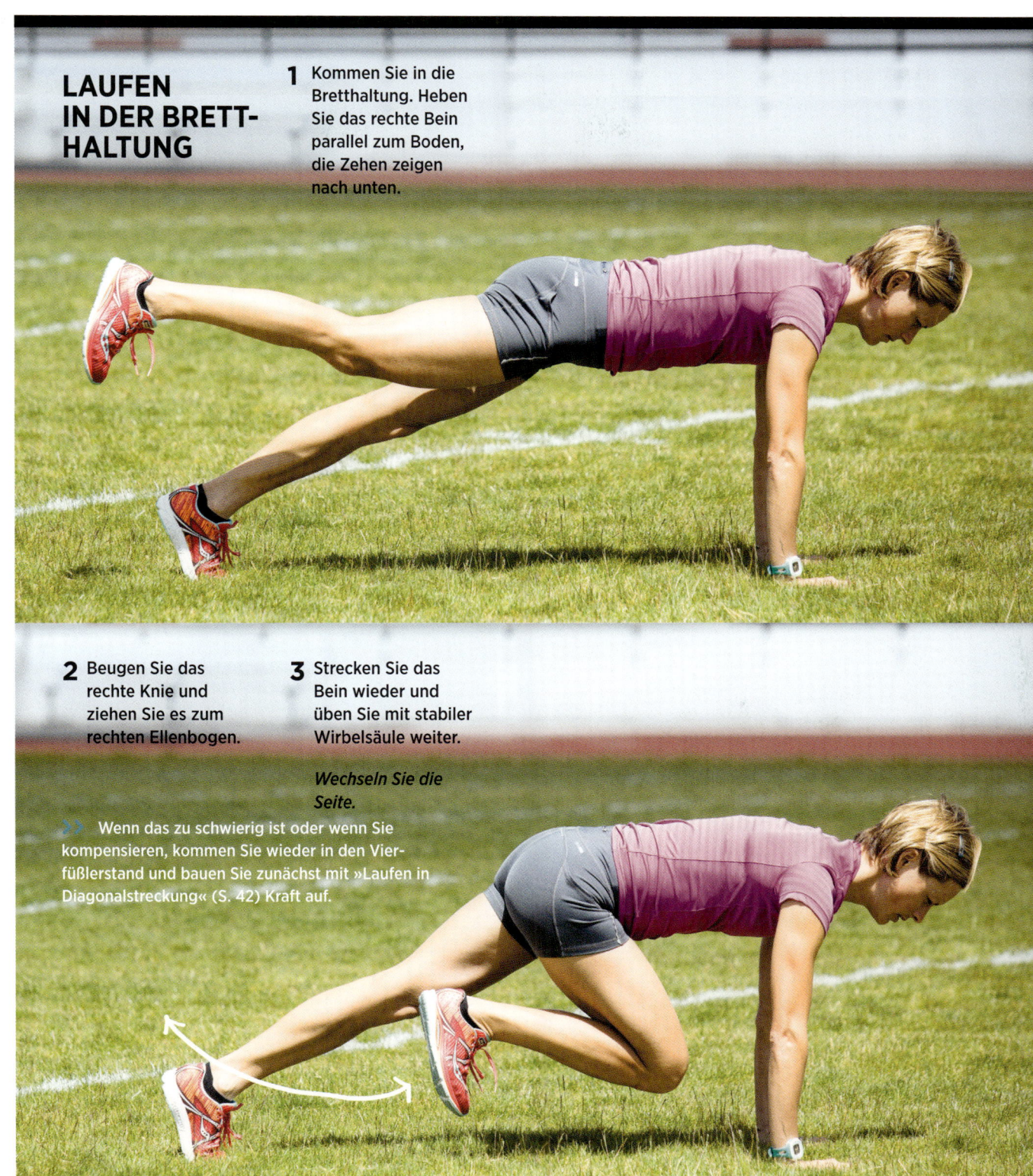

2 Beugen Sie das rechte Knie und ziehen Sie es zum rechten Ellenbogen.

3 Strecken Sie das Bein wieder und üben Sie mit stabiler Wirbelsäule weiter.

Wechseln Sie die Seite.

» Wenn das zu schwierig ist oder wenn Sie kompensieren, kommen Sie wieder in den Vierfüßlerstand und bauen Sie zunächst mit »Laufen in Diagonalstreckung« (S. 42) Kraft auf.

✔ STABILISIEREN & DREHEN

DREHEN IM SITZEN

1 Setzen Sie sich im Schneidersitz, Fersensitz oder mit gestreckten Beinen auf die Matte. Wenn Ihnen das aufrechte Sitzen schwerfällt, legen Sie eine Yogarolle, ein Kissen oder eine gefaltete Decke unter.

2 Legen Sie die Handflächen vor der Brust aneinander.

3 Spannen Sie die Core-Muskeln an, um die Wirbelsäule zu dehnen.

4 Drehen Sie den Oberkörper mit der Kraft der Core-Muskeln (nicht mit Schwung oder den Armen) so weit wie möglich nach rechts. Achten Sie darauf, dass nur der Brustkorb um die Wirbelsäule rotiert und sich unterhalb davon nichts bewegt.

5 Kommen Sie zurück zur Mitte und drehen Sie den Oberkörper nach links.

6 Fahren Sie mit der Übung fort ...

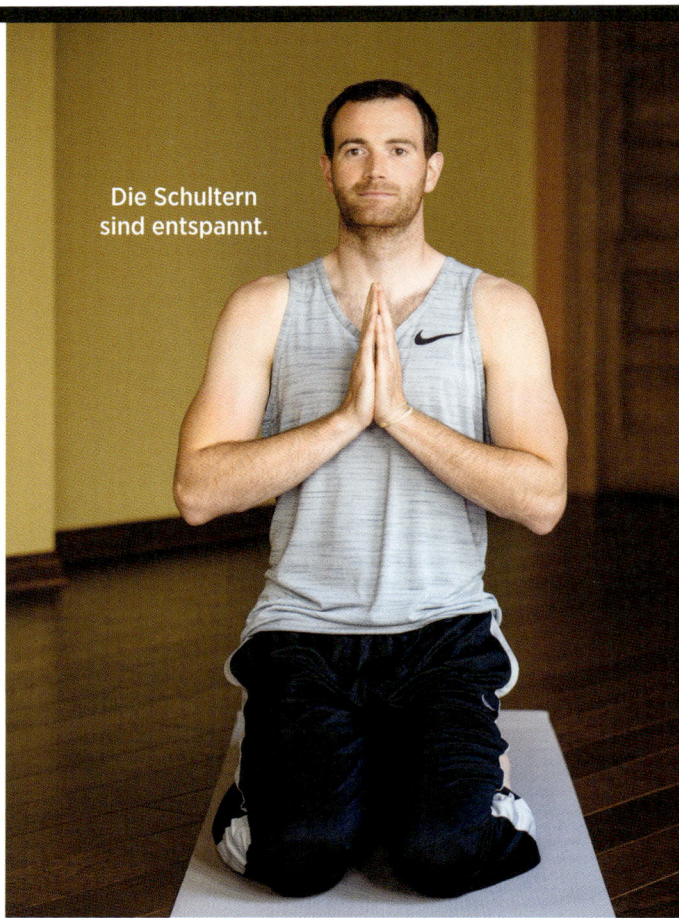

Die Schultern sind entspannt.

BONUSÜBUNG Für alle Crunch-Süchtigen

Liebe Crunch-Süchtige, die Zeit ist gekommen: Sie müssen auf die Grundübung des traditionellen Bauchmuskeltrainings verzichten und endlich aufhören, mit den Armen zu fuchteln, mit dem Rumpf zu zucken und am Hals zu zerren.

Warum? Ganz einfach: Durch das viele Sitzen an Computer, Lenkrad und Esstisch rollen die Schultern nach vorne. Der Körper krümmt

sich praktisch automatisch. Da er dabei keine weitere Unterstützung braucht, sollte der Oberkörper aus der Extension (Rückbeuge) in die Neutralstellung gehoben werden. So wird mehr Kraft aufgebaut und der Körper bleibt im Gleichgewicht.

Wer das Crunchen dennoch nicht lassen kann, sollte folgendermaßen üben:

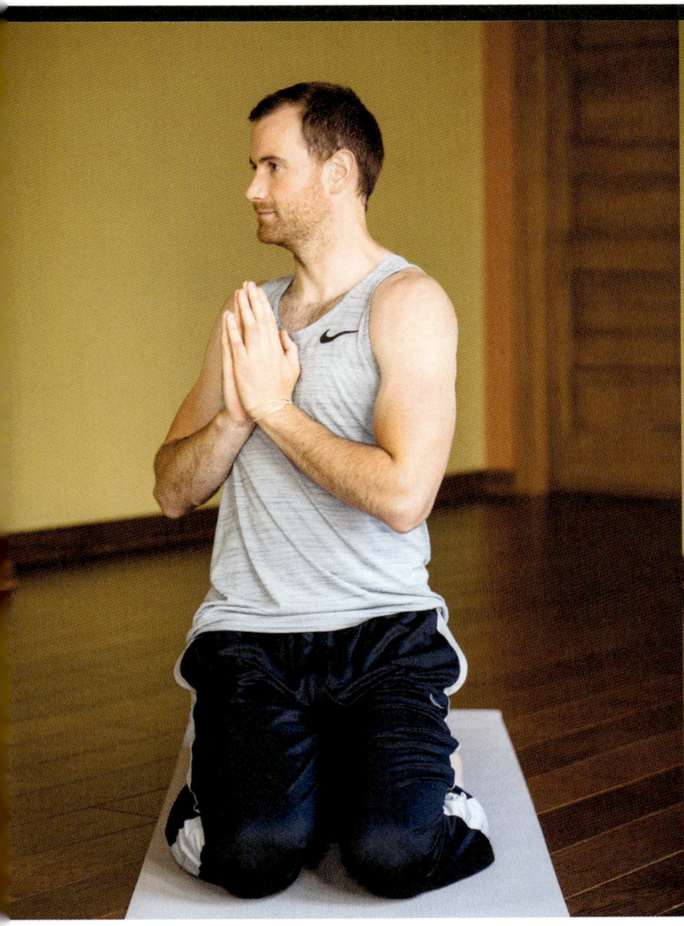

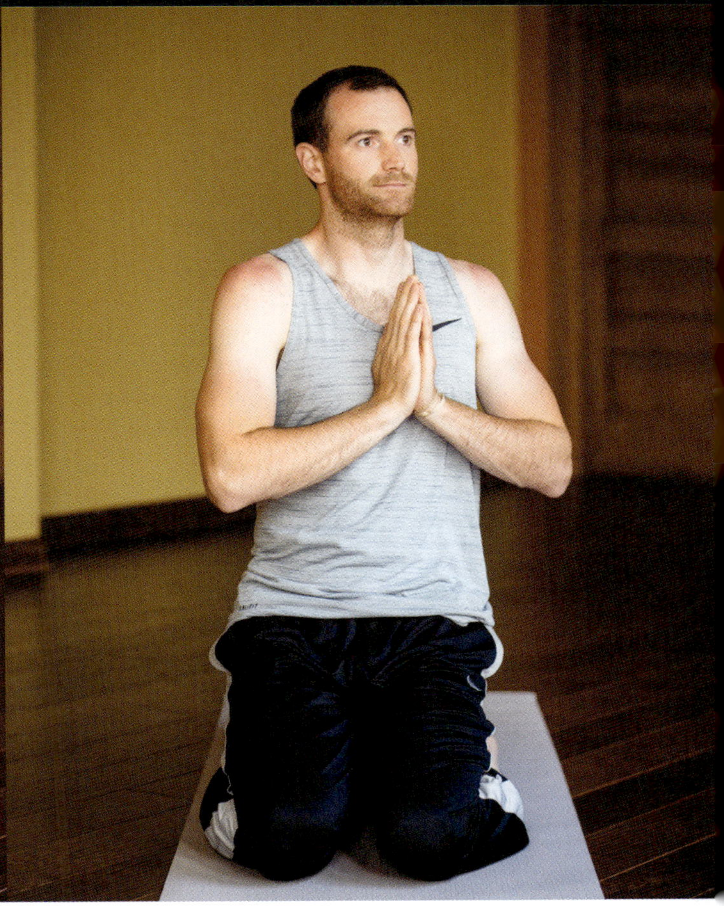

CRUNCHES MIT YOGA-ROLLE

1 Kommen Sie in den Langsitz. Legen Sie eine Yogarolle, ein Kissen oder eine gefaltete Decke horizontal hinter sich auf dem Boden.

2 Stellen Sie die Beine an und lehnen Sie sich zurück, bis die Wirbelsäule mittig aufliegt (korrigieren Sie eventuell die Position der Hilfsmittel).

3 Die verschränkten Finger stützen den Hinterkopf, die Ellenbogen zeigen zur Seite.

4 Spannen Sie die Core-Muskeln an und heben Sie den Oberkörper in die Neutralstellung.

5 Senken Sie ihn wieder ab.

6 Üben Sie auf diese Weise weiter …

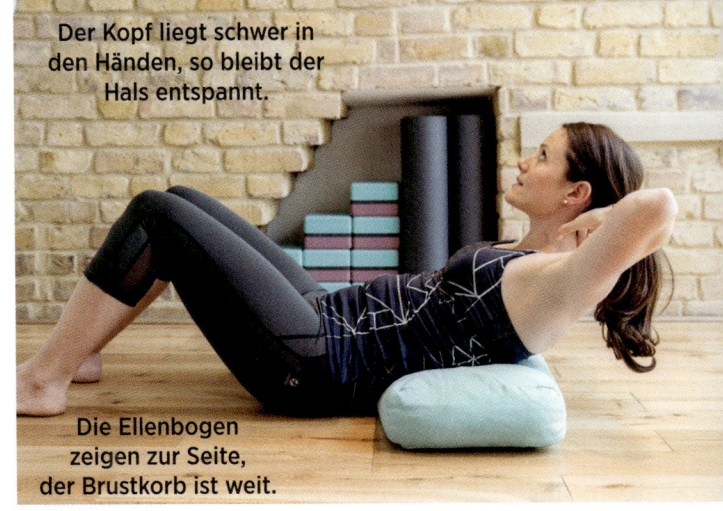

Der Kopf liegt schwer in den Händen, so bleibt der Hals entspannt.

Die Ellenbogen zeigen zur Seite, der Brustkorb ist weit.

BEINE RECHTS & LINKS

1 Kommen Sie in die Tischhaltung (S. 40). Die Beine bilden während der ganzen Übung einen 90-Grad-Winkel.

2 Senken Sie die Beine ein paar Zentimeter nach rechts.

3 Bringen Sie die Knie wieder über die Hüften.

4 Senken Sie die Beine ein paar Zentimeter nach links.

5 Bringen Sie die Knie wieder über die Hüften.

6 Üben Sie auf diese Weise weiter und kontrollieren Sie die Bewegung der Beine mit den Core-Muskeln.

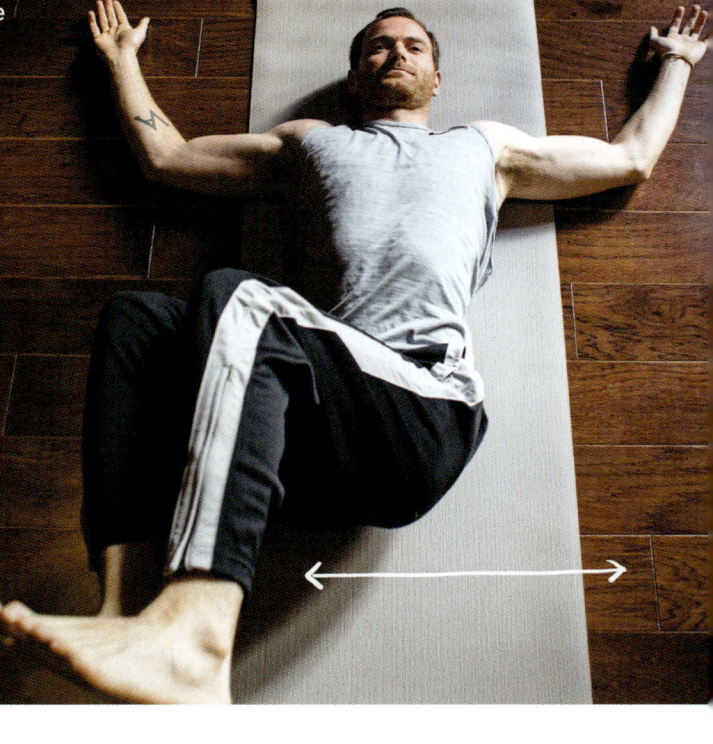

RÜCKBEUGE-ROTATION

1 Kommen Sie in den Langsitz. Strecken Sie die Arme nach vorne. Legen Sie eine Decke unter, wenn das aufrechte Sitzen schwerfällt.

2 Lehnen Sie sich leicht zurück. Die Wirbelsäule bleibt gerade.

3 Dehnen Sie die Wirbelsäule.

4 Drehen Sie Brustkorb und Arme nach rechts, Unterkörper fest.

5 Zurück zur Mitte.

6 Drehen Sie Brustkorb und Arme nach links, Unterkörper fest.

7 Zurück zur Mitte.

8 Lehnen Sie sich etwas weiter zurück, hängen Sie noch zwei Runden an und legen Sie den Oberkörper ab.

>> Ein Yogablock hilft auch hier, beim Drehen den Unterkörper stillzuhalten.

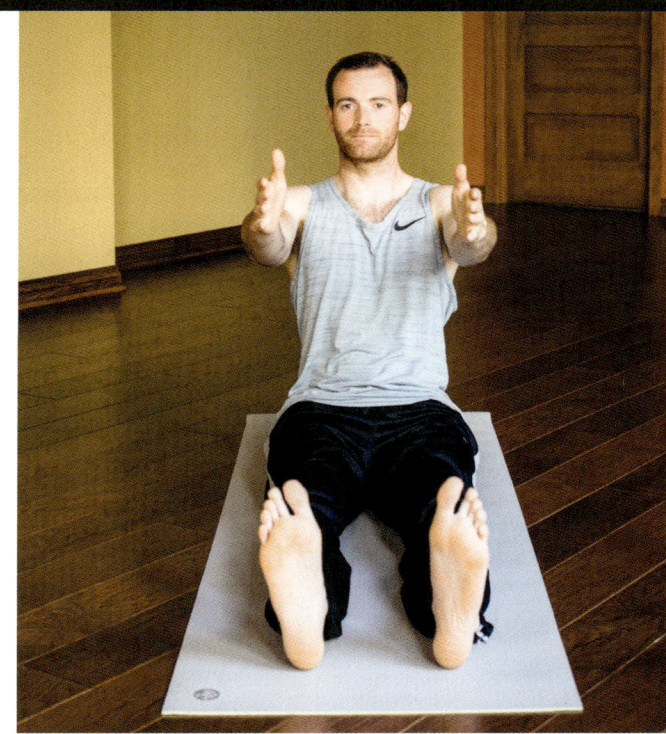

>> Wenn es Ihnen schwerfällt, die Beine parallel zu halten, klemmen Sie einen Yogablock längs zwischen die Oberschenkel.

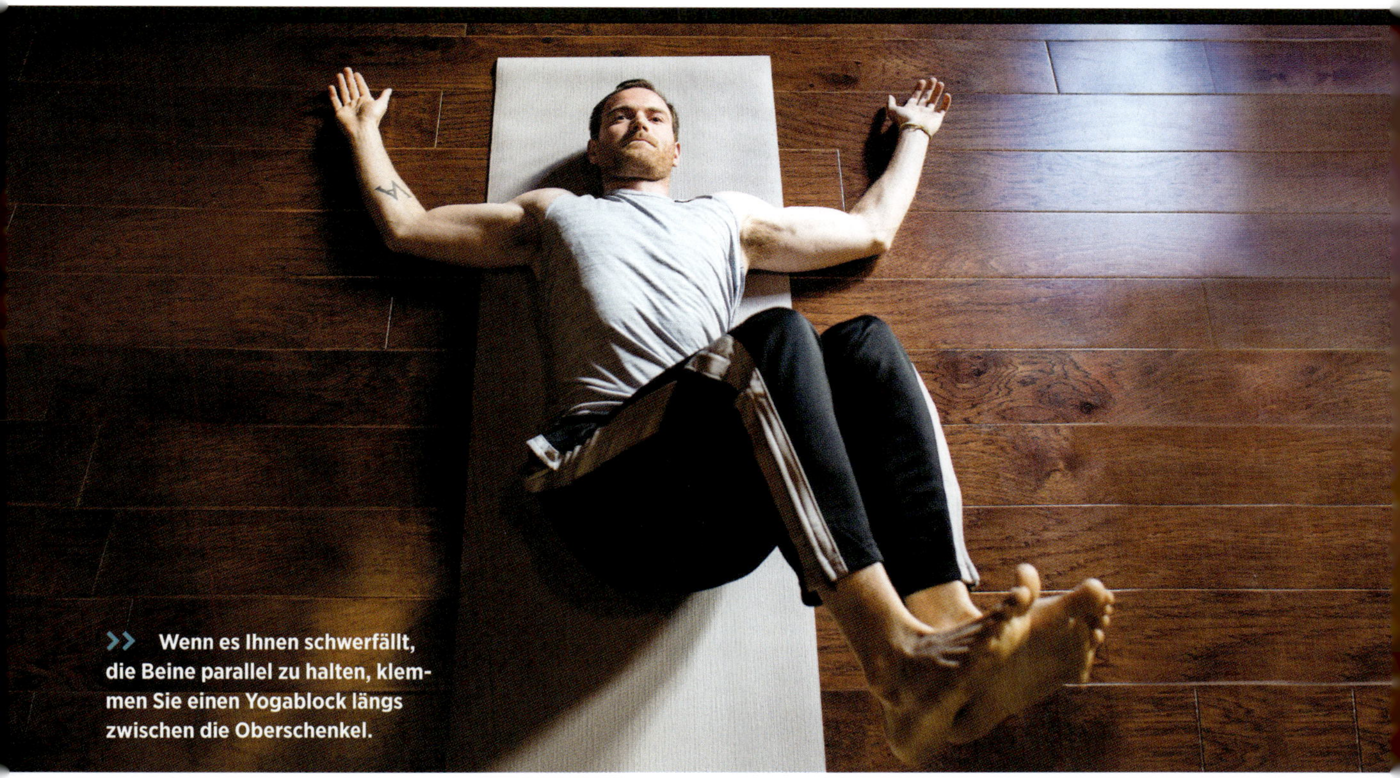

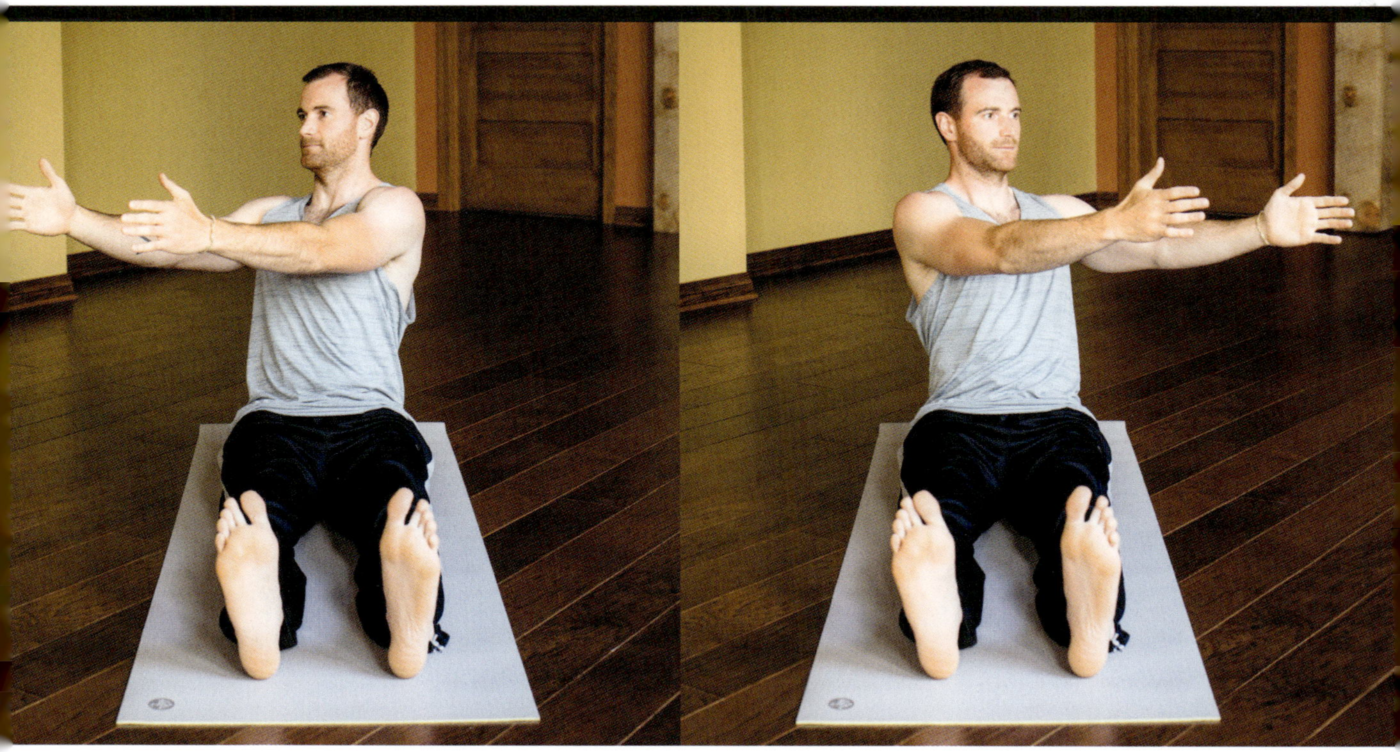

✔ DEN **RÜCKEN** STÄRKEN

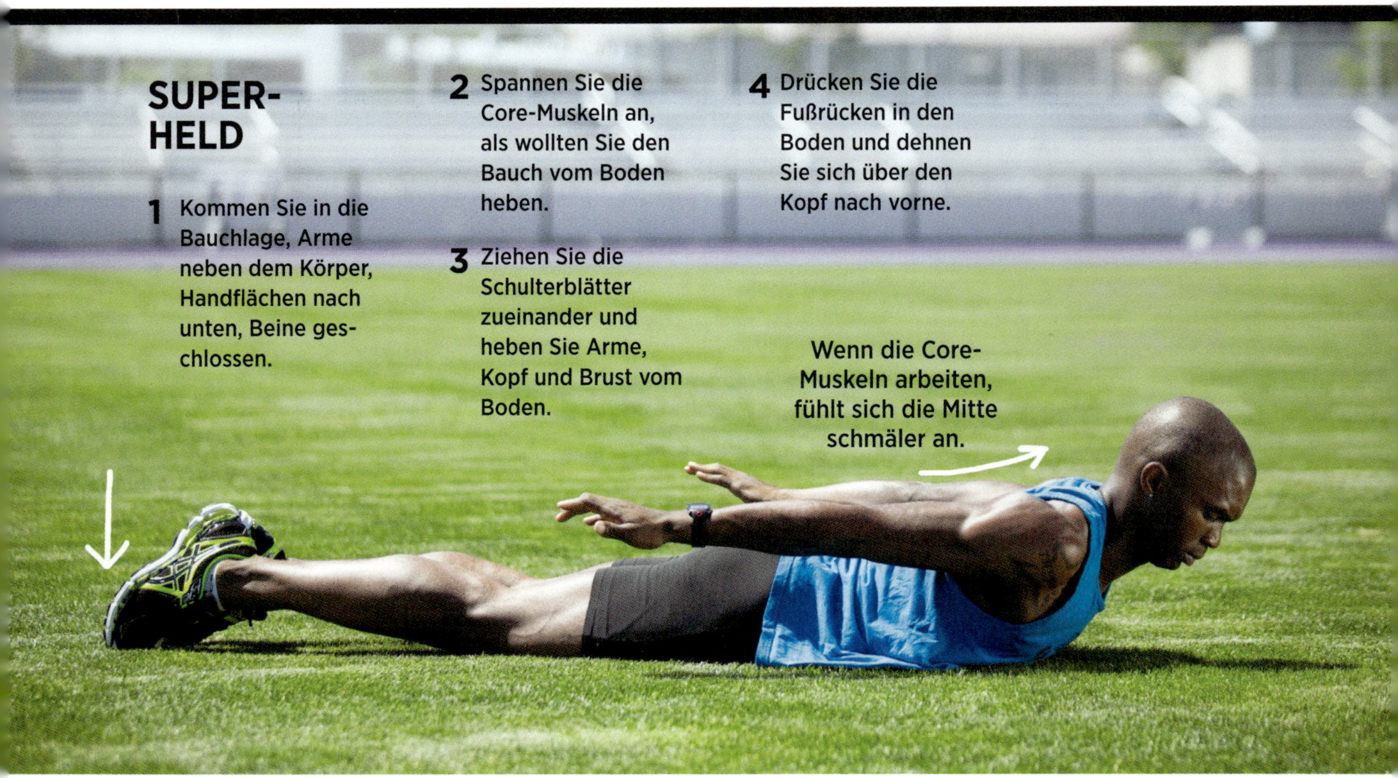

SUPER-HELD

1 Kommen Sie in die Bauchlage, Arme neben dem Körper, Handflächen nach unten, Beine geschlossen.

2 Spannen Sie die Core-Muskeln an, als wollten Sie den Bauch vom Boden heben.

3 Ziehen Sie die Schulterblätter zueinander und heben Sie Arme, Kopf und Brust vom Boden.

4 Drücken Sie die Fußrücken in den Boden und dehnen Sie sich über den Kopf nach vorne.

Wenn die Core-Muskeln arbeiten, fühlt sich die Mitte schmäler an.

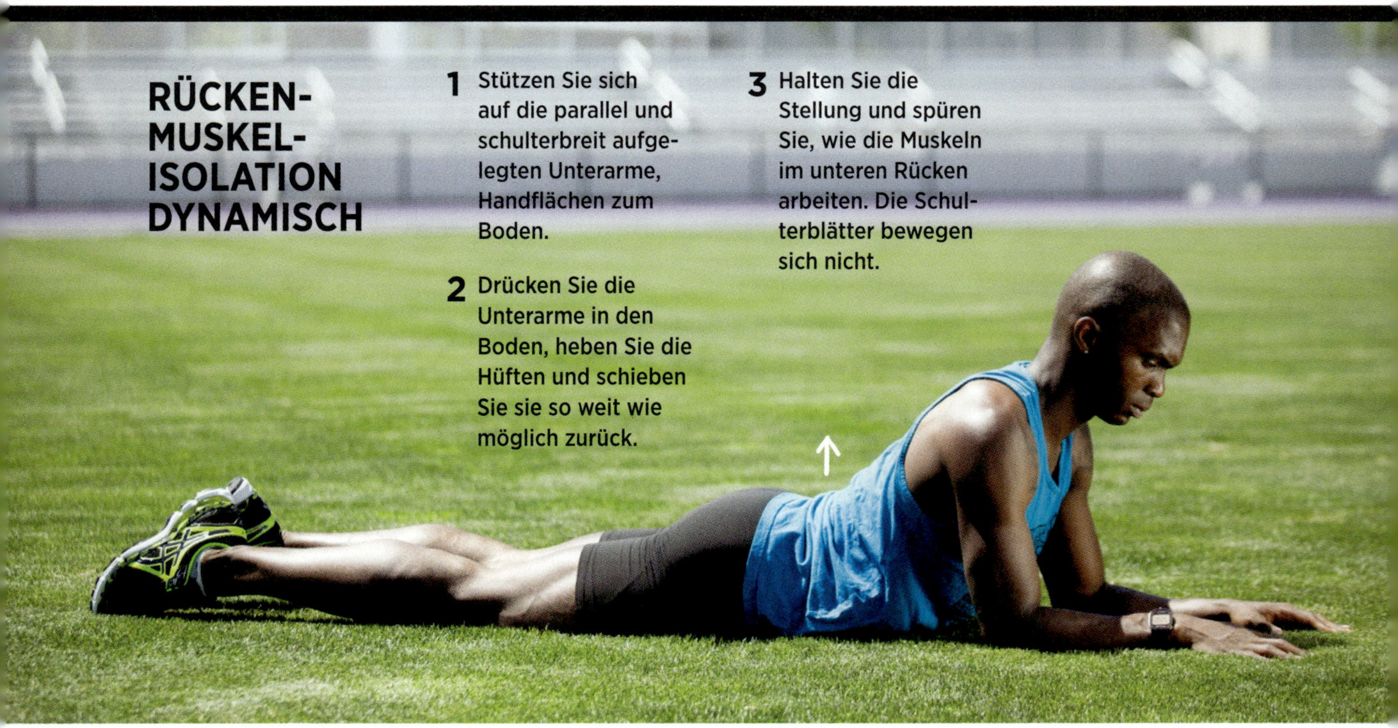

RÜCKEN-MUSKEL-ISOLATION DYNAMISCH

1 Stützen Sie sich auf die parallel und schulterbreit aufgelegten Unterarme, Handflächen zum Boden.

2 Drücken Sie die Unterarme in den Boden, heben Sie die Hüften und schieben Sie sie so weit wie möglich zurück.

3 Halten Sie die Stellung und spüren Sie, wie die Muskeln im unteren Rücken arbeiten. Die Schulterblätter bewegen sich nicht.

RÜCKEN-
MUSKEL-
ISOLATION

1 Stützen Sie sich auf die parallel und schulterbreit aufgelegten Unterarme, Handflächen zum Boden.

2 Ziehen Sie die Schulterblätter zueinander.

3 Spannen Sie die Bauchmuskeln an und ziehen Sie die Rippen zueinander, als wollten Sie den Brustkorb verschweißen. Ziehen Sie die Brust lang nach vorne.

4 Halten Sie die Spannung, heben Sie den Bauch noch ein paar Zentimeter höher und bleiben Sie in der Stellung.

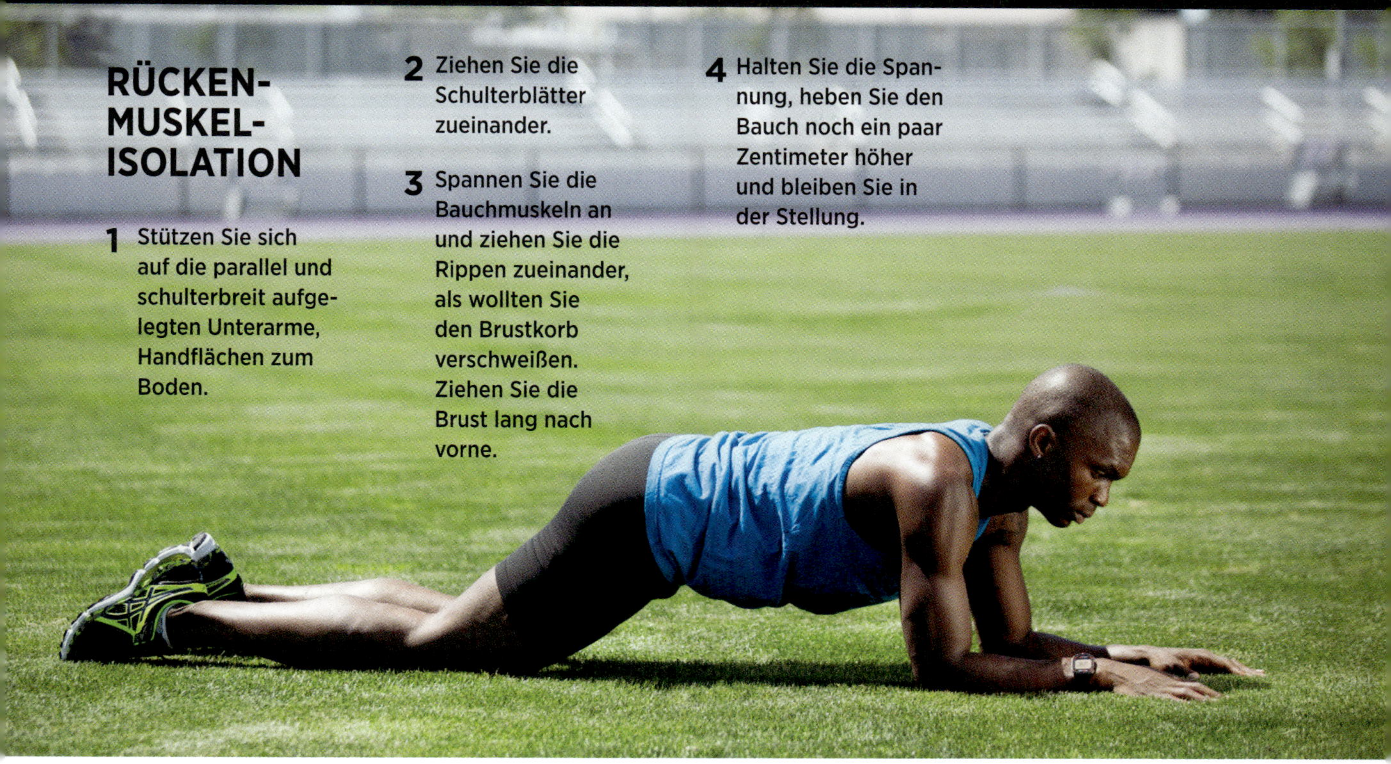

>> Sobald Sie in der Rückenmuskelisolation stabil sind, können Sie mit dem Boot anfangen. Wenn Sie verhindern können, dass sich der untere Rücken rundet, sind Sie für diese Herausforderung bereit.

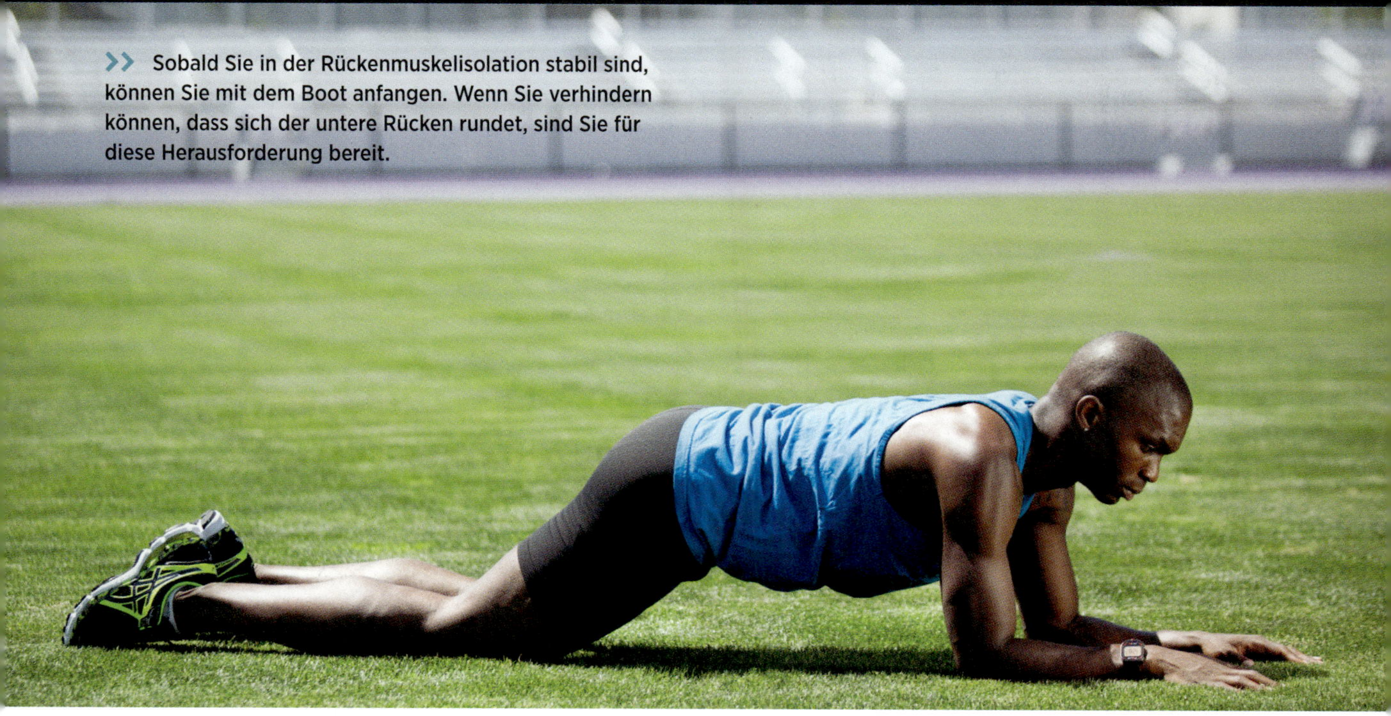

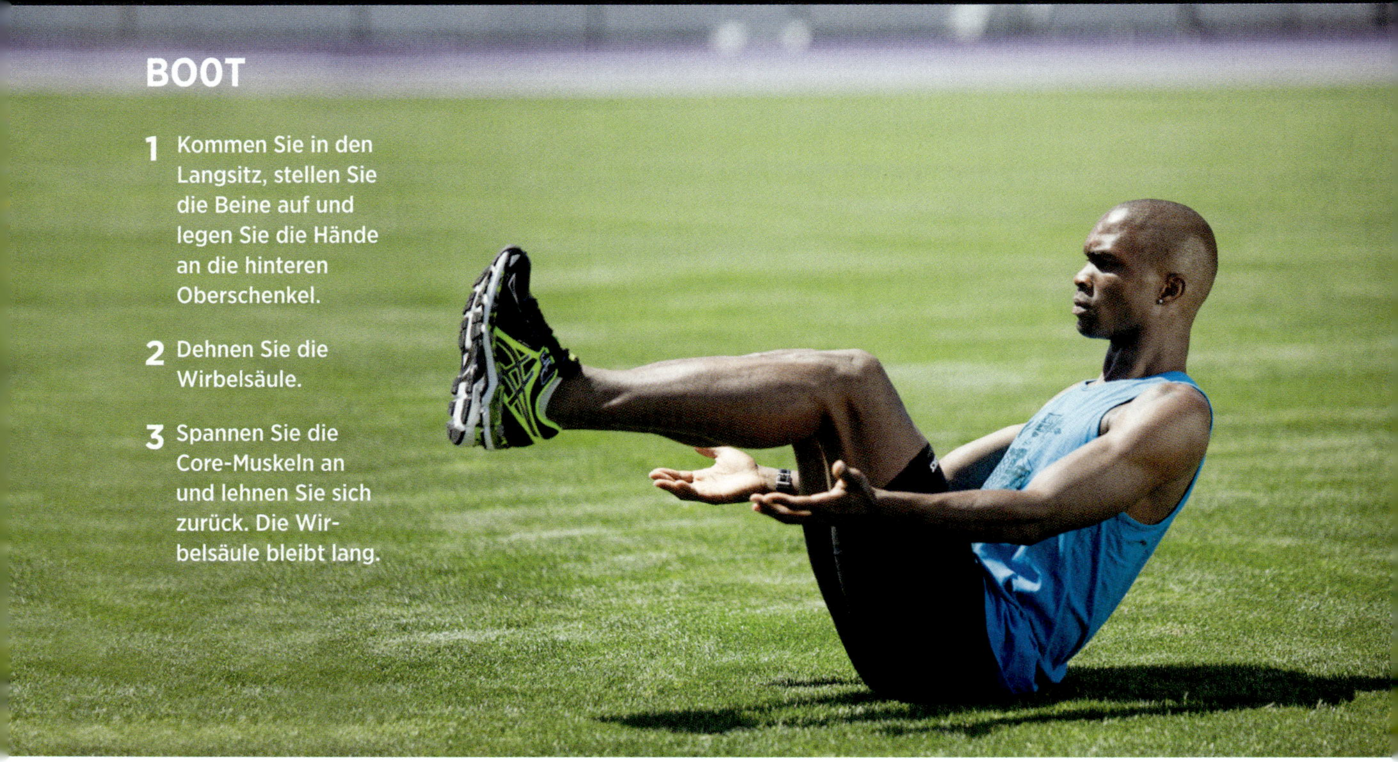

BOOT

1 Kommen Sie in den Langsitz, stellen Sie die Beine auf und legen Sie die Hände an die hinteren Oberschenkel.

2 Dehnen Sie die Wirbelsäule.

3 Spannen Sie die Core-Muskeln an und lehnen Sie sich zurück. Die Wirbelsäule bleibt lang.

DIAGONAL-STRECKEN

1 Kommen Sie in den Vierfüßlerstand, bringen Sie die Wirbelsäule in die Neutralstellung und spannen Sie die Core-Muskeln an.

2 Strecken Sie das rechte Bein nach hinten. Die Zehen sind angezogen und zeigen zum Boden.

3 Strecken Sie den linken Arm neben dem Ohr nach vorne, Daumen nach oben.

4 Schieben Sie die rechte Ferse nach hinten, die linke Hand nach vorne.

Wechseln Sie die Seite.

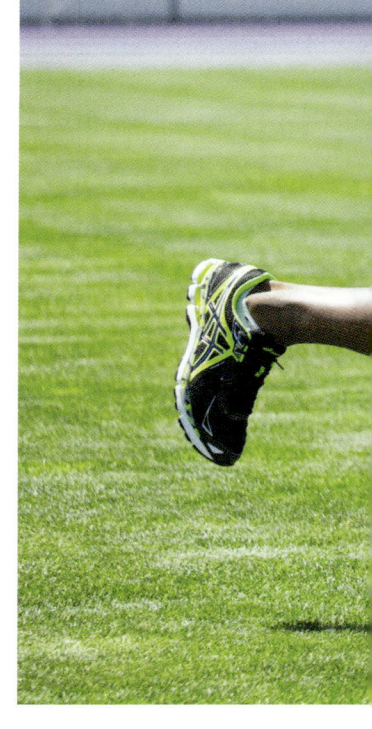

4 Heben Sie die Unterschenkel parallel zum Boden.

5 Halten Sie die Stellung oder lösen Sie die Hände und strecken Sie die Arme nach vorne.

6 Halten Sie die Stellung oder strecken Sie die Beine und heben Sie sie noch höher.

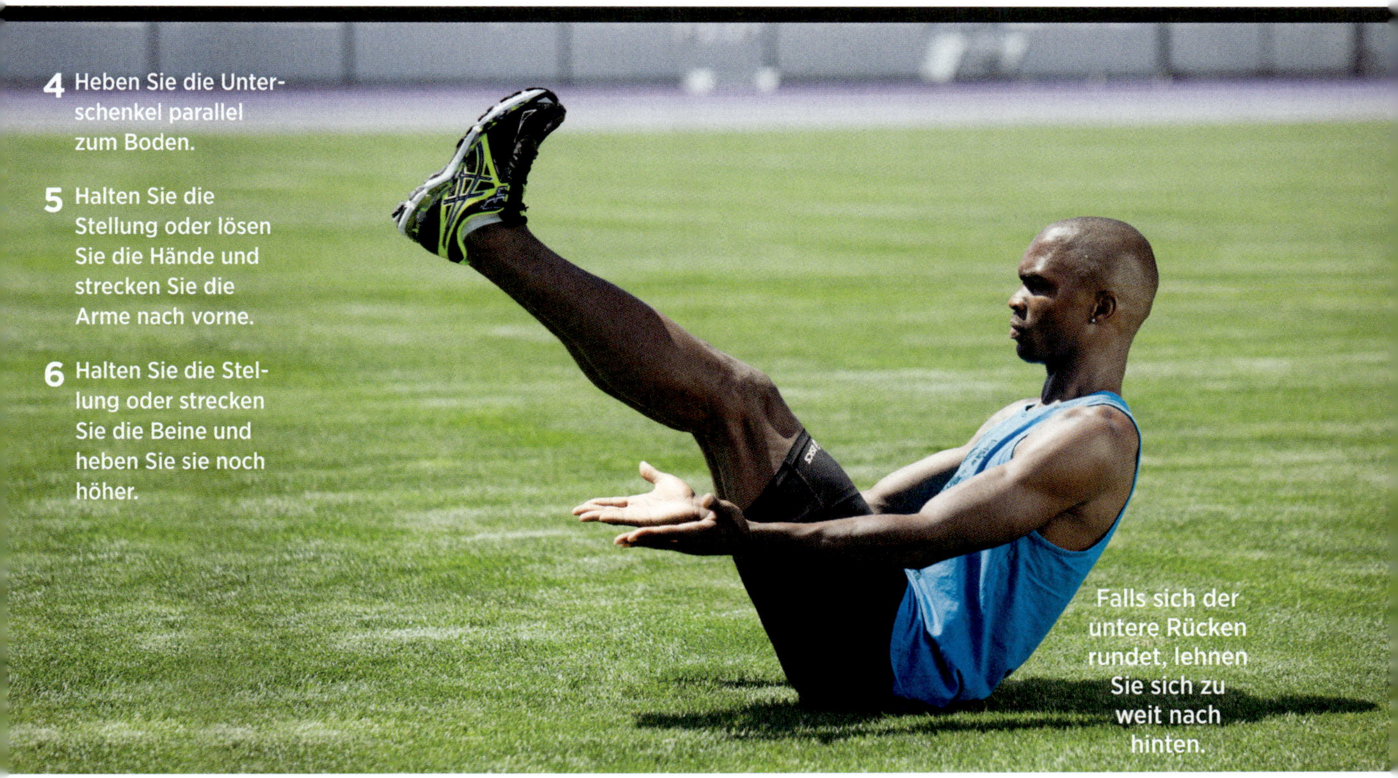

Falls sich der untere Rücken rundet, lehnen Sie sich zu weit nach hinten.

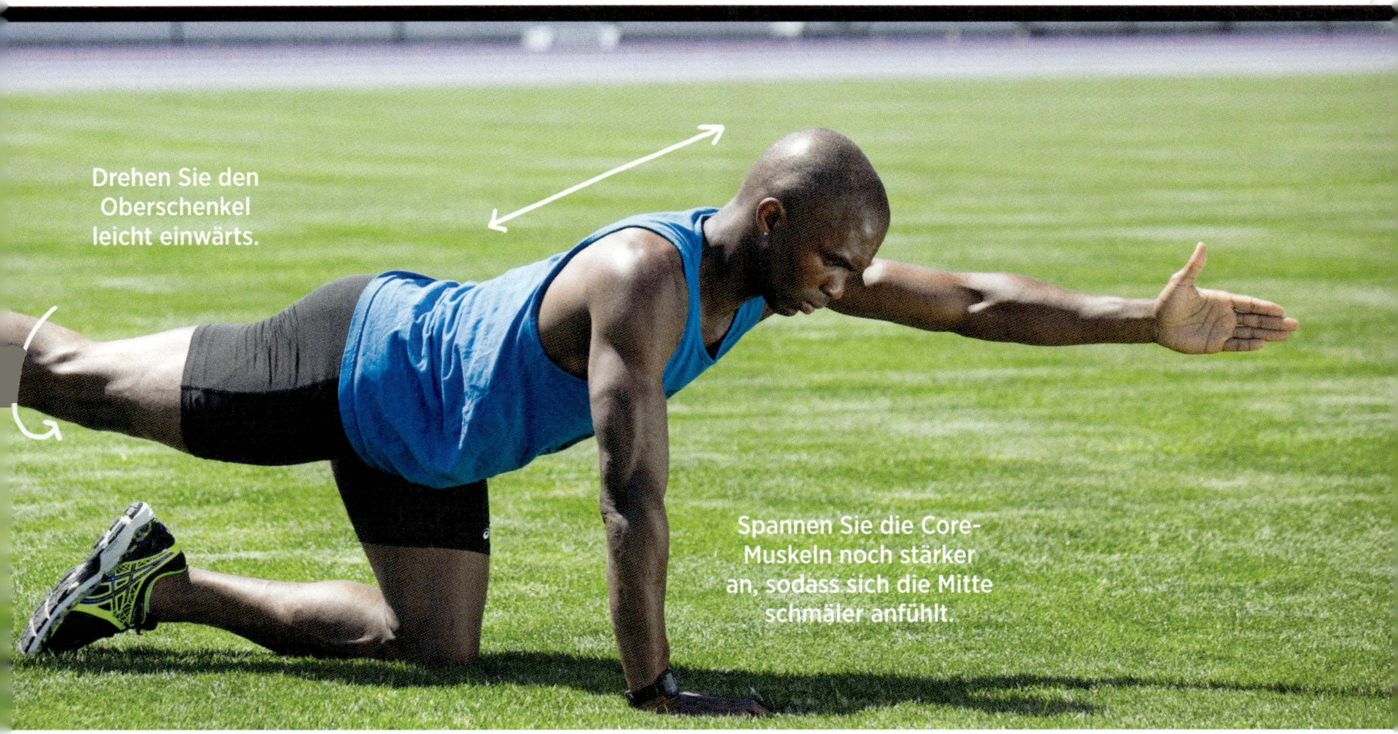

Drehen Sie den Oberschenkel leicht einwärts.

Spannen Sie die Core-Muskeln noch stärker an, sodass sich die Mitte schmäler anfühlt.

ÜBUNGS
PLAN

❗ Wirbelsäule und Haltung kompensieren meinen schwachen Kern durch:

❗ Im Sport wirkt sich das folgendermaßen auf meine Bewegung/Leistung aus:

✔ **Am meisten hilft mir die Übung:** *MACHEN SIE DIESE ÜBUNG SO OFT WIE MÖGLICH!*

#reset

✔ **Was werden Sie heute für Ihre Kernkraft tun?**

BAUEN SIE DIE KERNKRAFT VON INNEN NACH AUßEN AUF

ACHTEN SIE AUF DIE KLEINEN DINGE

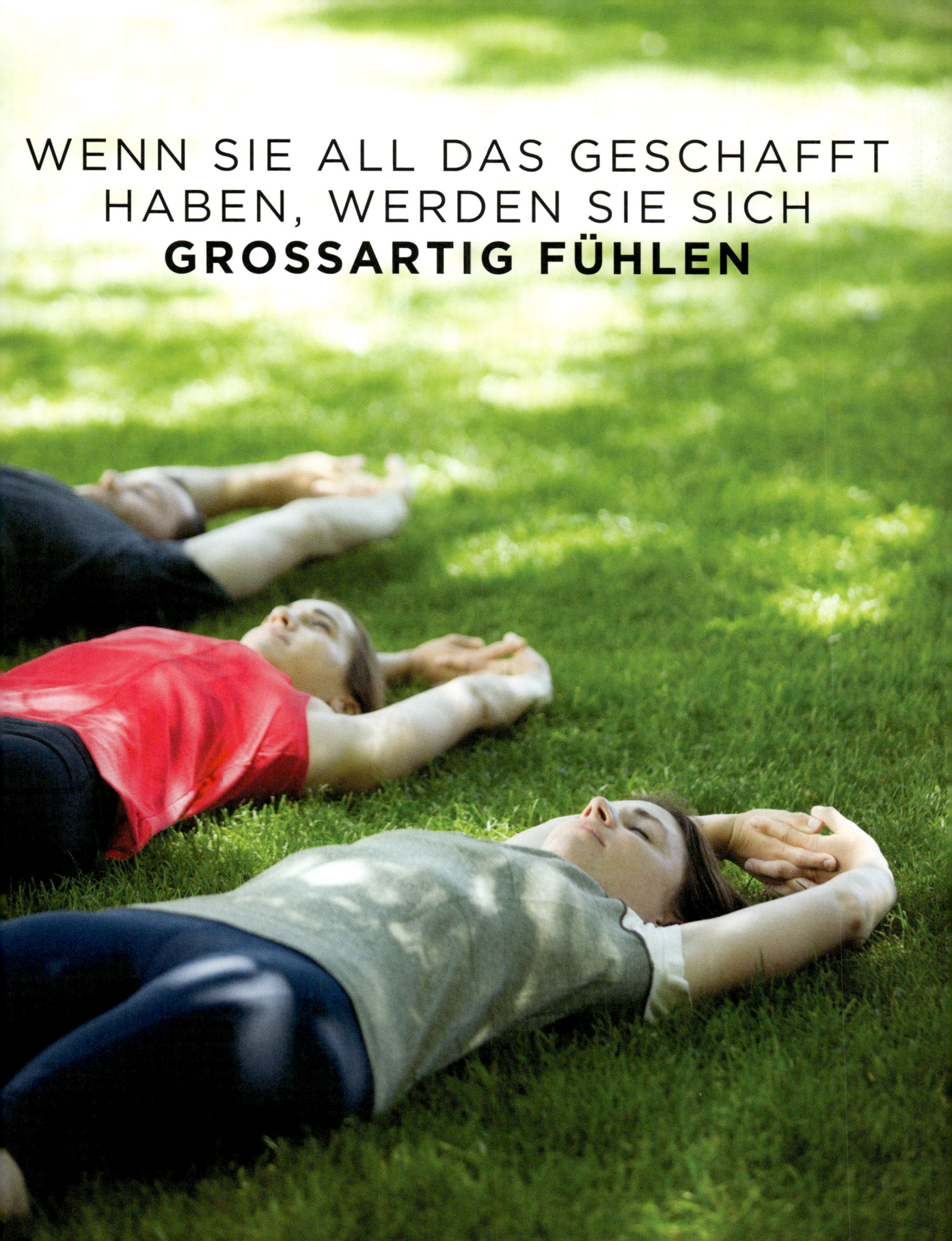

WENN SIE ALL DAS GESCHAFFT
HABEN, WERDEN SIE SICH
GROSSARTIG FÜHLEN

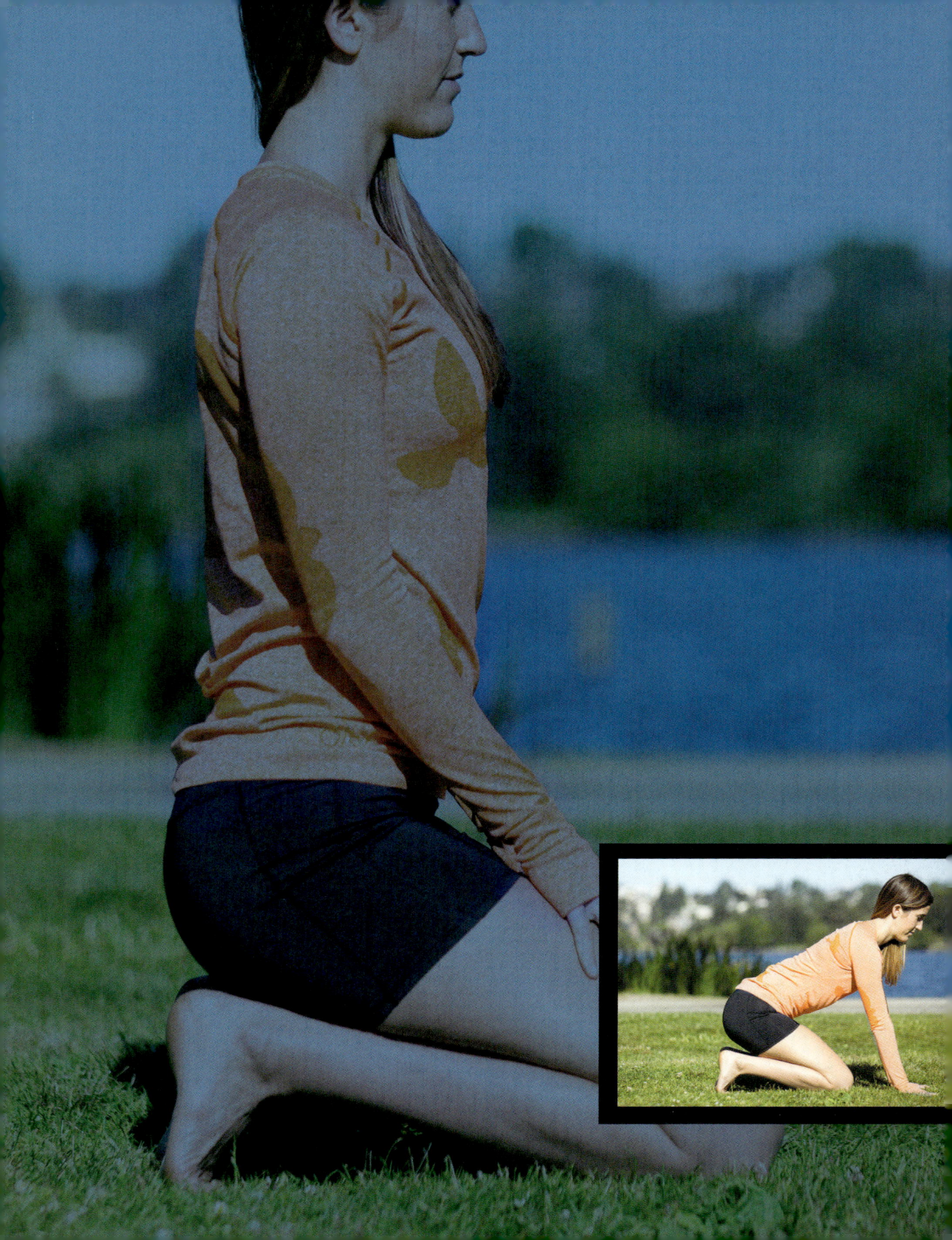

FUNDAMENT IM
GLEICHGEWICHT

Alles beginnt mit den Füßen. Sie bilden das Fundament und spielen eine wichtige Rolle bei der Ausrichtung der Gelenke, werden aber selbst oft vernachlässigt.

Leider sind sich die meisten Menschen ihrer Füße und Zehen nicht sonderlich bewusst. Kein Wunder, stecken sie doch meist in supergedämpften Turnschuhen.

Erwähnenswert ist auch die enge Beziehung zwischen Füßen und Unterschenkeln. Nicht selten haben Fußprobleme ihren Ursprung im Unterschenkel und umgekehrt.

Nach dem Training richtet sich die Aufmerksamkeit instinktiv eher auf Bereiche wie die Hüften und die hinteren Oberschenkel, wo Verhärtungen deutlicher spürbar sind. Dabei ist das Fundament gleichermaßen wichtig – und wer es vernachlässigt, gefährdet sich selbst.

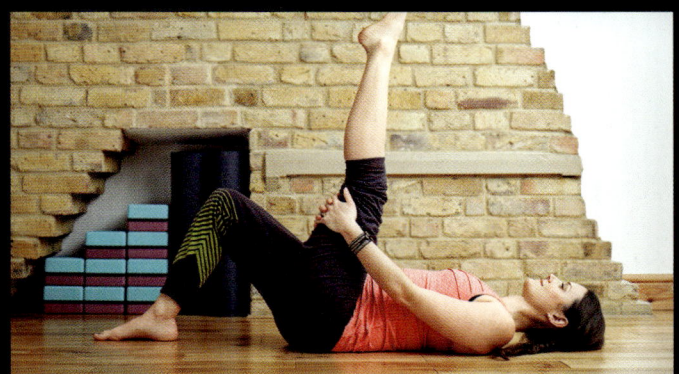
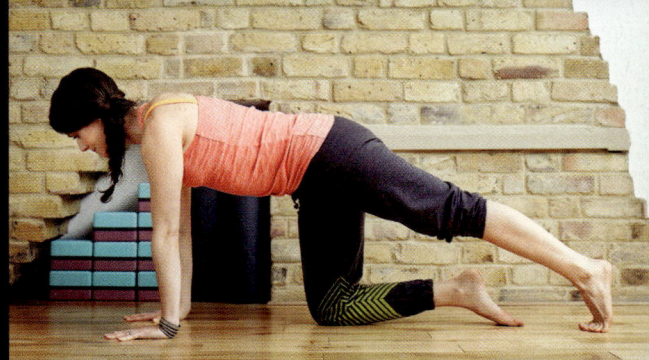

Faule Füße stehen nicht fest

Im Grunde können Sie den Füßen ihre Faulheit nicht vorwerfen, schließlich tragen Sie ständig Schuhe. Und während sie es sich in dieser herrlich gepolsterten Umgebung gemütlich machen, werden die Zehen zusammengedrückt. Der große Zeh sollte mit 80 bis 85 Prozent die größte Unterstützung bieten. Aber wie soll er das machen, wenn er sich nicht bewegen kann? Die Stabilisatoren der Fußgewölbe werden ebenfalls träge und die Kontrolle über die kleinen Binnenmuskeln geht verloren. Sie sind weniger bekannt und stützen den Fuß, der ohne ihre Hilfe nicht optimal funktioniert. Die Stöße beim Gehen oder Laufen werden nicht mehr so gut abgefedert und das Verletzungsrisiko steigt.

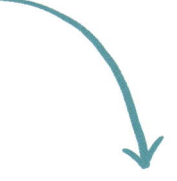

✔ DIE LÖSUNG
FITNESS FÜR DIE FÜSSE

Es gibt in der Tat unterschiedliche Fußtypen mit unterschiedlichen Verletzungsmustern und deshalb auch keine allgemeingültige Lösung. Erst wenn Sie aus den Schlappen schlüpfen und darauf achten, werden Sie wissen, was da unten los ist. Generell sollten die Fußgewölbe aktiv sein und die Zehen denen eines Affen ähneln. Man sollte also eine gewisse Kontrolle über sie haben (sie bewusst spreizen und damit wackeln können). Wer Kraft und Beweglichkeit der Zehen und Füße schult und sie zu bewegen lernt, kann sie optimal einsetzen und Verletzungen vermeiden.

>> *Nicht Schuhe, sondern Muskeln stabilisieren das Fußgewölbe. Trainieren Sie sie!«*

JAY DICHARRY, PHYSICAL THERAPIST AND RESEARCHER

DIE WADEN-PUMPE

Harte Waden sind nicht geschmeidig

Die Wadenpumpe ist der richtige Weg. Diese dynamische Dehnung ist anstrengender, als die Ferse irgendwo vom Randstein hängen zu lassen. Sie verbessert die Durchblutung der Unterschenkel und hält die Waden geschmeidig. Zusätzlicher Vorteil: Sie ist Präventivmedizin für die Füße.

Man sollte nicht vergessen, dass viele selbst ernannte »Vorfußläufer« – welche die Kraft für ihre Schritte hauptsächlich aus dem Vorfuß holen – die Waden überfordern, weil die Gesäßmuskulatur döst. Sollte das bei Ihnen der Fall sein, ist ein »Weckruf für den Po« (S. 107) angesagt!

Die Waden bestehen aus verschiedenen Elementen und sind voll mit dichten Bindegewebsstrukturen: Faszien, Bändern, Membranen, Blutgefäßen und vielem mehr. Sie sind deshalb sehr anfällig für Flüssigkeitsansammlungen. Das heißt, beim Training (oder beim längeren Sitzen) stauen sich Blut und Flüssigkeit in den Beinen – vor allem in diesem Bereich. Da die Waden so dicht sind, brauchen Sie Hilfe beim Abtransport der Flüssigkeit, sonst steigt der Druck und das Bindegewebe kann verhärten. Das ist wie bei einer Wurst, die platzt, wenn zu viel Brät in der Pelle ist. Eine derartige Belastung wird natürlich nach unten an die Achillessehnen, die Füße und selbstverständlich auch die Schienbeine weitergegeben.

Leider schaffen die – von den meisten Menschen praktizierten – statischen Dehnübungen keine effektive Abhilfe.

Geschmeidigkeit = die Fähigkeit, sich mit optimaler Kraft und minimaler Kompensation zu bewegen

WO IST
IHR SCHWERPUNKT?

Dieser Test hilft, ein besseres Bewusstsein für den eigenen Stand zu bekommen. Schließlich hat die Ausrichtung der Füße erhebliche Auswirkungen auf den ganzen Körper.

> Ziehen Sie die Schuhe aus und stellen Sie sich so hin, wie Sie zwischen den Sätzen im Fitnessstudio oder in der Schlange vor der Kasse stehen. Denken Sie nicht zu viel nach, stellen Sie sich einfach hin.

> Konzentrieren Sie sich auf Ihre Füße, ohne den Stand zu verändern. Nehmen Sie zur Kenntnis, wie fest Ihr Fundament ist und wo das Gewicht ruht:

Belasten Sie die Fußballen?

Wippen Sie auf die Fersen?

Sind die Fußgewölbe aktiv?

Krallen Sie die Zehen in den Boden?

Wo ist Ihr Schwerpunkt?

Sobald Sie wissen, was dort unten los ist, können Sie bewusst die Mitte suchen.

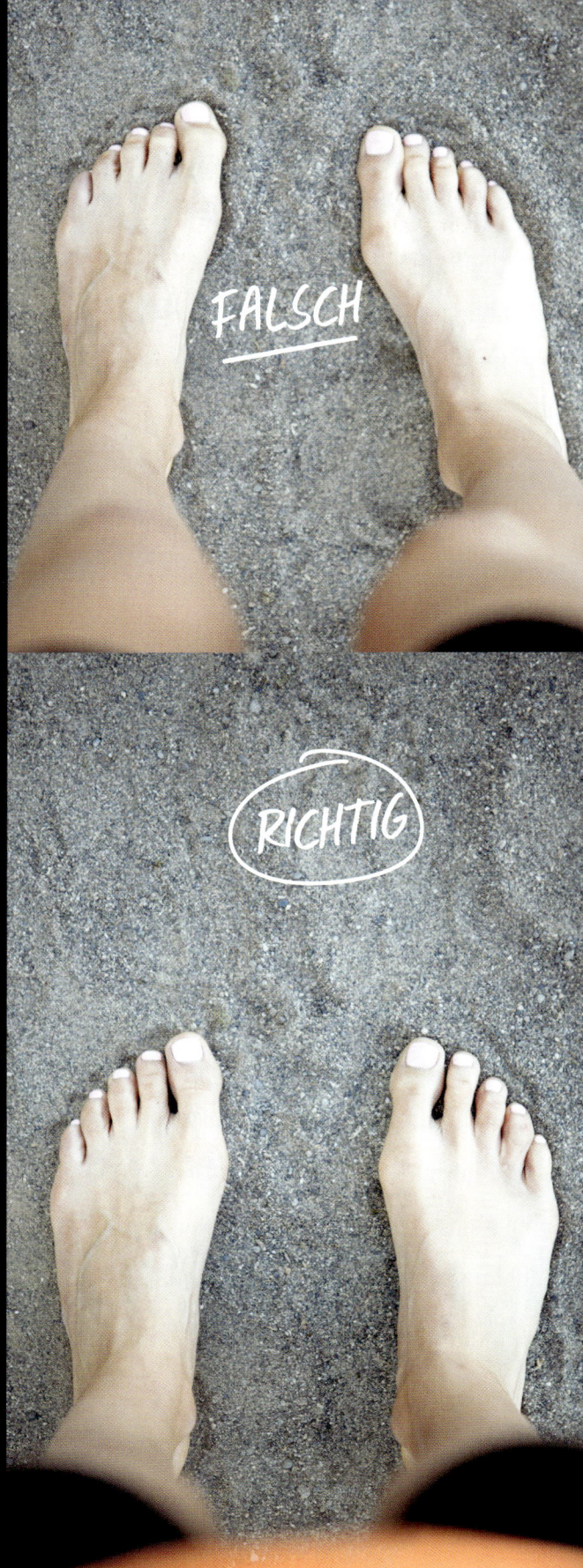

✔ DIE KORREKTUR

Wenn Sie das **Fundament ins Gleichge-wicht bringen,** kann sich der Körper leichter optimal ausrichten – und das wiederum hilft, Haltung und Biomechanik zu verbessern:

> Kommen Sie in einen hüftbreiten Stand. Bei den meisten Menschen entspricht dies dem Abstand von zwei Fäusten zwischen den Füßen. Die Knie sind über den Fußgelenken, die Hüften über den Knien.

> Gehen Sie leicht in die Knie und schließen Sie die Augen.

> Verlagern Sie das Gewicht nach vorne Richtung Fußballen.

> Verlagern Sie das Gewicht nach hinten Richtung Fersen.

> Wippen Sie ein paar Mal vor und zurück und finden Sie die Mitte.

> Verlagern Sie das Gewicht ein paar Mal Richtung Außenkanten und wieder Richtung Fußgewölbe und finden Sie die Mitte.

> Heben Sie die Zehen. Sie werden spüren, wie sich die Fußgewölbe aufspannen. Versuchen Sie, die Zehen zu spreizen und wieder abzulegen, ohne sie in die Matte zu krallen.

> Drücken Sie die Füße gleichmäßig in den Boden, die Fußgewölbe bleiben aktiv.

> Beobachten Sie, ob sich das anders anfühlt als die zwanglose Haltung.

Auf diese Weise bringen Sie das Fundament ins Gleichgewicht. Es geht dabei nicht nur darum, den Schwerpunkt zu verlagern, sondern auch darum, die Gelenke auszu-richten und die neutrale Basis (die Füße) zu aktivieren. Dies ist die Ausgangsposition für die meisten Standhaltungen.

ACHTEN SIE DARAUF, WIE SIE STEHEN

RESET FÜR EIN FUNDAMENT IM GLEICHGEWICHT

ÜBUNGSPROGRAMME
- ✔ **Fitness für die Füße** (S. 63)
- ✔ **Die Wadenpumpe** (S. 66)

ÜBUNGSZIELE

> Die Fußmuskulatur spüren und aktivieren, um optimal damit arbeiten zu können

> Die Durchblutung der Wadenmuskulatur erhalten, um die Geschmeidigkeit der Unterschenkel zu fördern

> Die Folgen des ständigen Schuhetragens zu lindern

> Der Überlastung von Unterschenkeln und Füßen sowie kompensationsbedingten Verletzungen vorbeugen

WANN?	Vor dem Training / Als Crosstraining
WIE LANGE?	5–8 Atemzüge bei statischen oder 10+ Wiederholungen / mehrere Sätze bei dynamischen Übungen
WOMIT?	Gefaltetes Handtuch oder Decke
WARN-SIGNALE	Verletzungen der Unterschenkel und Füße Gequetschte oder in den Boden gekrallte Zehen

FINDEN SIE DIE MITTE

FITNESS FÜR DIE **FÜSSE**

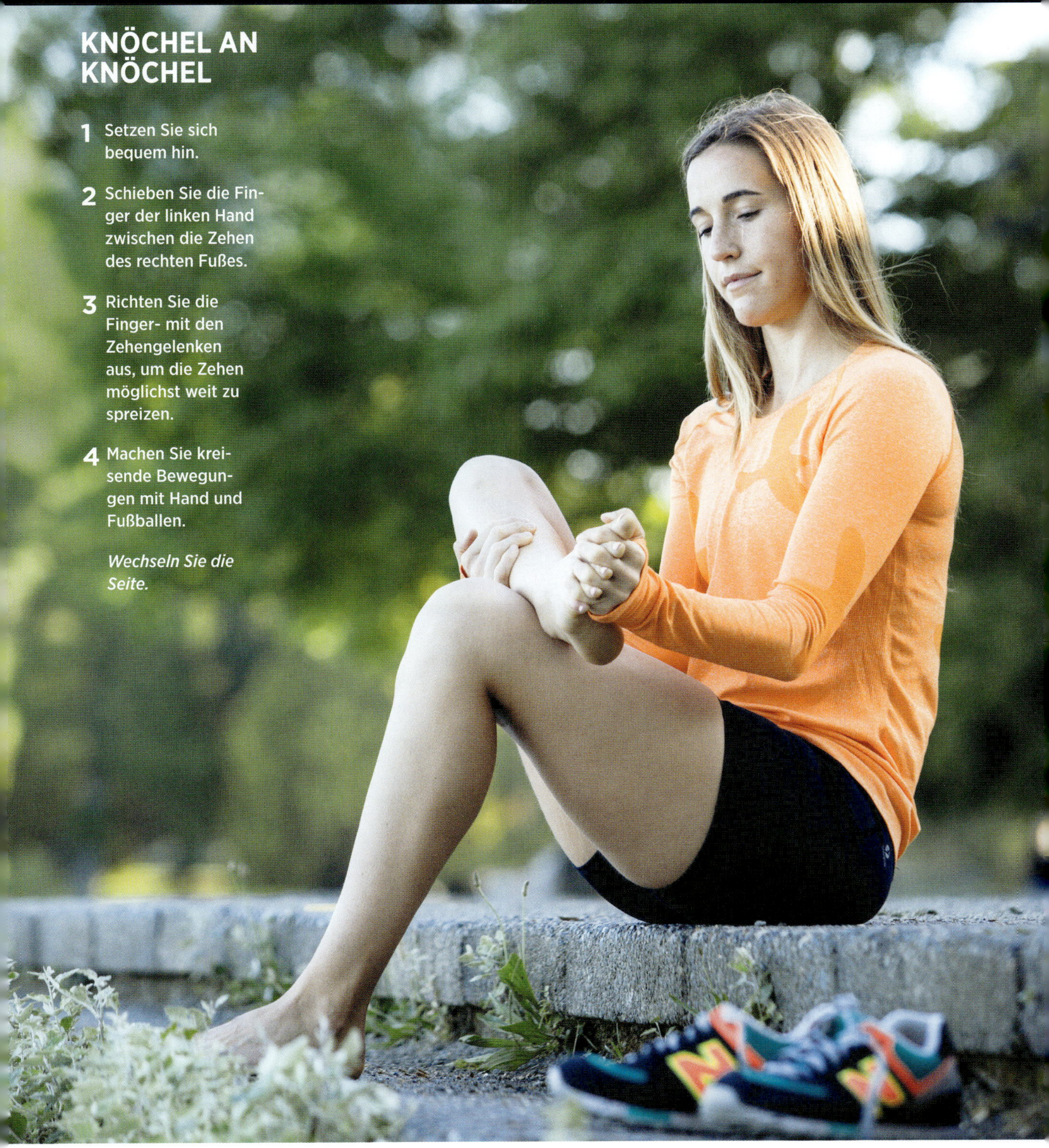

KNÖCHEL AN KNÖCHEL

1. Setzen Sie sich bequem hin.
2. Schieben Sie die Finger der linken Hand zwischen die Zehen des rechten Fußes.
3. Richten Sie die Finger- mit den Zehengelenken aus, um die Zehen möglichst weit zu spreizen.
4. Machen Sie kreisende Bewegungen mit Hand und Fußballen.

Wechseln Sie die Seite.

ZEHENYOGA

1 Setzen Sie sich bequem hin. Stellen Sie den rechten Fuß flach auf den Boden. Verteilen Sie den Druck gleichmäßig auf den Fußballen.

2 Heben Sie den großen Zeh (alle anderen Zehen bleiben auf dem Boden) und senken Sie ihn langsam gegen den Widerstand der Finger wieder ab.

3 Versuchen Sie nach ein paar Wiederholungen, den großen Zeh zu heben, ohne die anderen Zehen zu bewegen (sie bleiben auf dem Boden) und ohne mit der Hand nachzuhelfen. Fleißig üben!

Wechseln Sie die Seite.

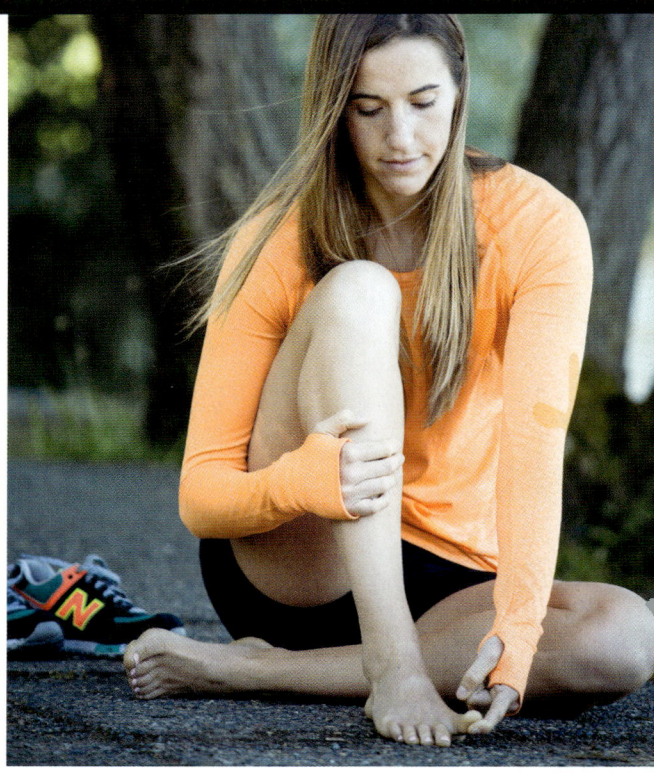

FERSENSITZ

Vorgebeugt

1 Kommen Sie in den Vierfüßlerstand, die Zehen aufgestellt. Greifen Sie zu den Füßen und ziehen Sie auch die kleinen Zehen mit nach vorne.

>> Legen Sie falls nötig ein gefaltetes Handtuch oder eine Decke unter die Knie.

2 Wandern Sie mit den Händen nach vorne, als wollten Sie den Boden wegschieben.

3 Drücken Sie den Po zu den Fersen und die Fersen nach hinten.

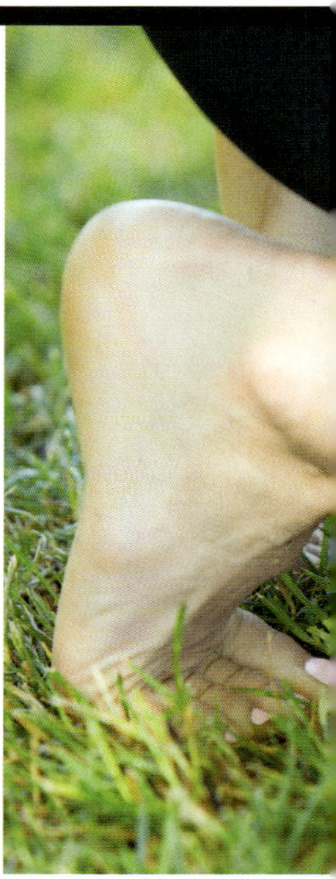

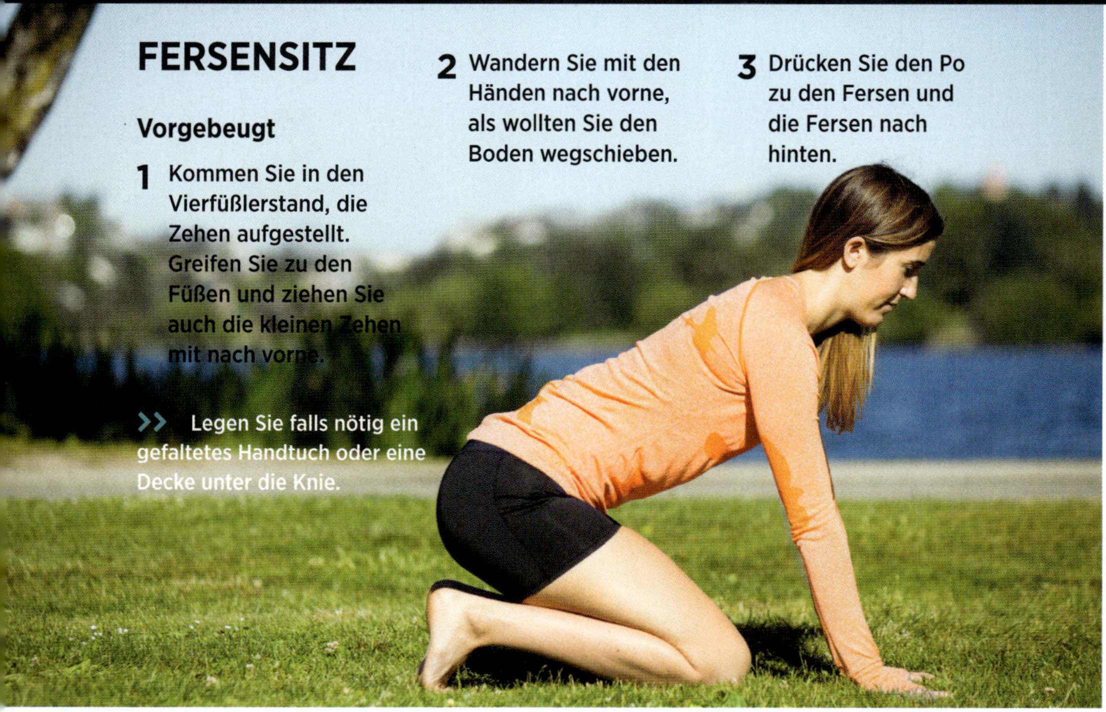

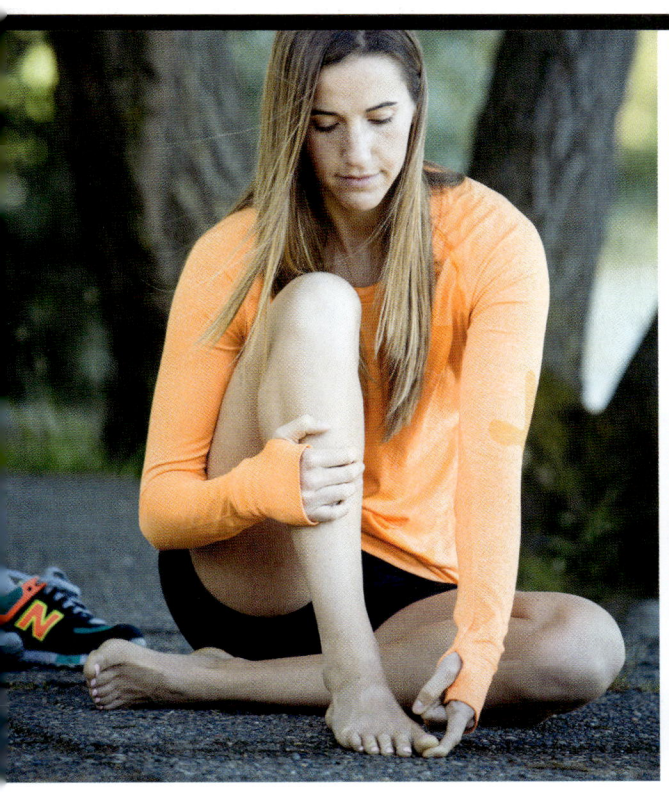
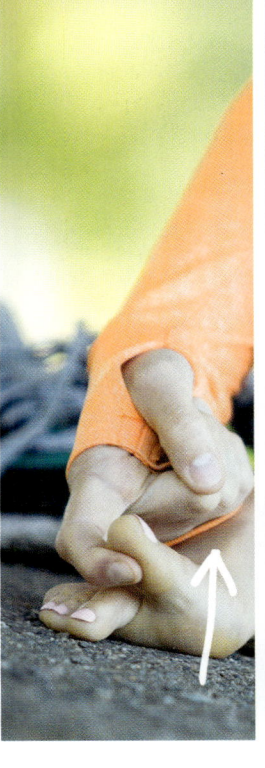
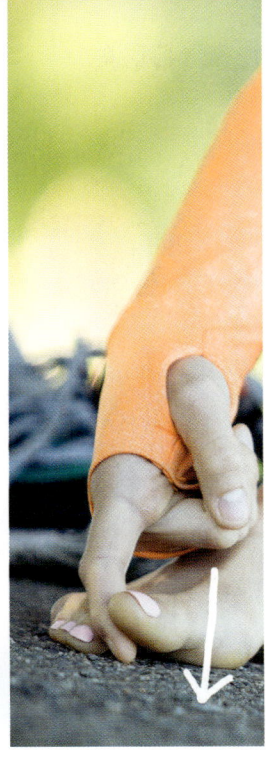

Aufrecht

1 Wandern Sie mit den Händen zu den Oberschenkeln, richten Sie den Rücken auf und verlagern Sie das Gewicht etwas nach hinten.

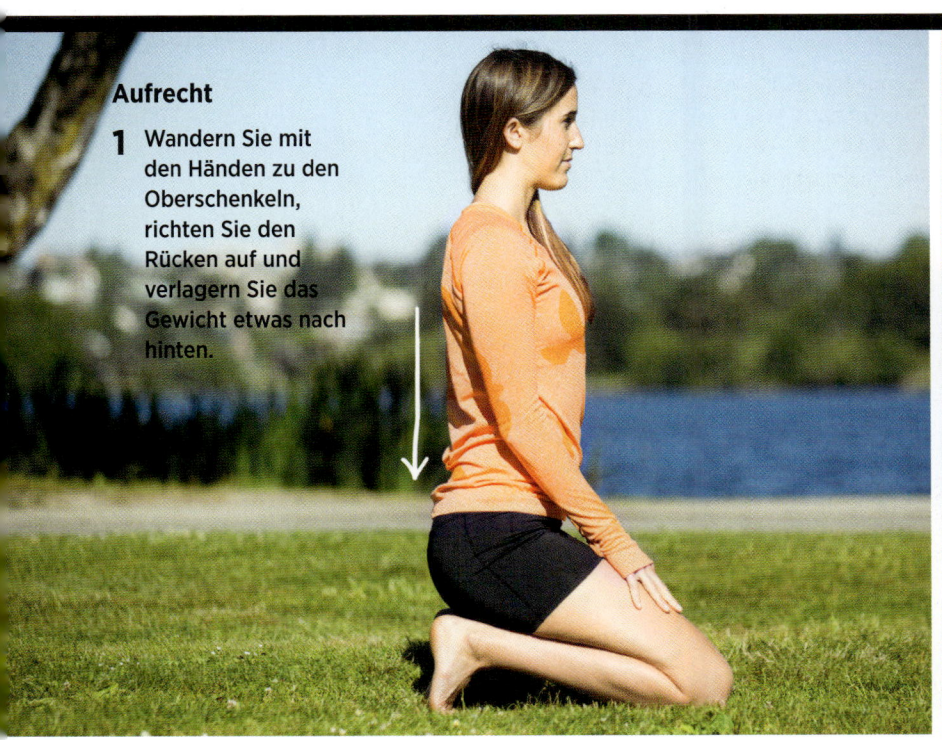
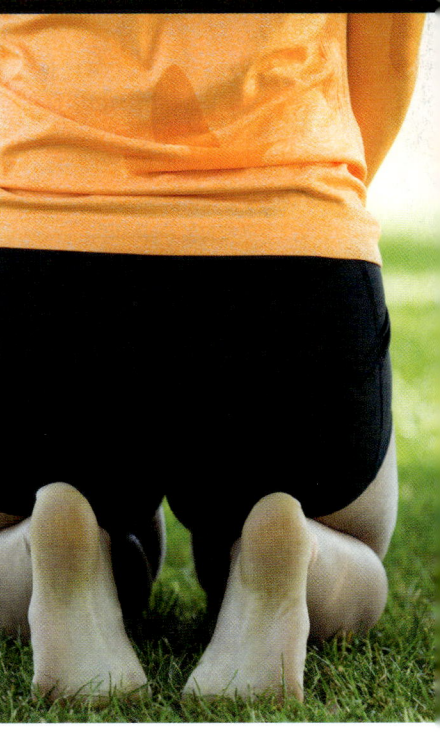

✔ DIE **WADENPUMPE**

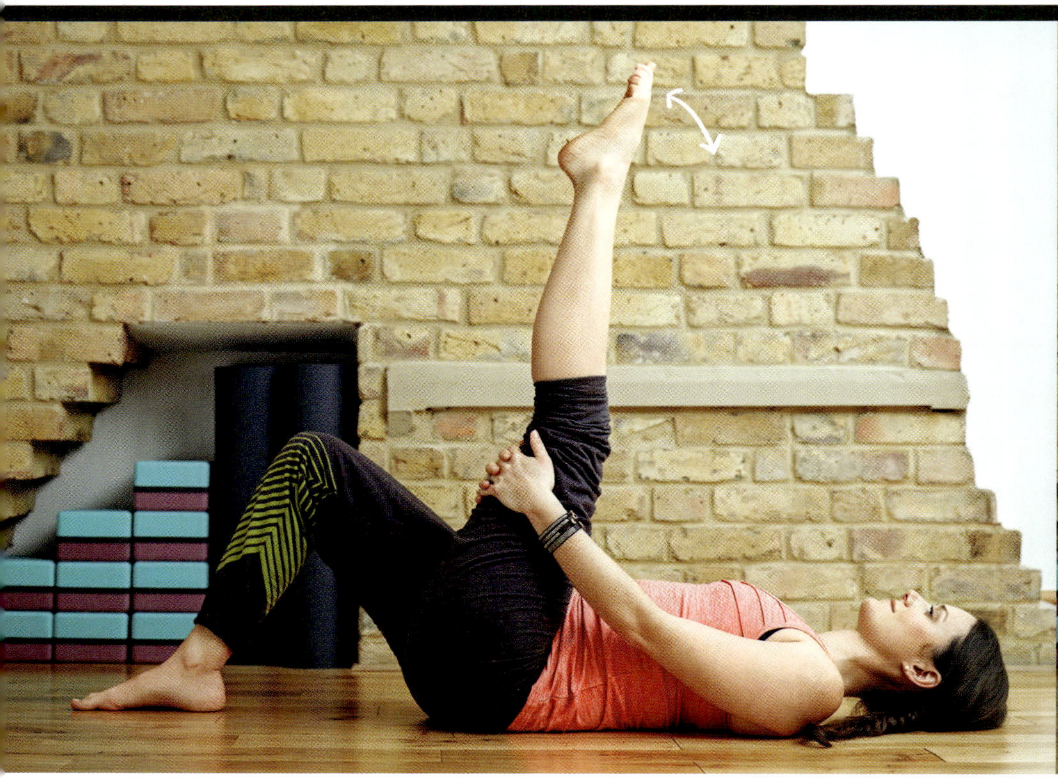

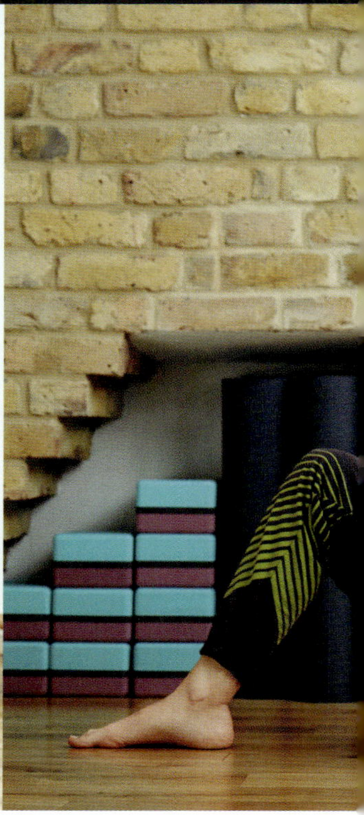

WADENPUMPE IN DER HOCKE

1 Kommen Sie in einen mehr als hüftbreiten Stand. Drehen Sie die Oberschenkel in den Hüftgelenken auswärts. Dabei rotieren die Beine von der Körpermitte weg (die Fersen zeigen nach innen, die Zehen nach außen).

2 Gehen Sie in eine tiefe Hocke. Legen Sie die Hände zwischen den Beinen auf den Boden.

3 Gehen Sie bei Kniebeschwerden nicht so tief und stützen Sie die Hände auf einen Block.

4 Heben Sie die Fersen so weit wie möglich an.

5 Senken Sie die Fersen wieder ab.

6 Fahren Sie auf diese Weise fort ...

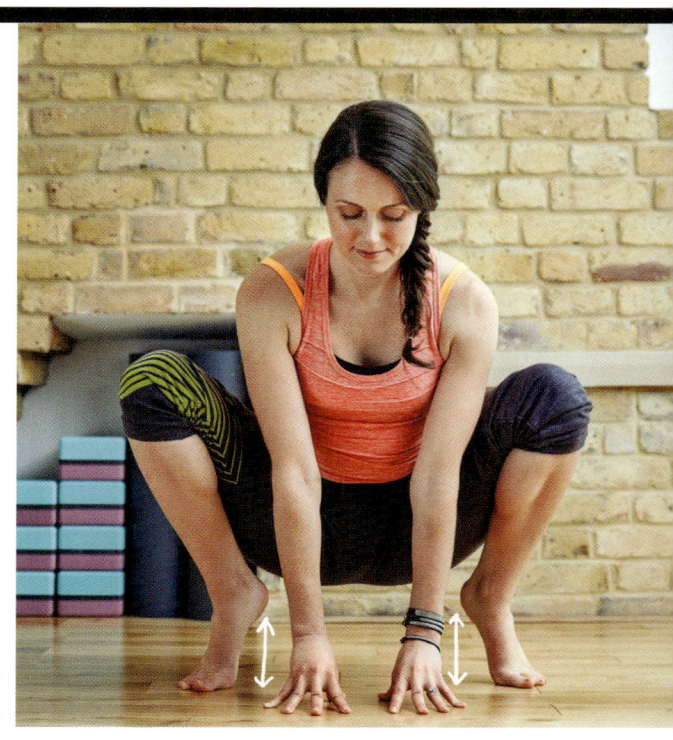

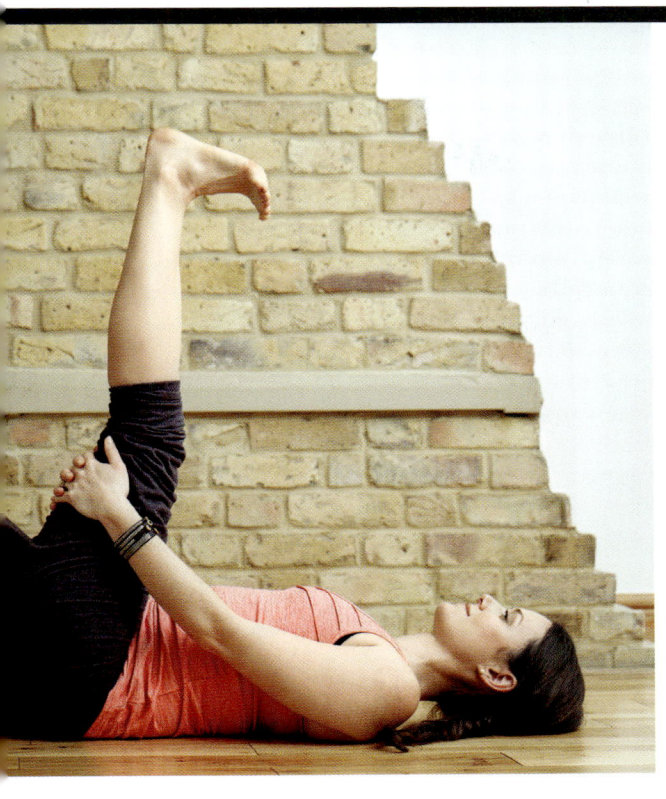

FUSS BEUGEN & STRECKEN

1 Kommen Sie in die Rückenlage.

2 Strecken Sie das linke Bein zur Decke, verschränken Sie die Finger hinter dem Oberschenkel und lassen Sie das Bein in den Händen ruhen.

3 Stellen Sie das rechte Bein auf, so bleibt die Wirbelsäule neutral.

4 Strecken Sie die Zehen des linken Fußes zur Decke.

5 Ziehen Sie die Zehen des linken Fußes zum Körper.

6 Fahren Sie auf diese Weise fort ...

Wechseln Sie die Seite.

➤➤ Beugen Sie das gestreckte Bein so weit wie nötig, damit die Arme gestreckt sowie Schultern und Kopf auf dem Boden bleiben.

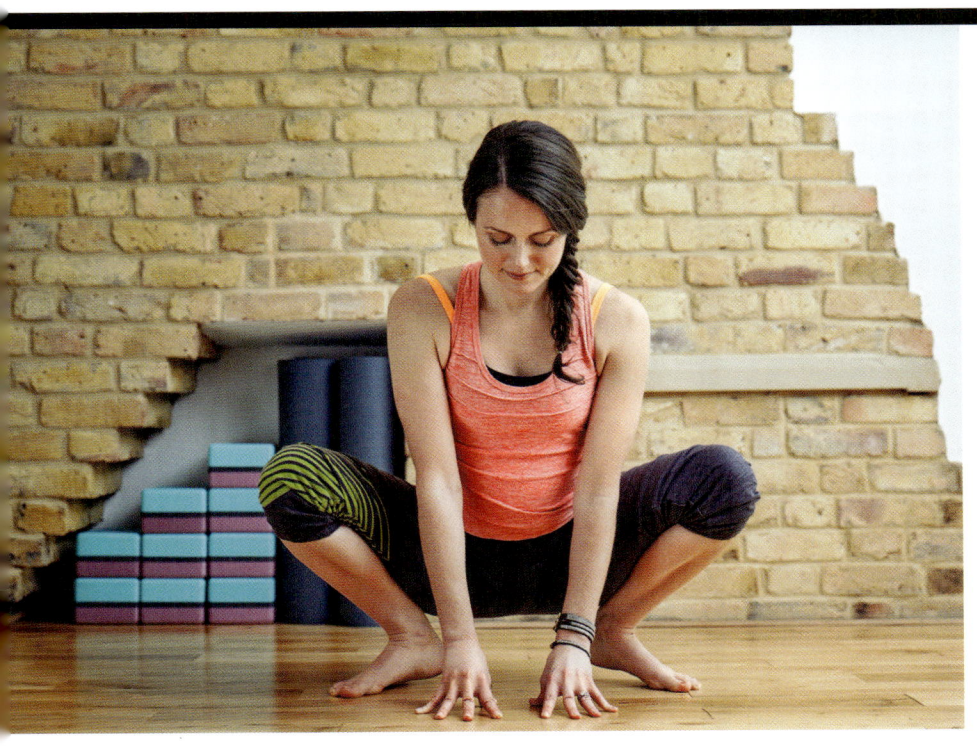

WADEN-PUMPE IM VIERFÜSSLER-STAND

Mit gestrecktem Bein

1 Schieben Sie das linke Bein aus dem Vierfüßlerstand nach hinten, die Zehen aufgestellt.

2 Verlagern Sie das Gewicht wie beim Wadenheben vor und zurück. Die Hüften bleiben parallel.

3 Halten Sie nach 10 Wiederholungen inne und schieben Sie die Ferse kräftig nach hinten.

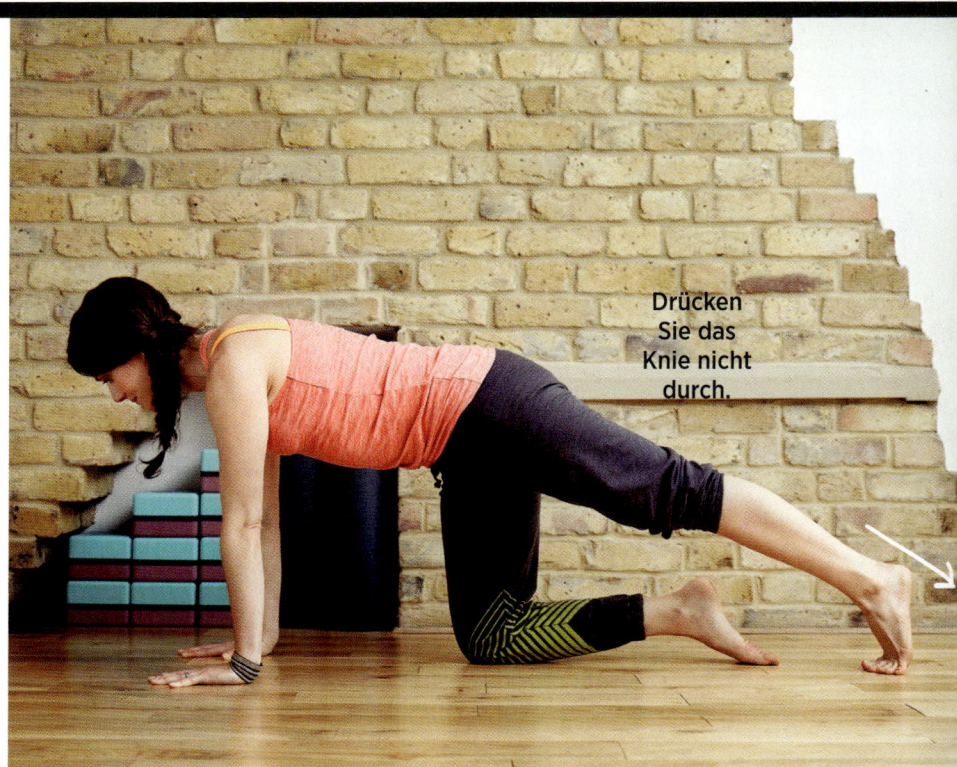

Drücken Sie das Knie nicht durch.

Mit angewinkeltem Bein

1 Drücken Sie die linke Ferse weiter nach hinten und beugen Sie das linke Bein.

2 Strecken Sie es, ohne das Knie durchzudrücken.

3 Fahren Sie auf diese Weise fort ...

Wechseln Sie die Seite.

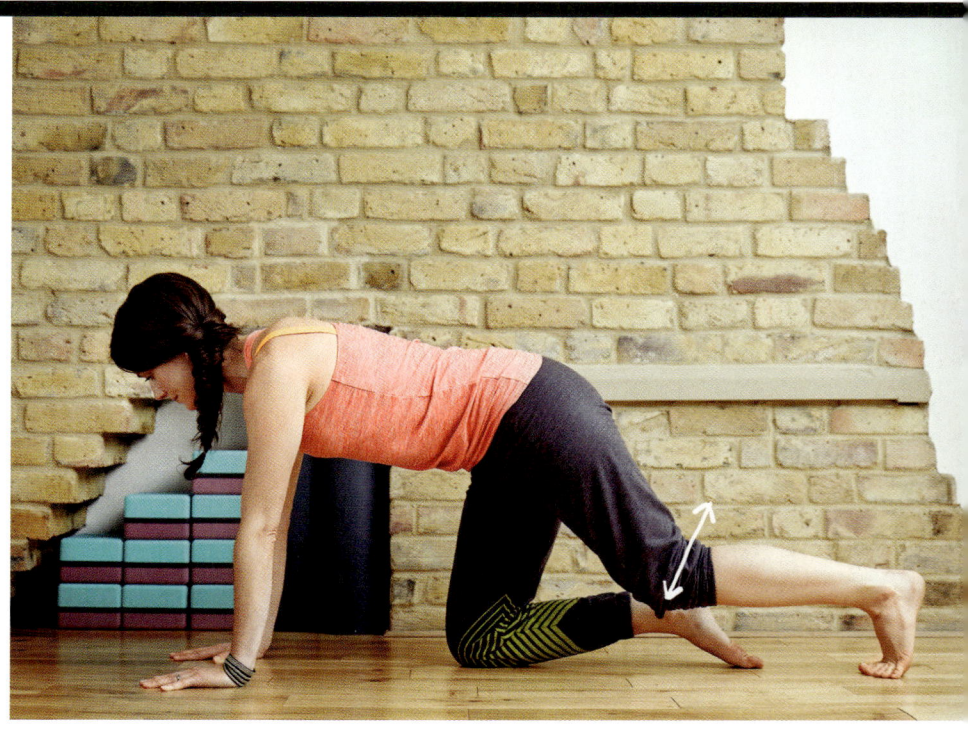

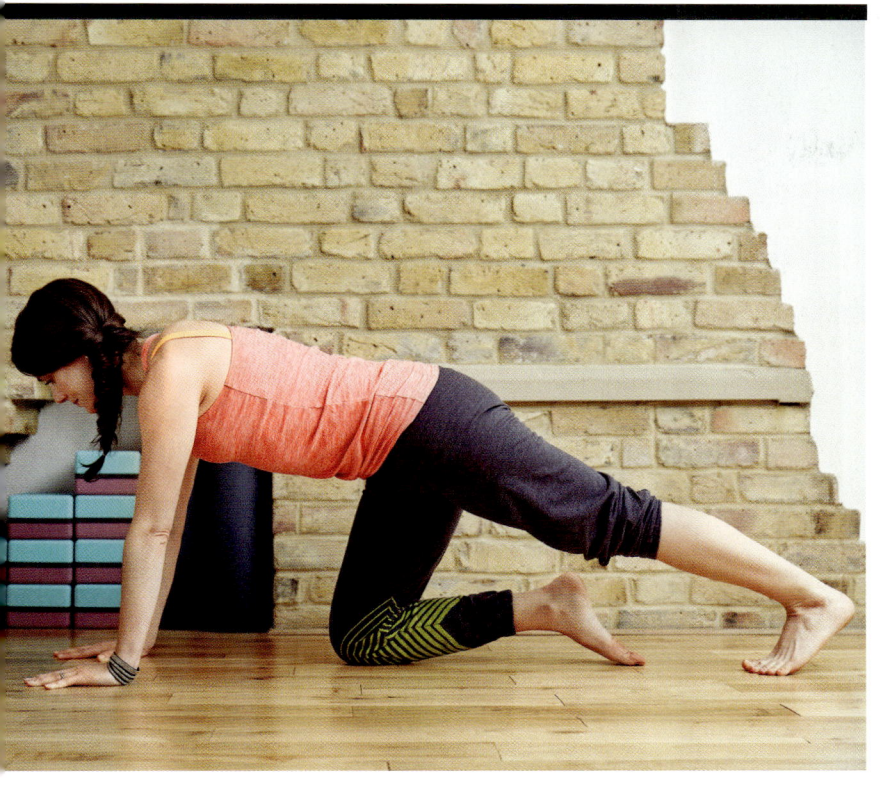

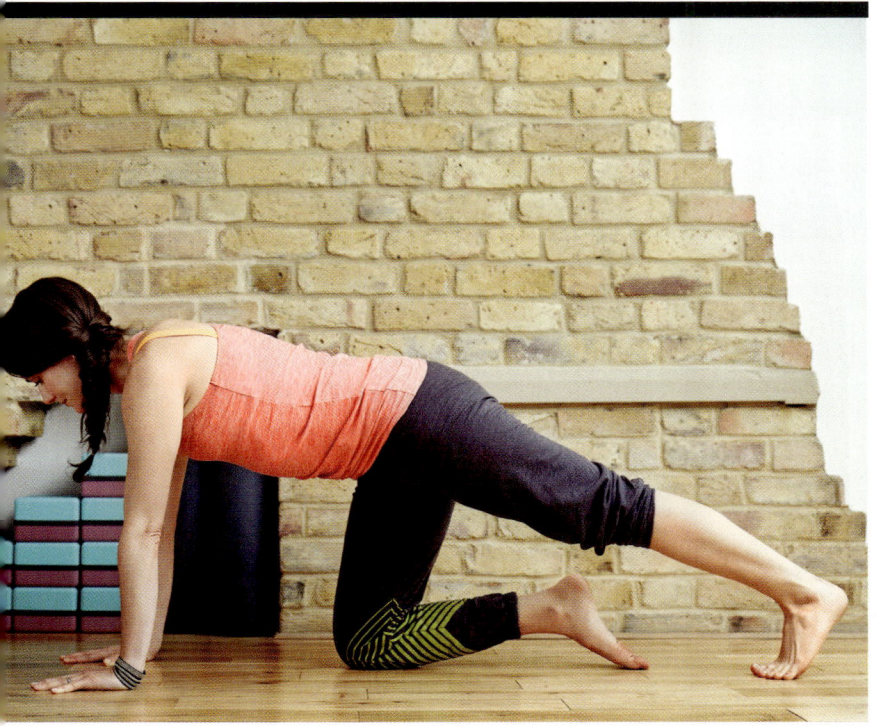

FAQ Warum dehnen wir die Wade mit gestrecktem und mit angewinkeltem Bein?

Ist Ihnen schon einmal aufgefallen, dass sich eine Wadendehnung mit angewinkelten Beinen anders anfühlt als mit gestreckten? Das liegt daran, dass die Wadenmuskulatur nicht nur aus den oberflächlichen Schollenmuskeln (Soleus) und zweiköpfigen Wadenmuskeln (Gastrocnemius) besteht, die bei gestreckten Beinen gedehnt werden.

Bei gebeugtem Bein entspannt sich die Oberflächenmuskulatur. Da der zweiköpfige Wadenmuskel oberhalb des Knies entspringt, wird er gleich ganz ausgeschaltet. So erreicht man die kleineren und tieferen Wadenmuskeln zum Beugen und Strecken der Fußspitze. Sie werden gerne ignoriert, verkleben in der Folge und machen dann Schwierigkeiten. Es mag nur ein feiner Unterschied sein, aber Pumpbewegungen bei angewinkeltem Bein verbessern die Durchblutung und den Tonus dieser Muskeln.

WADEN-HEBEN

1 Bringen Sie das Fundament ins Gleichgewicht (S. 61).

2 Heben Sie die Fersen.

3 Senken Sie die Fersen, bis sie knapp über dem Boden schweben.

4 Machen Sie einen Durchgang mit gestreckten (aber nicht durchgedrückten) Beinen und einen Durchgang mit angewinkelten Beinen.

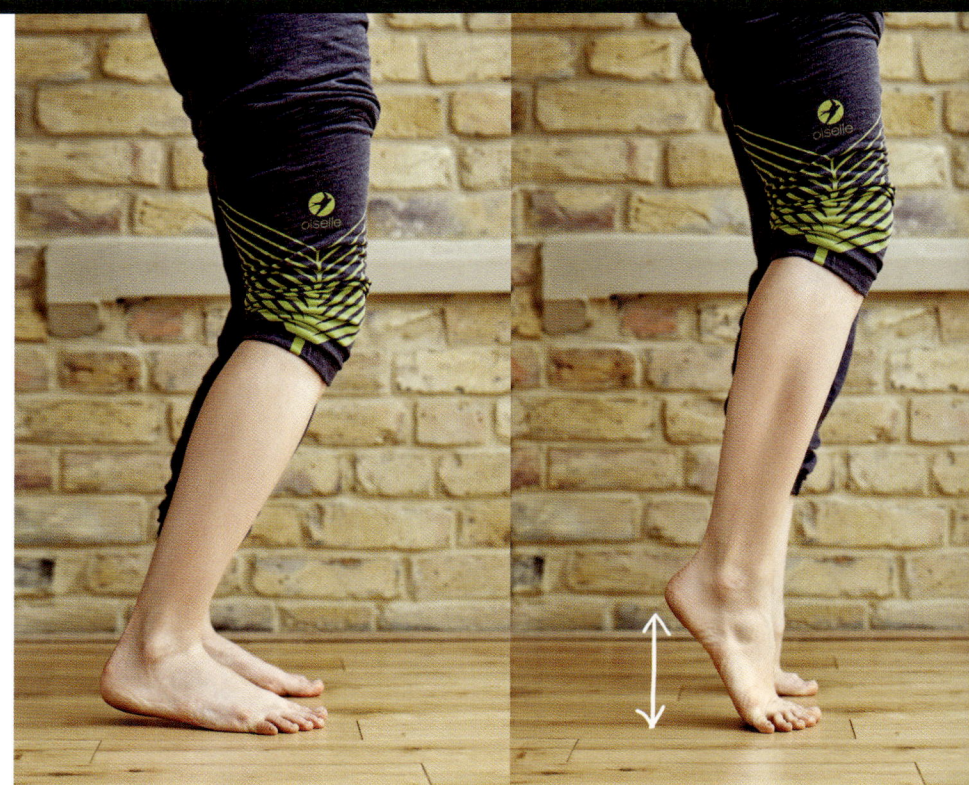

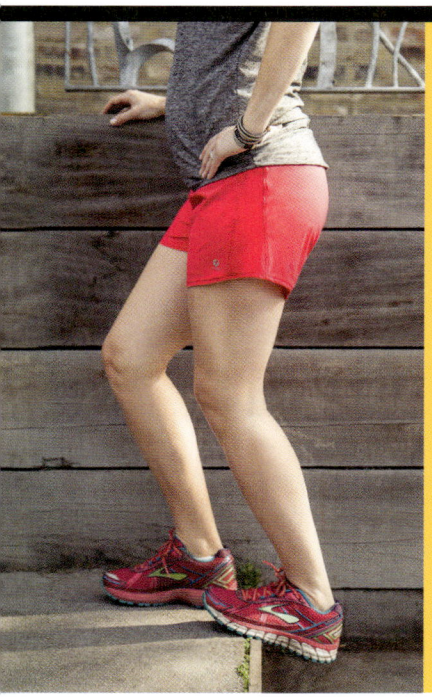

BONUSÜBUNG **Wadenheben an der Treppe**

Hier handelt es sich um die gleiche Übung wie oben, allerdings stehen Sie jetzt mit den Fußballen auf der Kante einer Stufe, um die Fersen noch weiter absenken zu können. Dies ist eine fantastische exzentrische Kräftigungsübung, das heißt der Muskel wird in der Belastung gedehnt. Sie kann Problemen mit den Waden und der Achillessehne vorbeugen.

ÜBUNGS
PLAN

! Wenn ich entspannt stehe, ver-
lagere ich das Gewicht meist auf:

✔ Obwohl ich ständig Schuhe trage, werde
ich meine Füße wachhalten, indem:

#reset

✔ Was werden Sie heute tun, um das Fundament ins Gleichgewicht zu bringen?

MACHEN SIE DIE WADENPUMPE

ACHTEN SIE AUF DIE KLEINEN DINGE

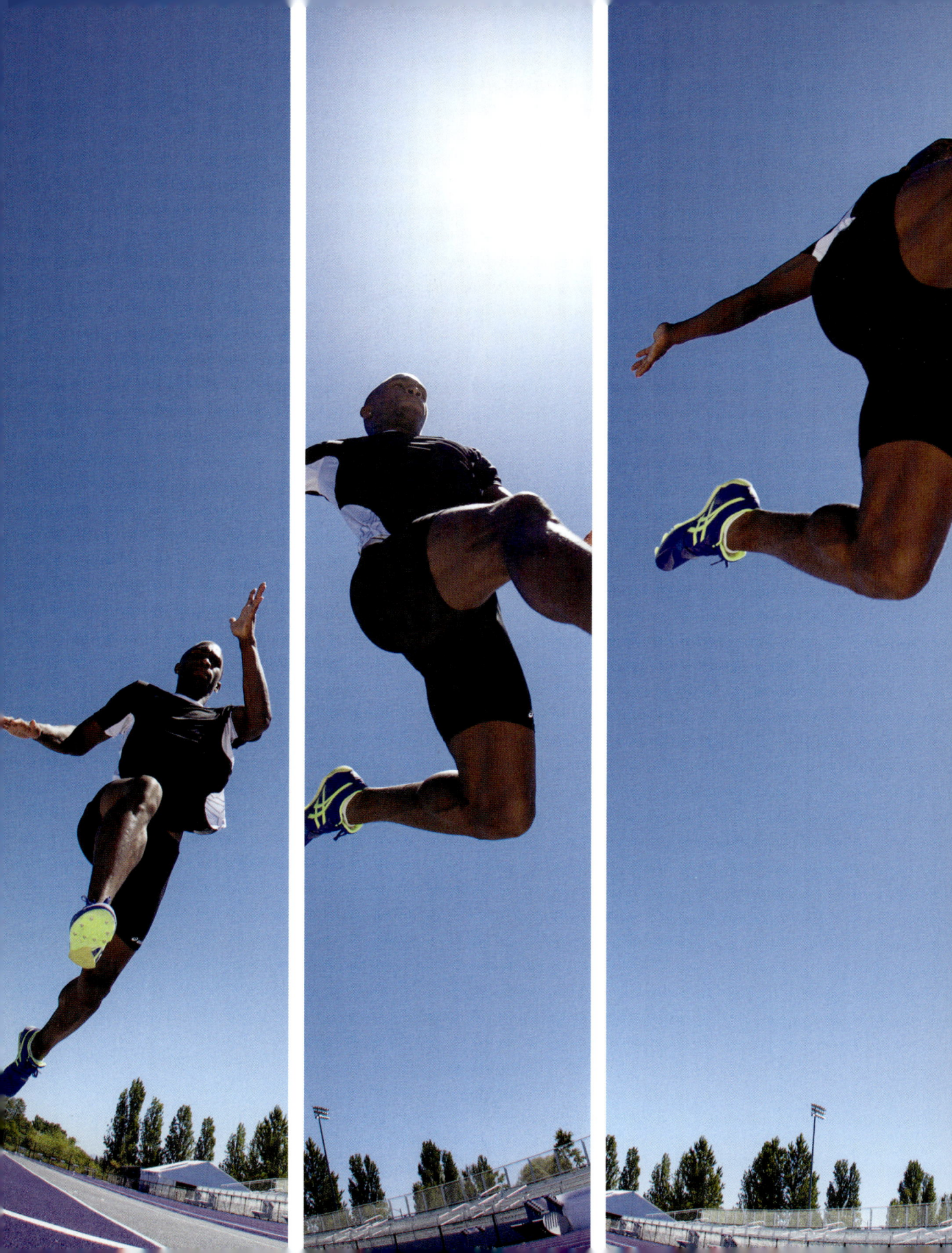

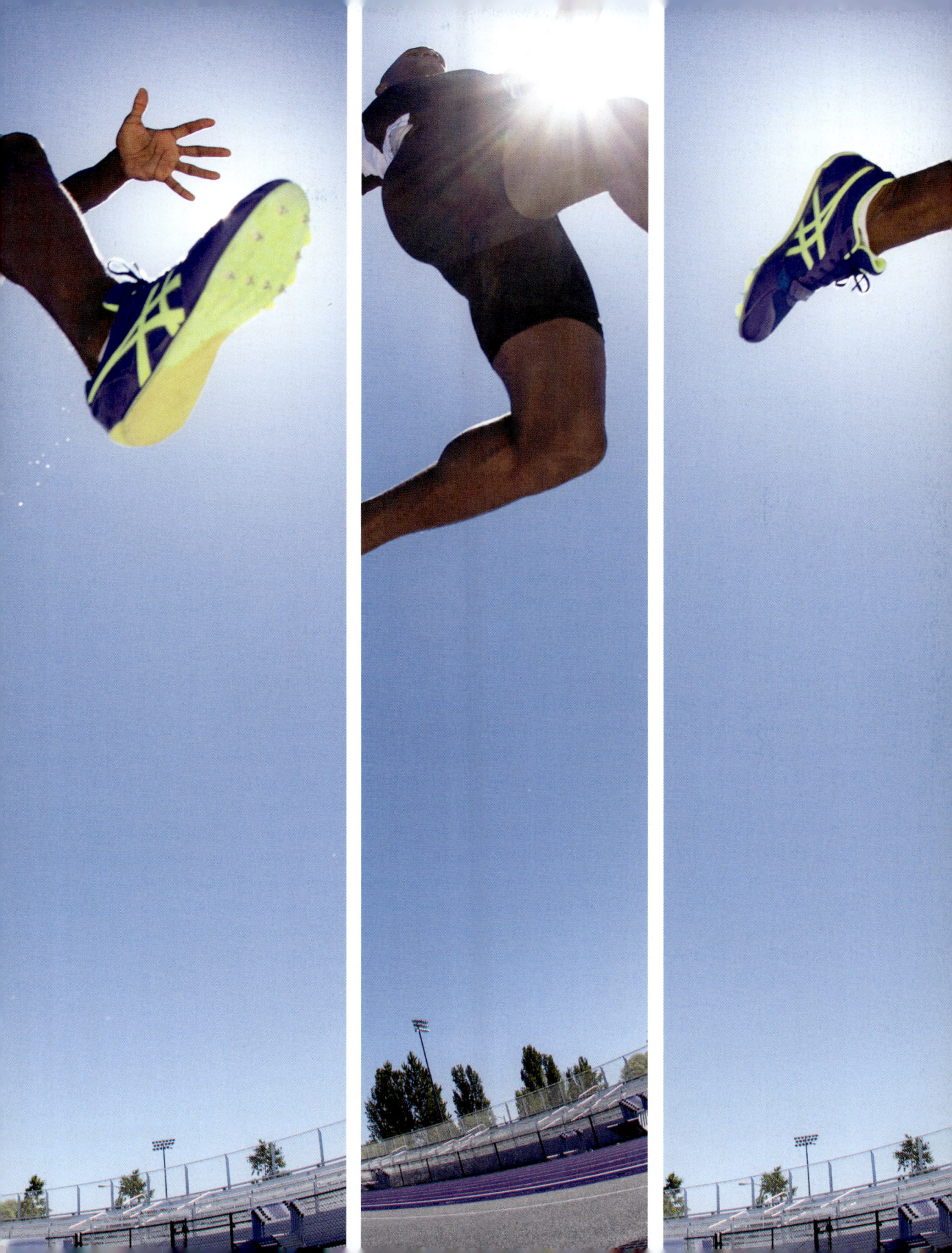

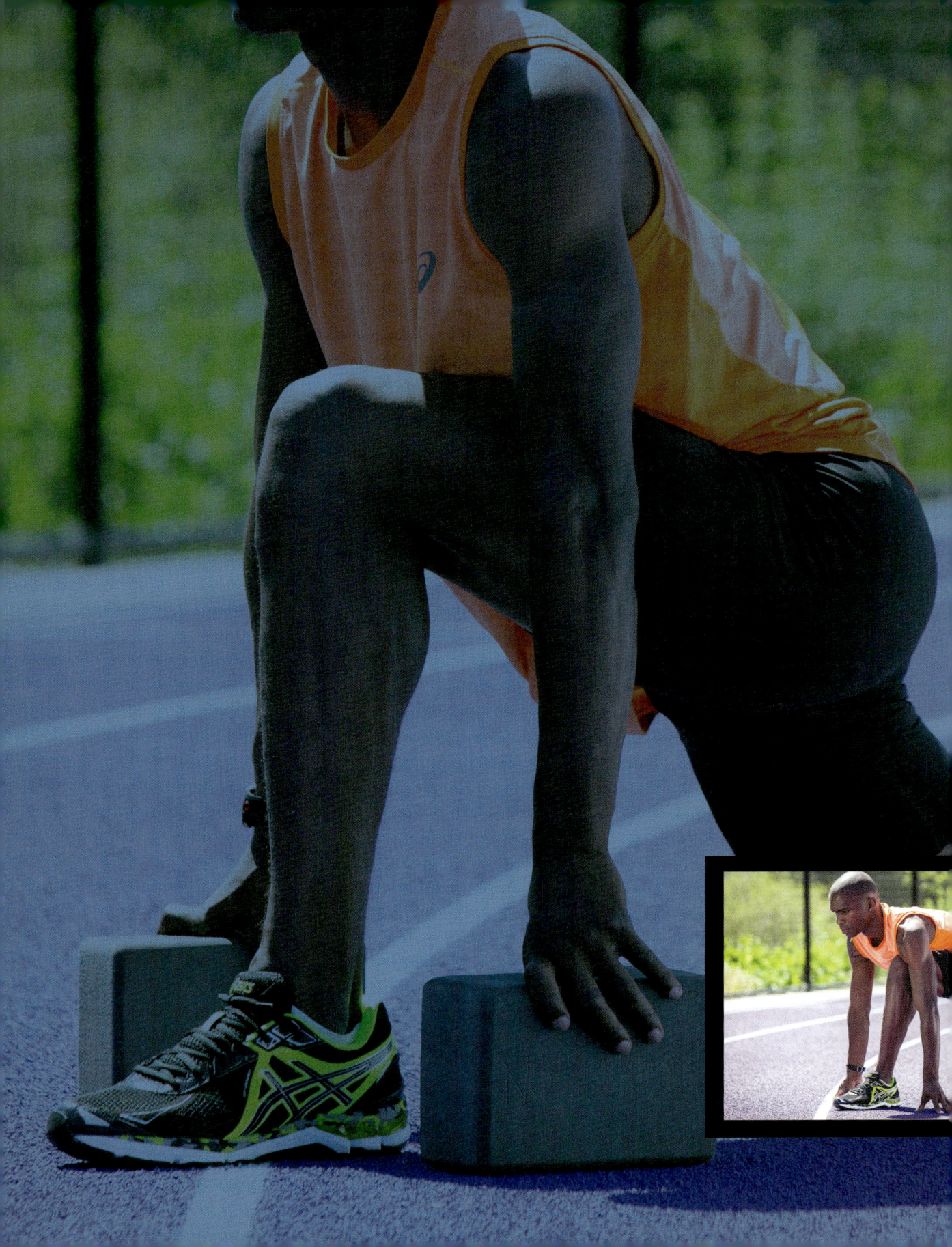

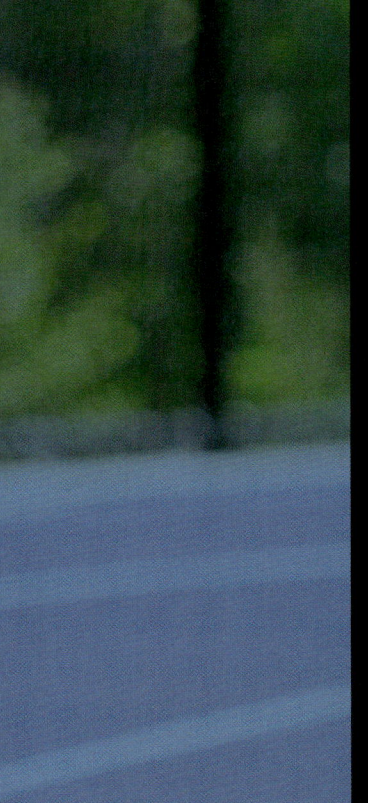

RETTUNG
FÜR DIE **KNIE**

Die Knie sind grundsätzlich instabil und deshalb besonders anfällig für Verschleiß. Sie werden von Muskeln bewegt, die allerdings keine große Stabilität verleihen. Das ist problematisch, da die Knie nur optimal funktionieren, wenn Beweglichkeit und Stabilität im Gleichgewicht sind. Letzten Endes hängt ihre Gesundheit wesentlich von einer guten Ausrichtung der Gelenke und einem ausgewogenen Verhältnis von Kraft und Beweglichkeit in den Hüften ab. Um diese Bedingungen zu erhalten, muss man einiges tun – aber die Mühe lohnt sich.

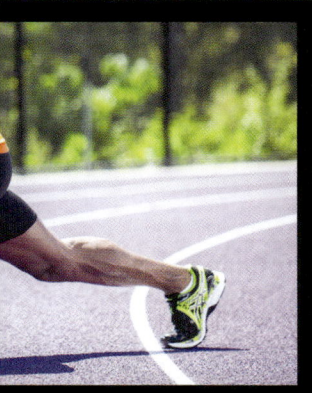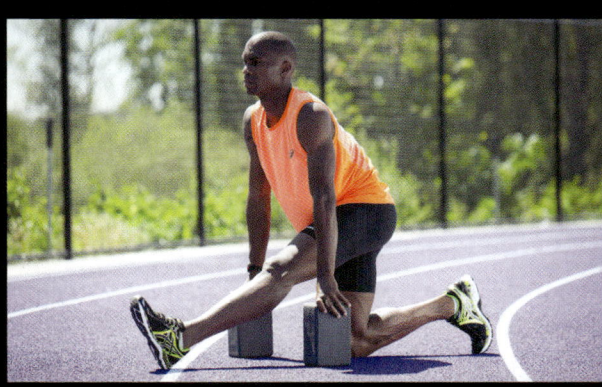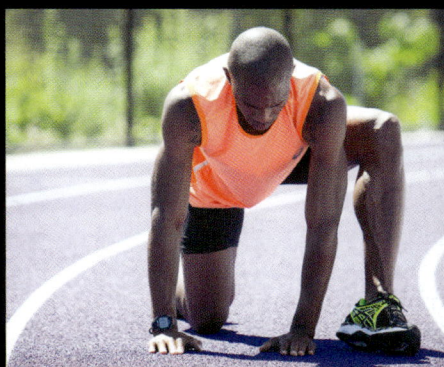

Instabile Knie sind verletzungsanfällig

Muskeln sollen Gelenke bewegen und stabilisieren. Bänder, Sehnen und andere Weichgewebe dienen der Festigung und Unterstützung. Da die Stabilität des Kniegelenks zu einem großen Teil von den Bändern abhängt, ist es besonders verletzungsanfällig. Brandgefährlich wird es, wenn man anfängt zu laufen, ohne auf die Ausrichtung der Gelenke zu achten. Befinden sich die Knie zum Beispiel nicht unmittelbar über den Fußgelenken, sind sie nicht optimal ausgerichtet und damit weniger stabil. Das Verletzungsrisiko steigt. Das geschieht auch, wenn die Knie ständig durchgedrückt werden – dann sind die Gelenke instabil und werden mit der Zeit immer instabiler (und verletzungsanfälliger).

✔ DIE LÖSUNG
DEN SCHRITT **AUSRICHTEN**

Zum Glück ist der Ausfallschritt ein Grundelement im Sport wie im Leben. Im Prinzip entspricht er der Bewegung beim Gehen und Laufen – und wer ihn meistert, besitzt den Schlüssel zur Vorbeugung von Verletzungen. Mit Variationen dieses Klassikers können Sie die optimale Ausrichtung finden, Ihre Gelenke stabilisieren und die umliegenden Muskeln geschmeidiger machen, damit sie die Knie nicht aus der goldenen Mitte zerren.

✔ DIE LÖSUNG
DIE **PO-BLOCKADE** LOCKERN

Bewegen Sie sich mit der Kraft und Stabilität der Hüften. Dazu müssen Sie einen gesunden Bewegungsumfang bewahren, der auch Knieverletzungen vermeiden hilft. Das geht nicht von heute auf morgen. Es dauert länger, die Hüften zu öffnen, und ist der volle Bewegungsumfang erreicht, gilt: Wer rastet, der rostet. Sie müssen unabhängig von Sportart oder Zielsetzung konsequent am Ball bleiben. Übungen und Inspiration bietet der Abschnitt »Die Po-Blockade lockern« (S. 123).

! DAS PROBLEM

Steife Hüften belasten die Knie

Ein zu geringer Bewegungsumfang der Hüften überlastet die Knie: Wenn sich der Oberschenkelknochen nicht ungehindert im Hüftgelenk bewegen kann, ist das Knie die nächste Station auf dem Weg des geringsten Widerstands. Anders ausgedrückt: Die gewünschte Bewegung überfordert das Knie und zwingt das Gelenk zu Bewegungen, für die es nicht gemacht ist, um die eingeschränkte Hüftfunktion zu kompensieren. Autsch!

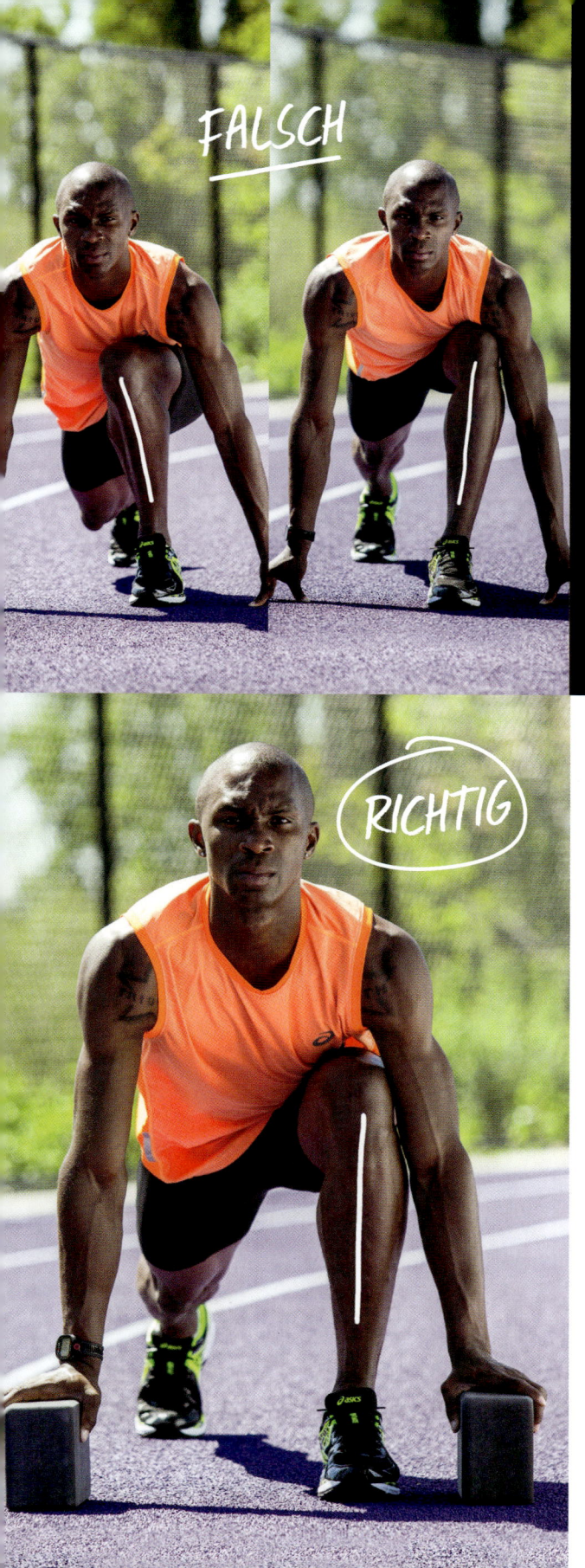

FALSCH

RICHTIG

WAS MACHT DIE FORM?

Dieser Test verschafft Klarheit über die Biomechanik. Denn was beim Ausfallschritt passiert, passiert höchstwahrscheinlich auch beim Gehen und Laufen.

> Setzen Sie ein Bein weit nach hinten in den Ausfallschritt. Sobald Sie einigermaßen stabil stehen, prüfen Sie Ihre Ausrichtung. Achten Sie vor allem auf Hüfte, Knie, Fußgelenk und Fuß:
>
> Knickt das Knie nach innen?
> Fällt es nach außen?
> Ist es über dem Fußgelenk?
> Bricht das innere Längsgewölbe des Fußes ein?

✔ DIE KORREKTUR

Die folgenden Ausrichtungsmerkmale garantieren für eine gute Form bei Ausfallschrittvariationen – auf der Yogamatte, im Kraftraum oder beim Drill auf der Tartanbahn.

> Stützen Sie die Hände auf Blöcke, wenn Sie nicht mühelos zum Boden kommen.

> Drücken Sie den vorderen Fuß gleichmäßig in den Boden. Krallen Sie sich nicht mit den Zehen ein.

> Achten Sie darauf, dass das Knie genau über dem Fußgelenk steht und weder nach links noch nach rechts knickt.

> Falls es nicht direkt klappt, den Fuß unters Knie bringen, fassen Sie den Knöchel und versetzen den Fuß mit den Händen.

> Ziehen Sie die Knie sanft zueinander, ohne sich zu bewegen. Achten Sie auf eine saubere Haltung: Bleiben Sie stabil und lassen Sie die Hüften nicht durchhängen.

RESET
ZUR RETTUNG DER KNIE

ÜBUNGSPROGRAMME
✔ **Den Schritt ausrichten** (S. 79)
✔ **Die Po-Blockade lockern** (S. 123)

ÜBUNGSZIELE
➤ Die Beweglichkeit der Hüfte und der hinteren Oberschenkelmuskulatur verbessern
➤ Die Stabilität von Knie, Hüfte und Fußgelenk erhöhen
➤ Bewusstsein für die korrekte Ausrichtung entwickeln
➤ Der Überlastung der Knie und kompensationsbedingten Verletzungen vorbeugen

WANN?	Vor dem Training / Als Crosstraining (Den Schritt ausrichten) Nach dem Training / Zur Regeneration (Die Po-Blockade lockern)
WIE LANGE?	5–8 Atemzüge bei statischen oder 10+ Wiederholungen / mehrere Sätze bei dynamischen Übungen
WOMIT	Gefaltetes Handtuch oder Decken Yogablöcke oder Wasserflaschen
WARN-SIGNALE	Falsche Ausrichtung des Fußes Abweichungen des Knies Kompensationsbewegungen der Wirbelsäule Knieverletzungen

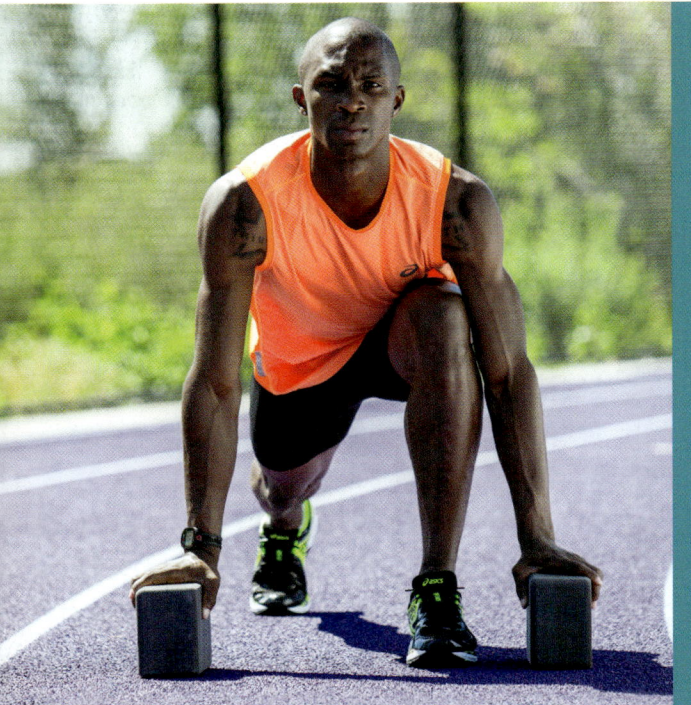

ÜBUNGSTECHNIK
Den Boden anheben

Ziel der Übung ist es nicht, den Boden zu erreichen. Dort tut sich nichts Interessantes! Es bringt nichts, die Hände mühevoll zum Boden zu recken, denn Ihr Körper macht die verrücktesten Kompensationsbewegungen, wenn Sie das erzwingen wollen. Wenn Sie nicht mühelos nach unten kommen, holen Sie den Boden mit Yogablöcken, Wasserflaschen oder anderen Hilfsmitteln weiter nach oben.

EIN HOCH AUF ALLE ≫BLOCKER≪!

DEN SCHRITT AUSRICHTEN

Machen Sie die Übungsfolge zuerst mit dem einen Bein. Halten Sie inne, spüren Sie den Unterschied und wiederholen Sie sie mit dem anderen Bein.

AUSFALL-SCHRITT

1 Machen Sie mit dem rechten Bein einen großen Schritt zurück und senken Sie das Knie zum Boden. Legen Sie eventuell etwas unter.

2 Stützen Sie die Hände rechts und links vom linken Fuß auf. Verwenden Sie Hilfsmittel, falls nötig.

3 Heben Sie das rechte Knie, schieben Sie es noch ein paar Zentimeter zurück und senken Sie es wieder.

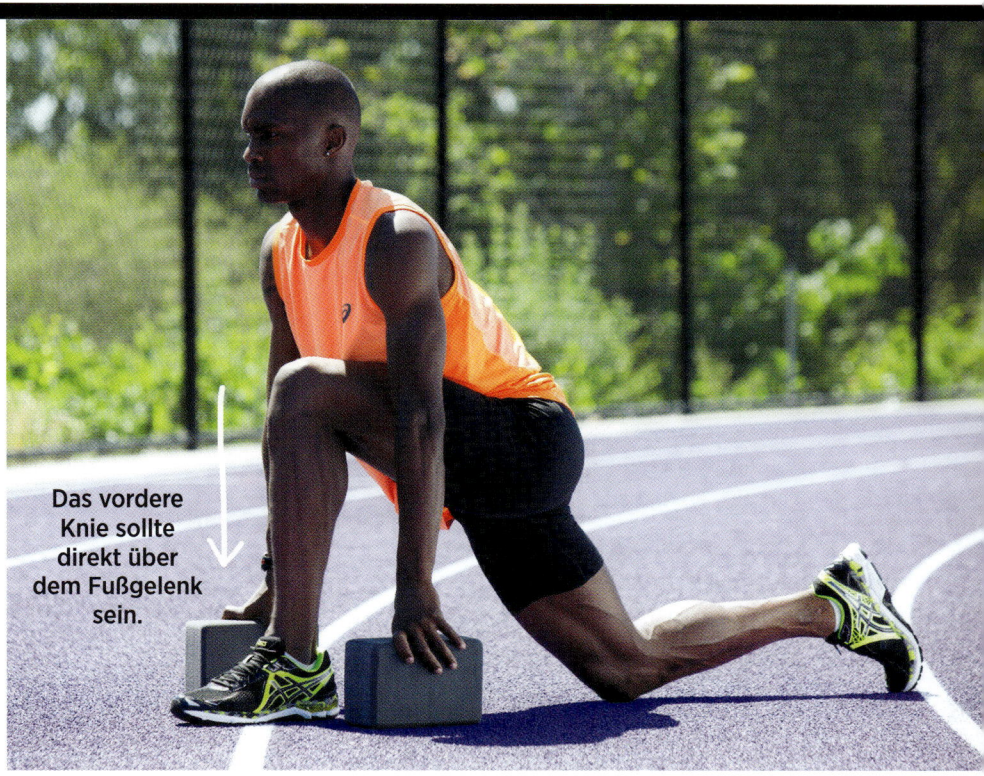

Das vordere Knie sollte direkt über dem Fußgelenk sein.

SPRINTER

1 Machen Sie mit dem rechten Bein einen großen Schritt nach hinten, Hände rechts und links vom linken Fuß.

2 Das rechte Knie bleibt in der Luft. Spannen Sie die Muskeln an, um das Bein zu strecken und zu aktivieren.

3 Die Wirbelsäule bleibt neutral und neigt sich nicht zur Seite. Der Taillenabstand sollte sich links nicht verringern.

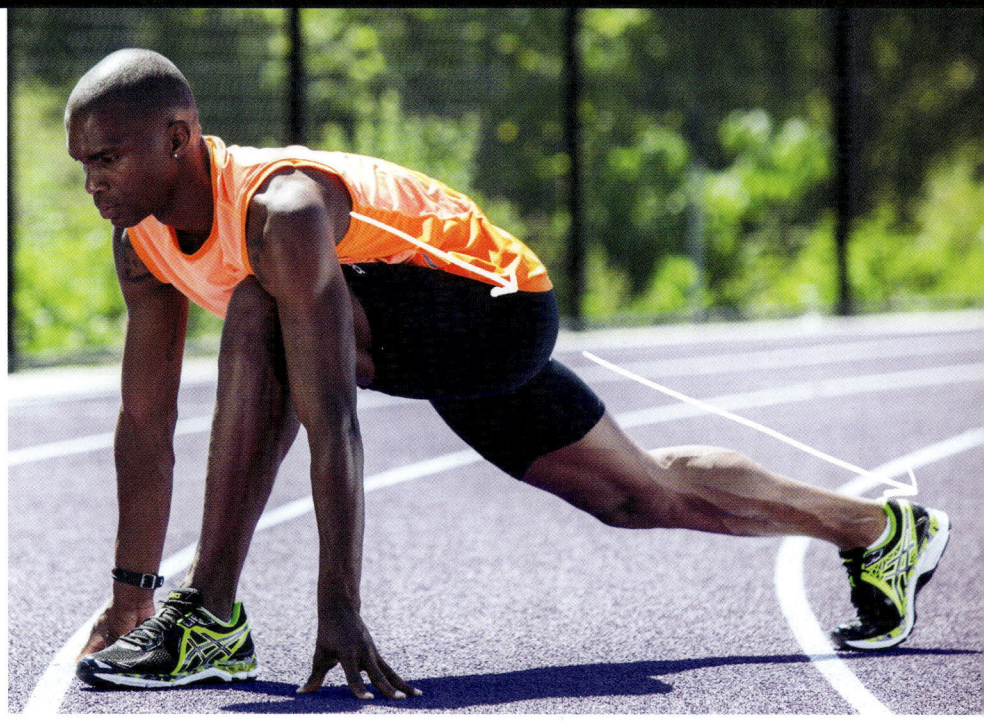

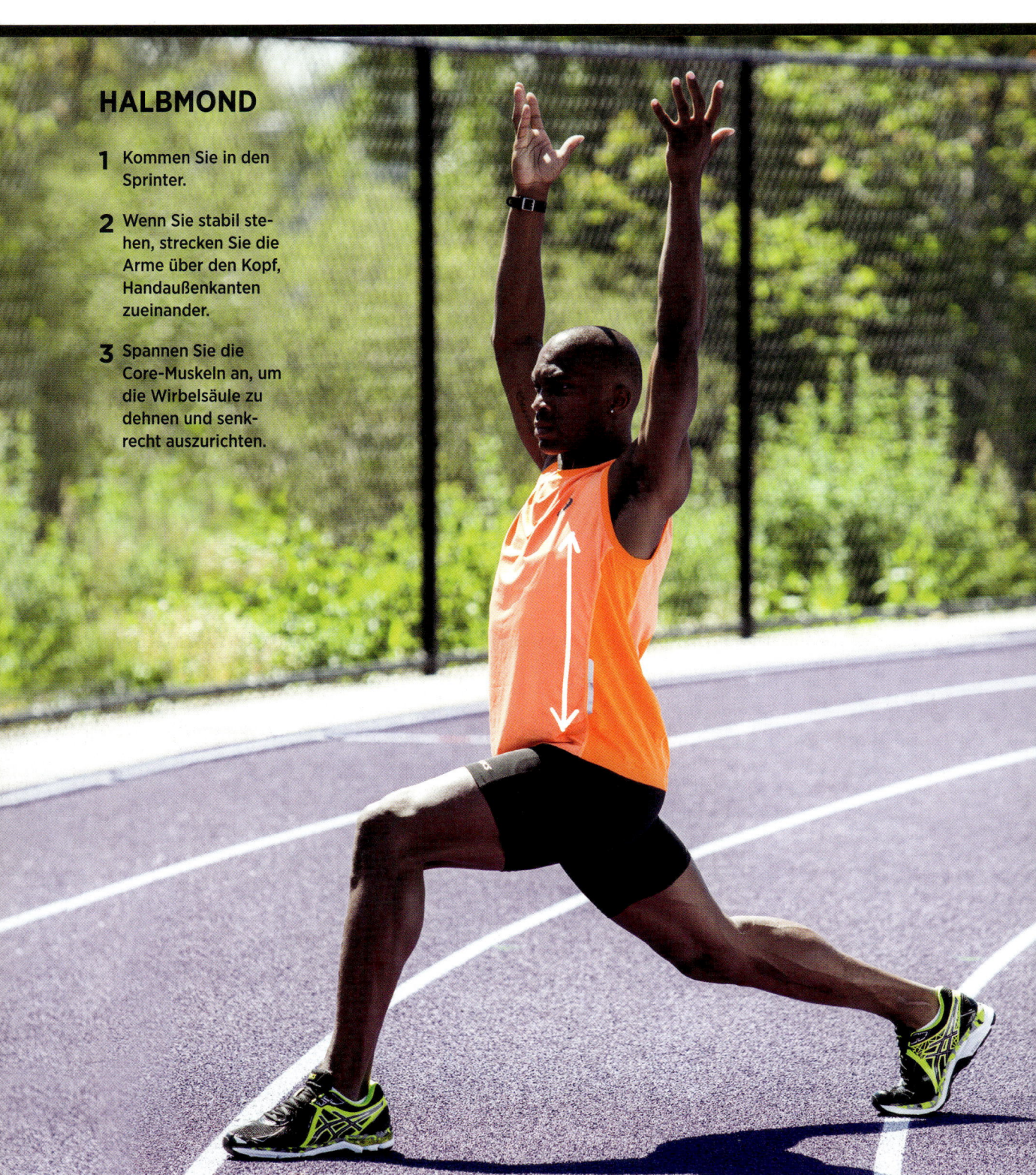

HALBMOND

1 Kommen Sie in den Sprinter.

2 Wenn Sie stabil stehen, strecken Sie die Arme über den Kopf, Handaußenkanten zueinander.

3 Spannen Sie die Core-Muskeln an, um die Wirbelsäule zu dehnen und senkrecht auszurichten.

HALBER SPAGAT

1 Kommen Sie in den Ausfallschritt. Strecken Sie das linke Bein, ohne es durchzudrücken, und wandern Sie mit den Händen so weit nach hinten wie nötig.

2 Ziehen Sie die linken Zehen zum Körper.

3 Drücken Sie die linke Ferse in den Boden. Drücken Sie die linke Hüfte von der Schulter weg nach hinten, als wollten Sie die fixierte Ferse zum Körper ziehen.

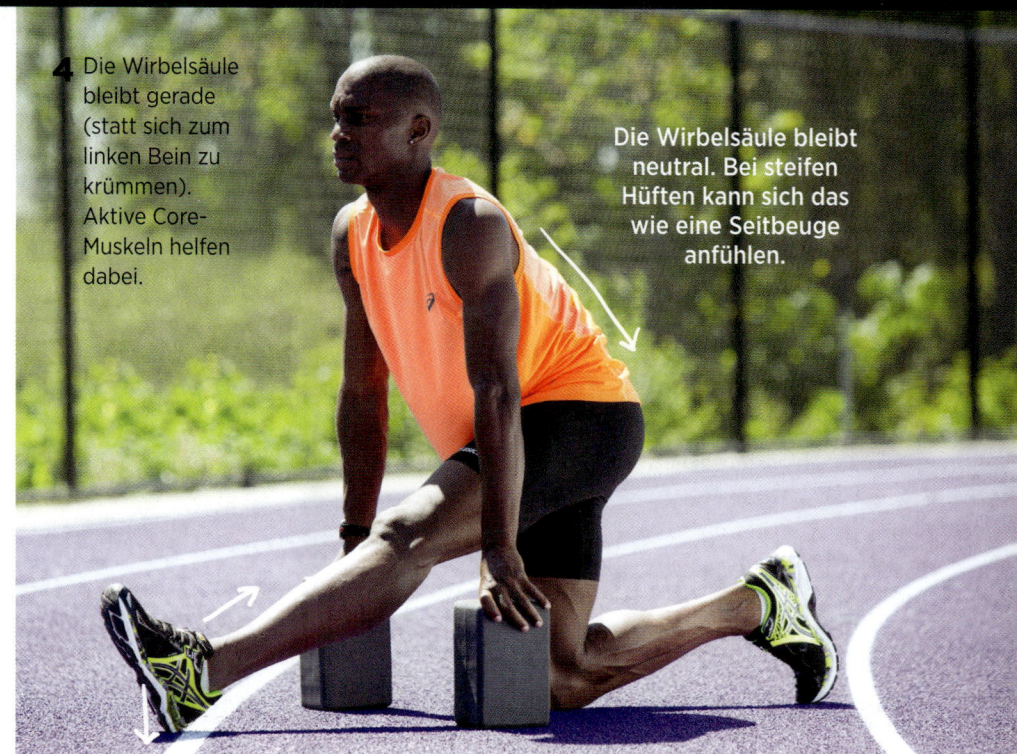

4 Die Wirbelsäule bleibt gerade (statt sich zum linken Bein zu krümmen). Aktive Core-Muskeln helfen dabei.

Die Wirbelsäule bleibt neutral. Bei steifen Hüften kann sich das wie eine Seitbeuge anfühlen.

OBER-SCHENKEL-ROTATION

1 Kommen Sie in den Halben Spagat und drehen Sie den linken Oberschenkel auswärts.

2 Drehen Sie ihn wieder einwärts.

3 Fahren Sie auf diese Weise fort: Spüren Sie den natürlichen Bewegungsumfang der Hüfte und drehen Sie dann in die Gegenrichtung.

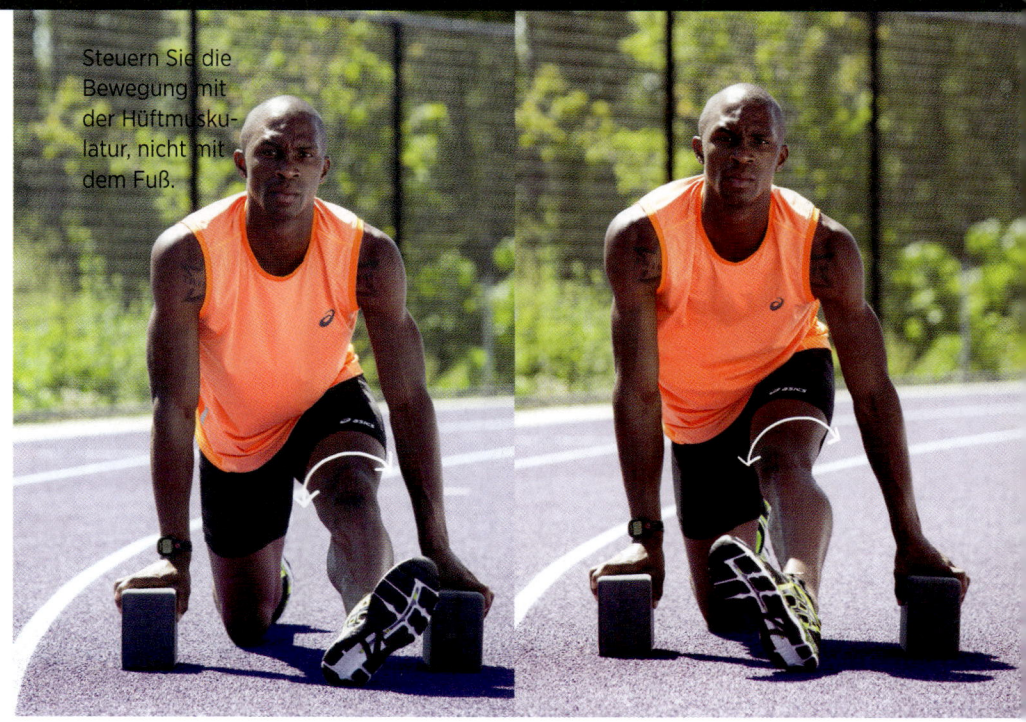

Steuern Sie die Bewegung mit der Hüftmuskulatur, nicht mit dem Fuß.

AUSFALL-SCHRITT DYNAMISCH

1 Kommen Sie in den Ausfallschritt. Strecken Sie nun das linke Bein (Halber Spagat). Die Zehen sind zum Körper gezogen, die Wirbelsäule ist lang.

2 Beugen und strecken Sie das Bein. Dabei schieben sich die Hüften vor und zurück.

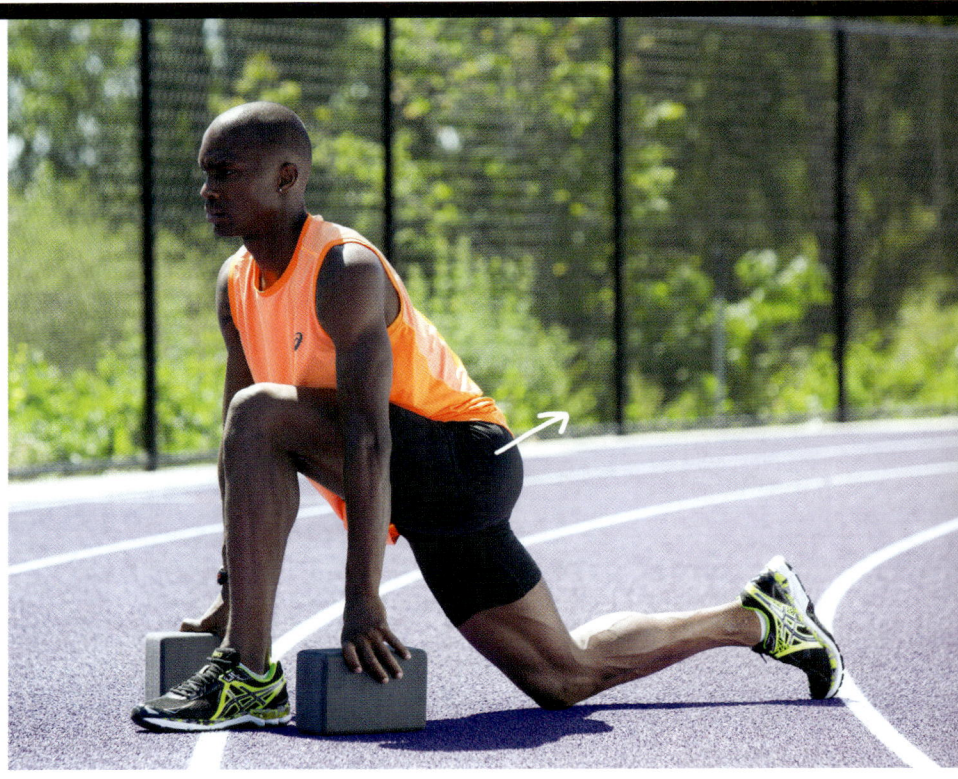

EIDECHSE

1 Kommen Sie in den Ausfallschritt. Versetzen Sie den linken Fuß etwas von der Körpermitte nach außen. Drehen Sie den Oberschenkel auswärts.

2 Legen Sie die Hände unter der Brust auf den Boden.

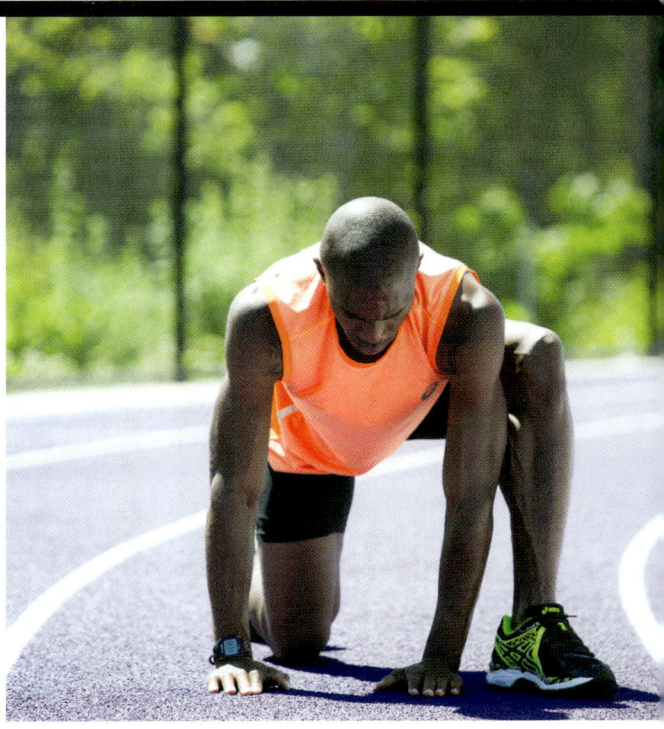

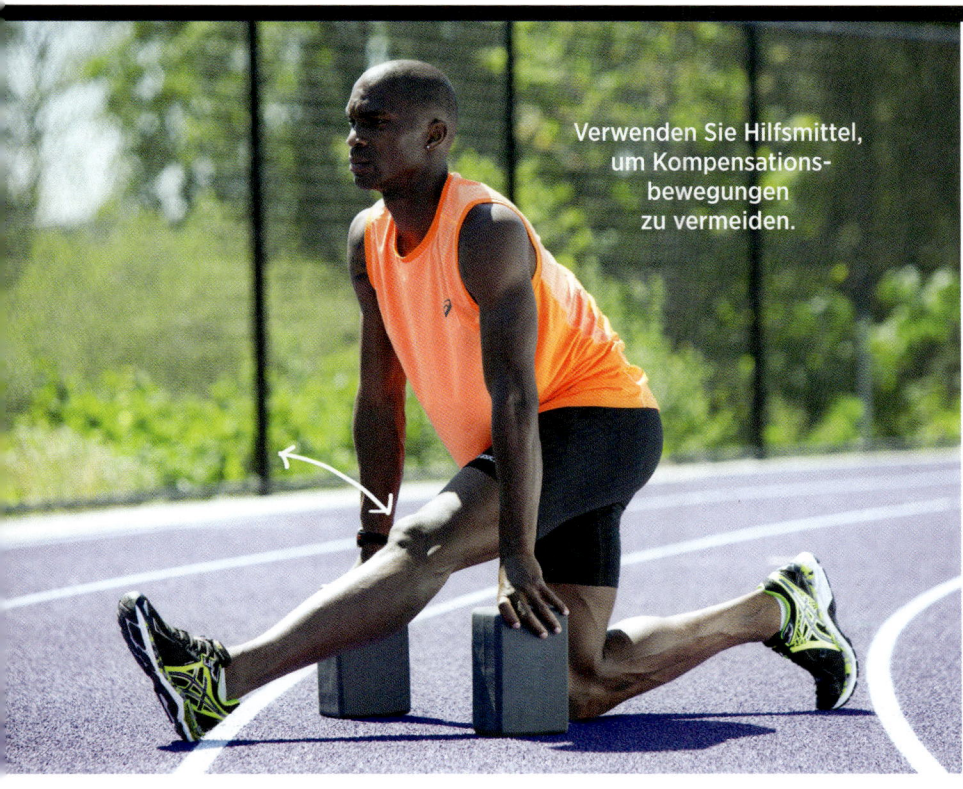

Verwenden Sie Hilfsmittel, um Kompensations- bewegungen zu vermeiden.

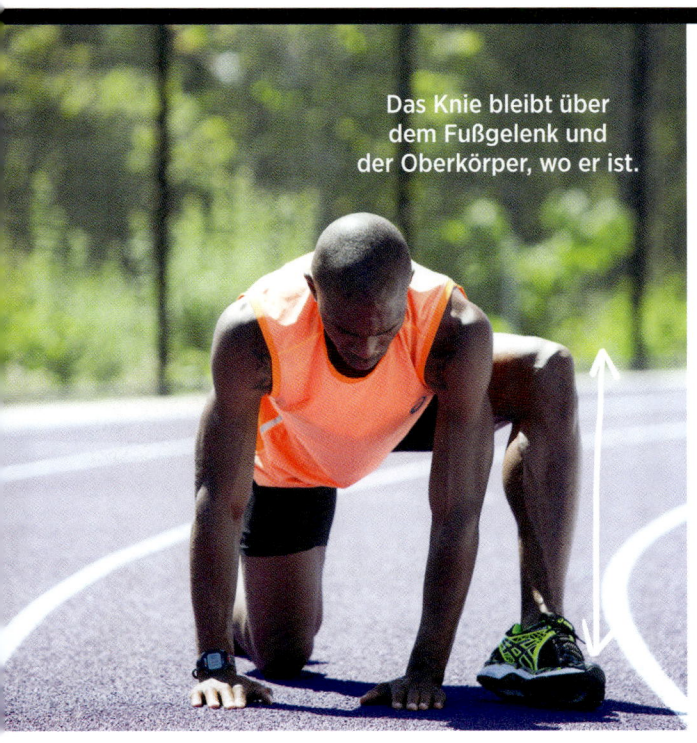

Das Knie bleibt über dem Fußgelenk und der Oberkörper, wo er ist.

EIDECHSE DYNAMISCH

1 Kommen Sie in die Eidechse. Kippen Sie den linken Fuß auf die Außenkante. Dabei entfernt sich das Bein etwas vom Körper.

2 Stellen Sie das Bein wieder auf und den Fuß wieder flach auf den Boden.

3 Fahren Sie auf diese Weise fort. Steuern Sie die Bewegung aus der Hüfte, sodass Knie, Fußgelenk und Fuß eine gerade Linie bilden.

 Halten Sie inne, spüren Sie den Unterschied zwischen beiden Seiten und wiederholen Sie die Übungsfolge ab dem »Ausfallschritt« mit dem anderen Bein.

ÜBUNGS
PLAN

! Meine Knie neigen zur Kompensation, wenn:

! Mein größtes Ausrichtungsproblem im Ausfallschritt ist:

✔ Ich werde mir die Zeit nehmen, meinen Schritt auszurichten, wenn:

#reset
✔ Was werden Sie heute tun, um die Knie zu retten?

BLOCKIERTE GELENKE SIND INSTABIL – KNIE NICHT DURCHDRÜCKEN!

ACHTEN SIE AUF DIE **KLEINEN DINGE**

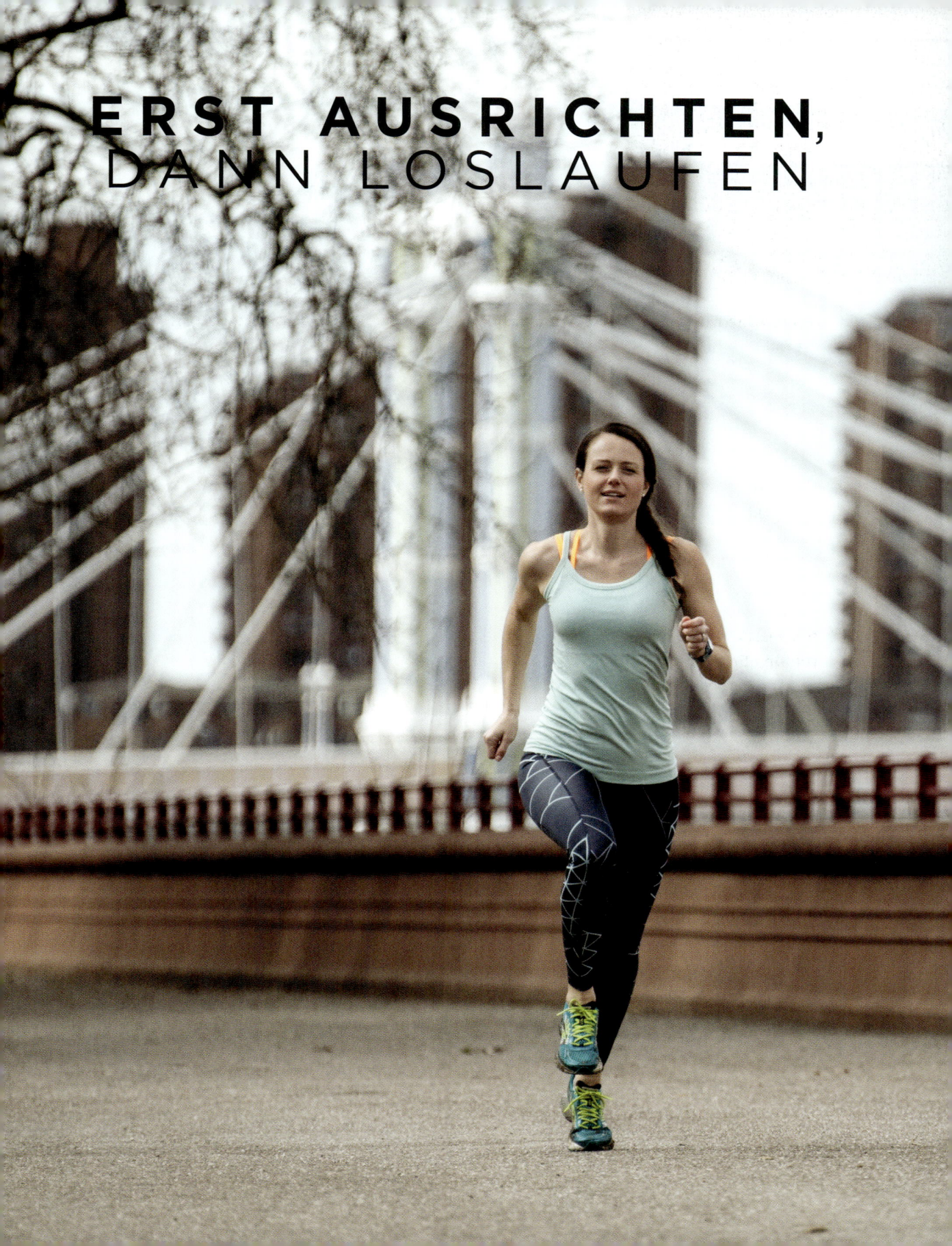

ERST AUSRICHTEN,
DANN LOSLAUFEN

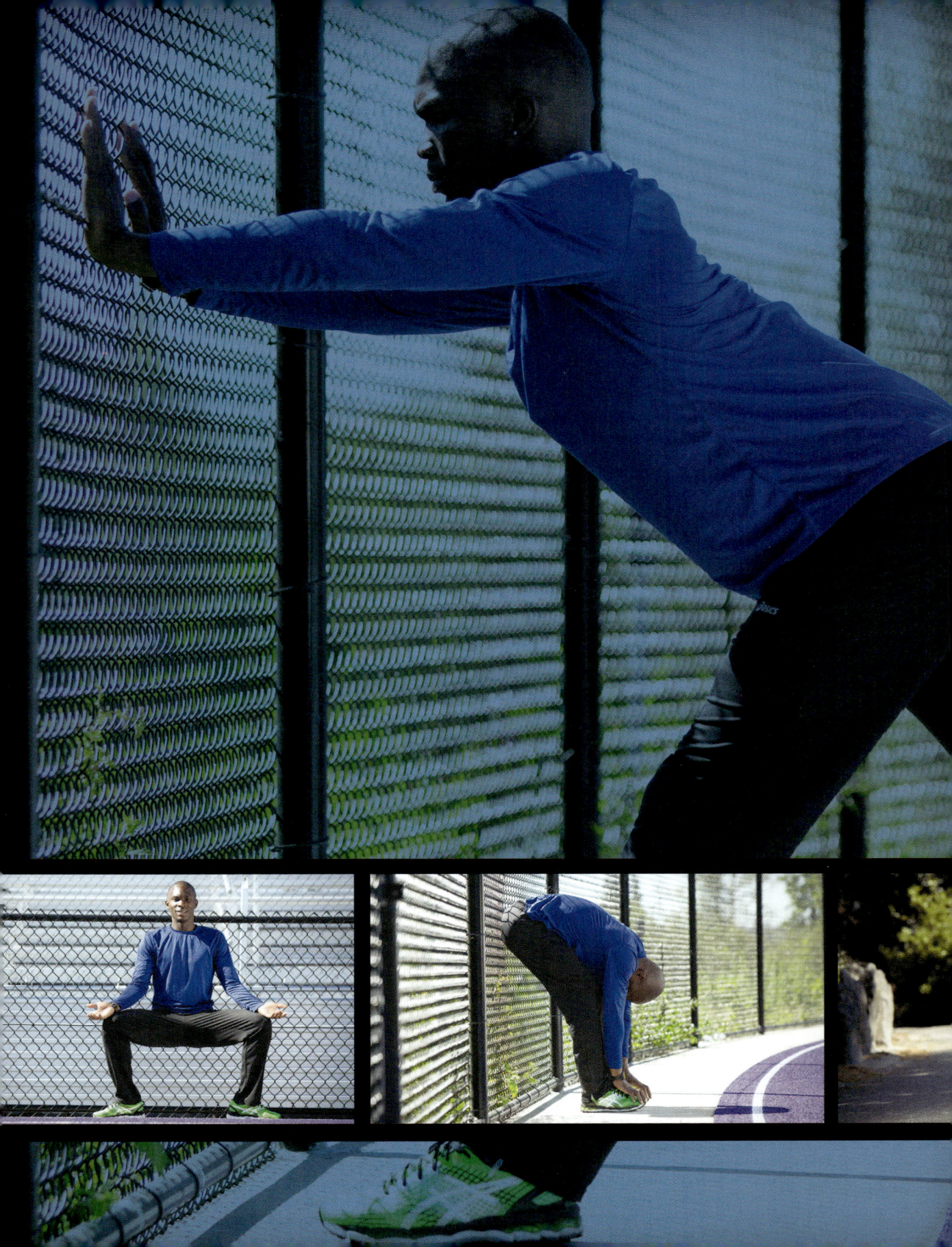

GESCHMEIDIGE
OBERSCHENKEL

Die meisten Menschen schenken den hinteren Oberschenkelmuskeln kaum Beachtung – oder nur um sich zu beschweren, wie hart sie sind. Dabei täte es allen gut, sich etwas Zeit für sie nehmen.

Das viele Sitzen macht diese Muskelgruppe so störungsanfällig. Verspannte und verklebte hintere Oberschenkelmuskeln sind die Folge. Wer sich nach dem Training nicht dehnt, riskiert ebenfalls Verspannungen und Verklebungen – und schlurft dann wie ein Zombie herum. Doch gängige Tricks, wie die Knie durchzudrücken, während man mühsam die Hände zum Boden reckt, das Bein hochzuschleudern oder mit einem Gurt daran zu zerren, machen die Muskeln eher kaputt als geschmeidig.

Die Ursachen für die Probleme im hinteren Oberschenkelbereich spielen oft zusammen ...

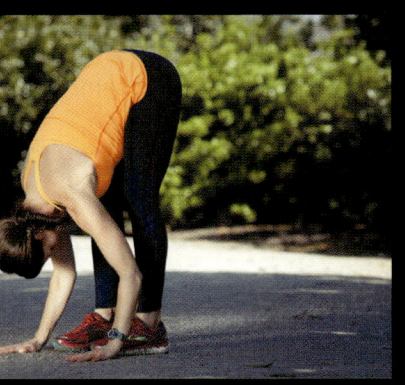

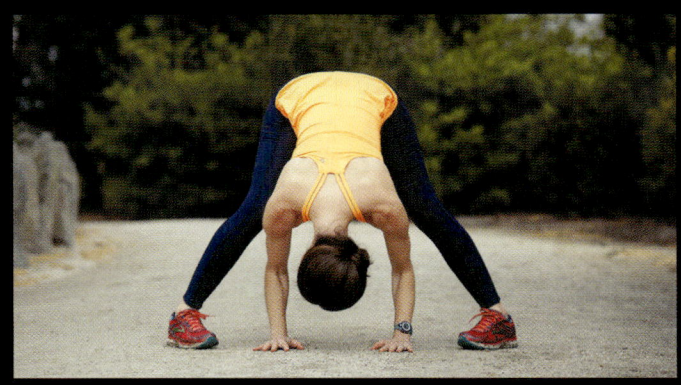

Harte statt geschmeidige Muskeln

Verspannte und verklebte Muskeln bewegen sich weder geschmeidig noch optimal. Das ist eine Frage der Durchblutung. Die meisten Menschen sitzen den ganzen Tag auf der hinteren Oberschenkelmuskulatur, was der Zirkulation nicht zuträglich ist. Wenn sie dann aufspringen, um nach Hause oder zum Joggen zu gehen oder den Kindern hinterherzurennen, ist die Muskulatur verhärtet und ihr Bewegungsumfang eingeschränkt. Sie wird verletzungsanfälliger.

DIE OBERSCHENKELMUSKELN SOLLTEN WIE GUMMIBÄNDER, NICHT WIE GITARRENSAITEN SEIN.

Geringe Achtsamkeit verursacht Überlastungen

Bei einer optimal beweglichen hinteren Oberschenkelmuskulatur geht es nicht darum, dass Sie es schaffen, Ihre Zehen beim Vorbeugen zu berühren. Es geht darum, geschmeidig zu bleiben und den Körper korrekt auszurichten. Nur so können Sie den vollen Bewegungsumfang ausnutzen. Ein gewisses Maß an Achtsamkeit ist der Schlüssel zur Vermeidung einer Überdehnung, die zur Muskelzerrung führen kann. Eine falsche Ausrichtung erhöht das Risiko überdehnter Bänder – ob man nun eine Hantel oder die Einkäufe aufheben will. Anders als die Muskeln zieht sich das Bindegewebe nicht wieder zusammen. Wenn es einmal gedehnt wurde, bleibt es auch so. Instabilität und Verletzungen sind die Folge.

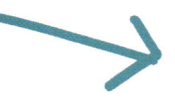

ZEIT FÜR DIE OBERSCHENKEL- RÜCKSEITEN

Viele Menschen beginnen mit Yoga, um die Flexibilität der hinteren Oberschenkelmuskeln zu verbessern. Doch wer sich Hals über Kopf in die Übungen stürzt, zieht sich auf der Matte oft Verletzungen zu. Die hinteren Oberschenkelmuskeln lassen sich am besten lockern, wenn man es langsam und achtsam angeht. Will man zu schnell zu viel, wehren sie sich.

Letzten Endes lassen sich Beweglichkeit und Bewegungsumfang mit einer Mischung aus aktiven und passiven Dehnungen erhalten und verbessern – und das ist das Ziel. Das aktive Dehnen ist dynamisch, steigert die Durchblutung und erzeugt Länge im Gewe-

be. Sie können die Intensität dabei selbst steuern. Diese Übungen sind vor dem Training am wirkungsvollsten, können sich aber auch daran anschließen. Das passive Dehnen ist eher regenerativ. Es nutzt äußere Kräfte wie die Schwerkraft oder Hilfsmittel, um das umgebende Bindegewebe zu lockern und so die hart arbeitende Muskulatur zu entspannen, und bringt nach dem Training am meisten. Mit zunehmender Geschmeidigkeit und wachsendem Bewusstsein werden sich auch die Flexibilität und der Bewegungsumfang Ihrer hinteren Oberschenkelmuskeln erheblich verbessern.

Zeit für die Oberschenkelrückseiten = aktive + passive Dehnung der hinteren Oberschenkelmuskeln

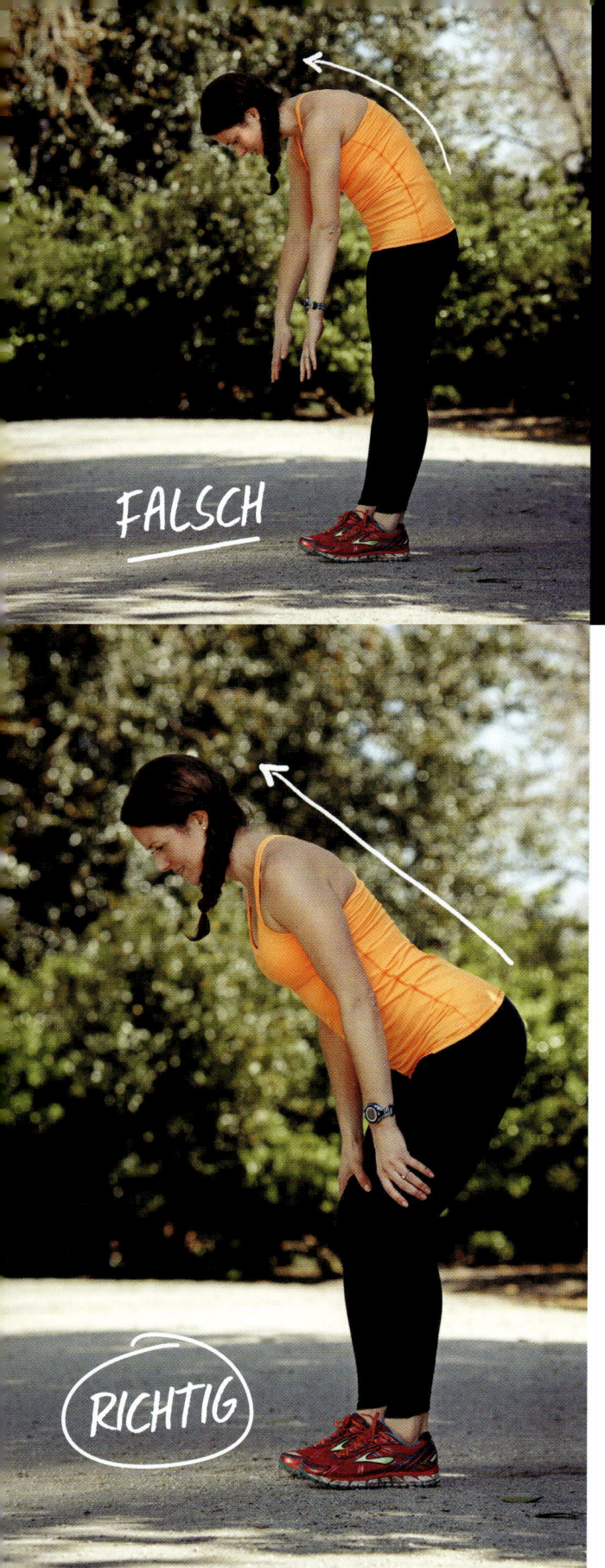

FALSCH

RICHTIG

WAS IST DORT
HINTEN LOS?

> Stellen Sie sich seitlich vor einen Ganz-
körperspiegel.

> Beugen Sie sich zu den Zehen, wie Sie
es immer tun – ohne viel nachzudenken.

> Bleiben Sie in der Haltung, drehen Sie
den Kopf und betrachten Sie sich im
Spiegel. Achten Sie besonders auf Knie,
Wirbelsäule und Po.

✔ DIE KORREKTUR

Eine krumme Vorwärtsbeuge belastet die
Bänder. Treffen Sie folgende Vorbereitungen
für eine erfolgreiche Oberschenkeldehnung:

> Bringen Sie das Fundament ins Gleichge-
wicht (S. 61). Kommen Sie in einen hüftbreiten, parallelen Stand und verteilen
Sie das Gewicht gleichmäßig auf beide
Füße.

> Gehen Sie in die Knie – tief. Schieben Sie
die Schienbeine nach vorne. Die Hüften
bleiben, wo sie sind. Das fühlt sich an, als
würden Sie den Po rausstrecken.

> Dehnen Sie die Wirbelsäule. Machen Sie
sich lang und entspannen Sie die Schultern, um die Haltung zu optimieren.

> Kommen Sie nun mit langer Wirbelsäule
in die Vorwärtsbeuge. Wandern Sie
langsam mit den Händen über die
Beine nach unten und ziehen Sie den
Oberkörper lang. Halten Sie inne, sobald
sich der Rücken rundet, und stützen Sie
die Hände auf die Beine oder andere
Hilfsmittel.

RESET FÜR GESCHMEIDIGE OBERSCHENKEL

ÜBUNGSPROGRAMME

✓ **Geschmeidigkeit gewinnen**
(S. 92)

✓ **Den Bewegungsumfang erweitern** (S. 98)

ÜBUNGSZIELE

➤ Die hinteren Oberschenkelmuskeln geschmeidiger machen, um sie optimal nutzen zu können

➤ Ein besseres Bewusstsein für die effektive Dehnung entwickeln

➤ Der Überlastung der hinteren Oberschenkelmuskeln und des Rückens sowie kompensationsbedingten Verletzungen vorbeugen

WANN?	Vor dem Training / Zur Regeneration (Geschmeidigkeit gewinnen) Nach dem Training (Geschmeidigkeit gewinnen / Den Bewegungsumfang erweitern)
WIE LANGE?	5–8 Atemzüge bei statischen oder 10+ Wiederholungen / mehrere Sätze bei dynamischen Übungen
WOMIT?	Yogablöcke
WARN-SIGNALE	Durchgedrückte Knie Kompensationsbewegungen wie das Runden der Wirbelsäule Mühsames Strecken zum Boden Verletzungen der hinteren Oberschenkelmuskeln und des Rückens

FAQ Warum ist mein Rücken krumm?

Die Dehnung der hinteren Oberschenkelmuskeln ist kein Wettkampf, wer die Zehen berühren kann. Verhärtete Muskeln – wie sie Sportler meist haben – ziehen das Becken aus der Neutralstellung. Es kippt nach hinten und das sieht ein wenig aus, als sei das Steißbein eingerollt oder der Po flach. In dieser Ausgangsposition macht die stark gerundete Lendenwirbelsäule es so gut wie unmöglich, die hinteren Oberschenkelmuskeln im Bereich des Muskelbauchs (des fleischigsten Teils in der Mitte) zu dehnen. Stattdessen entsteht diese schlaffe, gekrümmte Haltung. Angewinkelte Knie und eine neutrale Beckenposition helfen, die Bänder zu schützen und den Muskelbauch zu dehnen – wie es sich gehört.

GESCHMEIDIGKEIT GEWINNEN

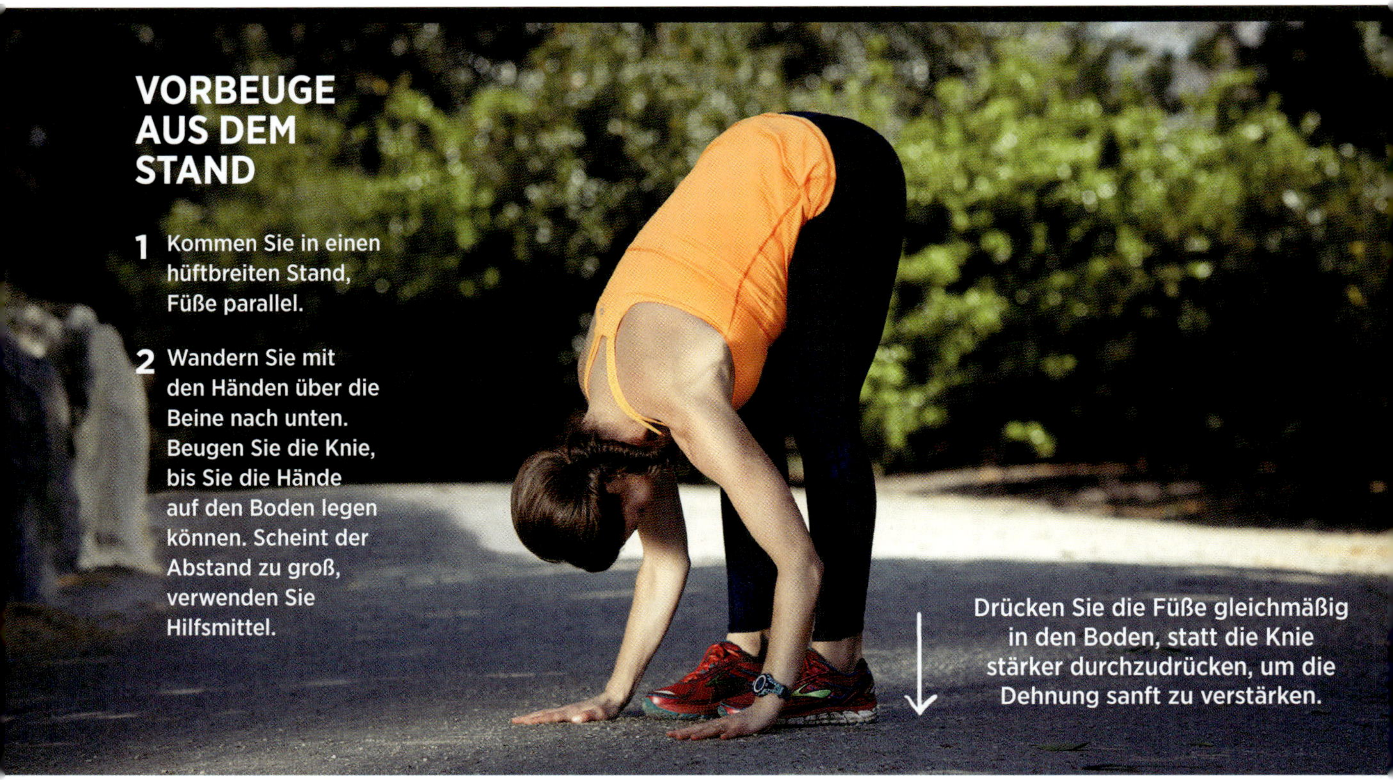

VORBEUGE AUS DEM STAND

1 Kommen Sie in einen hüftbreiten Stand, Füße parallel.

2 Wandern Sie mit den Händen über die Beine nach unten. Beugen Sie die Knie, bis Sie die Hände auf den Boden legen können. Scheint der Abstand zu groß, verwenden Sie Hilfsmittel.

Drücken Sie die Füße gleichmäßig in den Boden, statt die Knie stärker durchzudrücken, um die Dehnung sanft zu verstärken.

ÜBUNGSTECHNIK

Beugen & strecken

Zerren Sie keinesfalls an gereizten hinteren Oberschenkelmuskeln! Kommen Sie mit stark gebeugten Knien in die Vorwärtsbeuge. Beugen und strecken Sie die Beine mindestens zehn Mal – die Bewegung sollte winzig sein. Dies ist entscheidend, denn es hilft Ihnen, die Probleme der Geschmeidigkeit und der Achtsamkeit anzugehen:

> Sie verbessern nach und nach die Durchblutung des Bereichs, den Sie dehnen möchten (die hinteren Oberschenkelmuskeln).

> Sie werden sich deutlicher bewusst, wo Sie die Dehnung spüren möchten: im Muskelbauch und nicht im Bindegewebe, wie etwa in den Kniekehlen oder am Ursprung der hinteren Oberschenkelmuskeln am Becken.

3 Der Oberkörper bleibt an den Oberschenkeln. Beugen Sie die Knie gegebenenfalls noch stärker.

4 Beugen und strecken Sie die Beine ein paar Mal und halten Sie dann inne.

5 Lassen Sie den Kopf sinken.

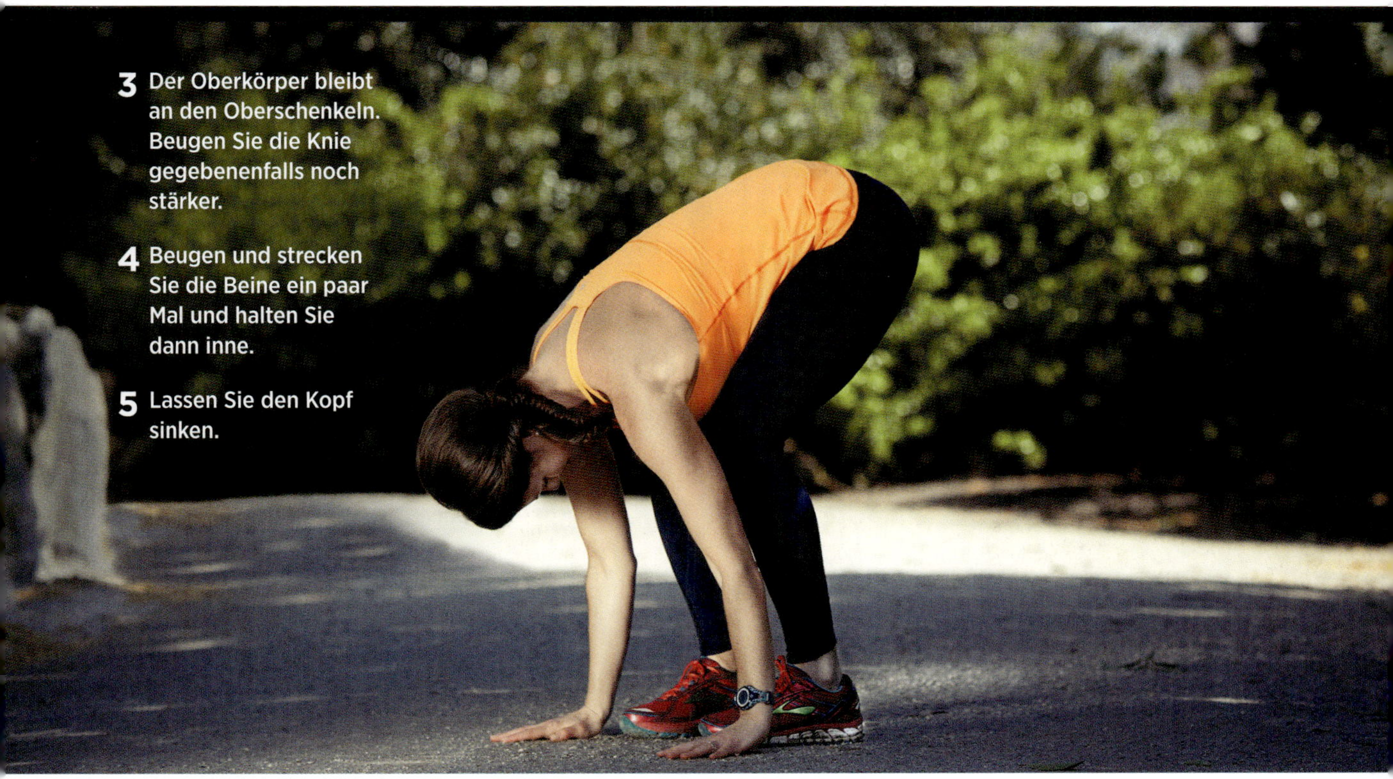

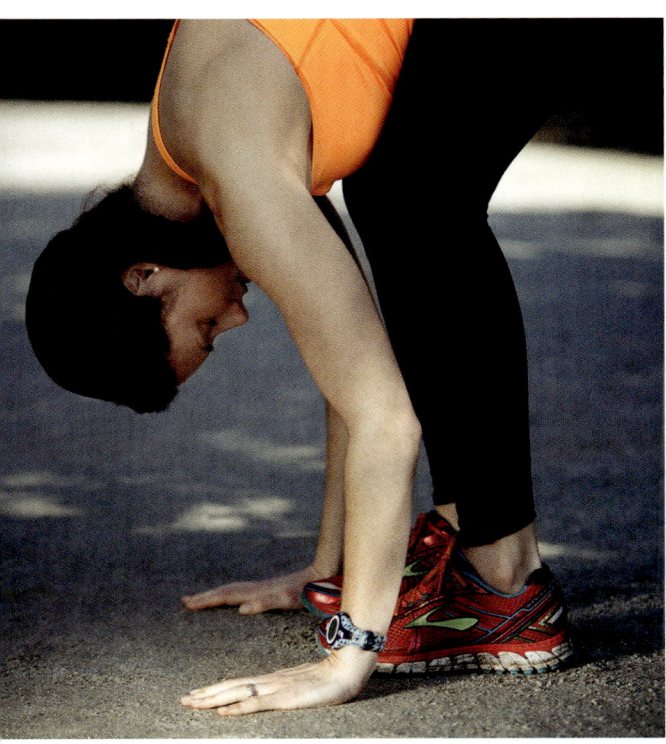

>> Um zu prüfen, ob die Wirbelsäule auch in der vollständigen Vorwärtsbeuge noch gerade ist, versuchen Sie einfach, mit dem Oberkörper an den Oberschenkeln zu bleiben. Es könnte sein, dass Sie die Knie noch stärker beugen müssen.

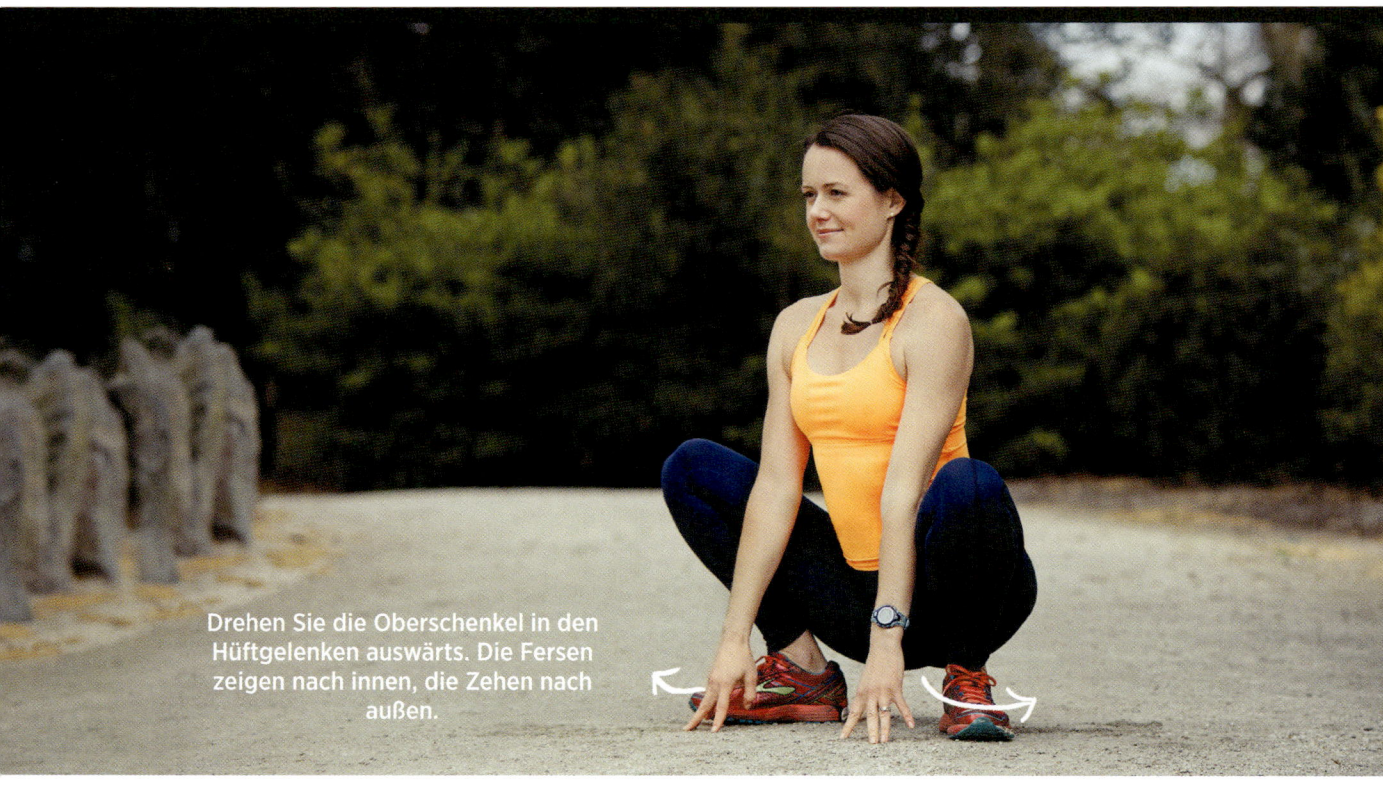

Drehen Sie die Oberschenkel in den Hüftgelenken auswärts. Die Fersen zeigen nach innen, die Zehen nach außen.

HOCKE/ VORWÄRTS-BEUGE IM WECHSEL

1 Kommen Sie in die Vorbeuge aus dem Stand. Die Füße sind etwas weiter als hüftbreit auseinander.

2 Drehen Sie die Oberschenkel auswärts und kommen Sie in eine tiefe Hocke. Das Gewicht bleibt auf den Fersen. Gehen Sie nur so tief, dass die Fersen noch auf dem Boden bleiben. Verbreitern Sie falls nötig den Stand.

3 Stützen Sie die Hände vor dem Körper auf. Oder Sie legen die Unterarme auf die Quadrizepse oder die Ellenbogen an die Innenoberschenkel und die Hände vor der Brust aneinander.

4 Drehen Sie die Füße auf den Fersen einwärts, strecken Sie die Beine und bringen Sie die Oberschenkel in die Neutralstellung, um erneut in die Vorwärtsbeuge zu kommen.

5 Wechseln Sie langsam zwischen Hocke und Vorbeuge hin und her.

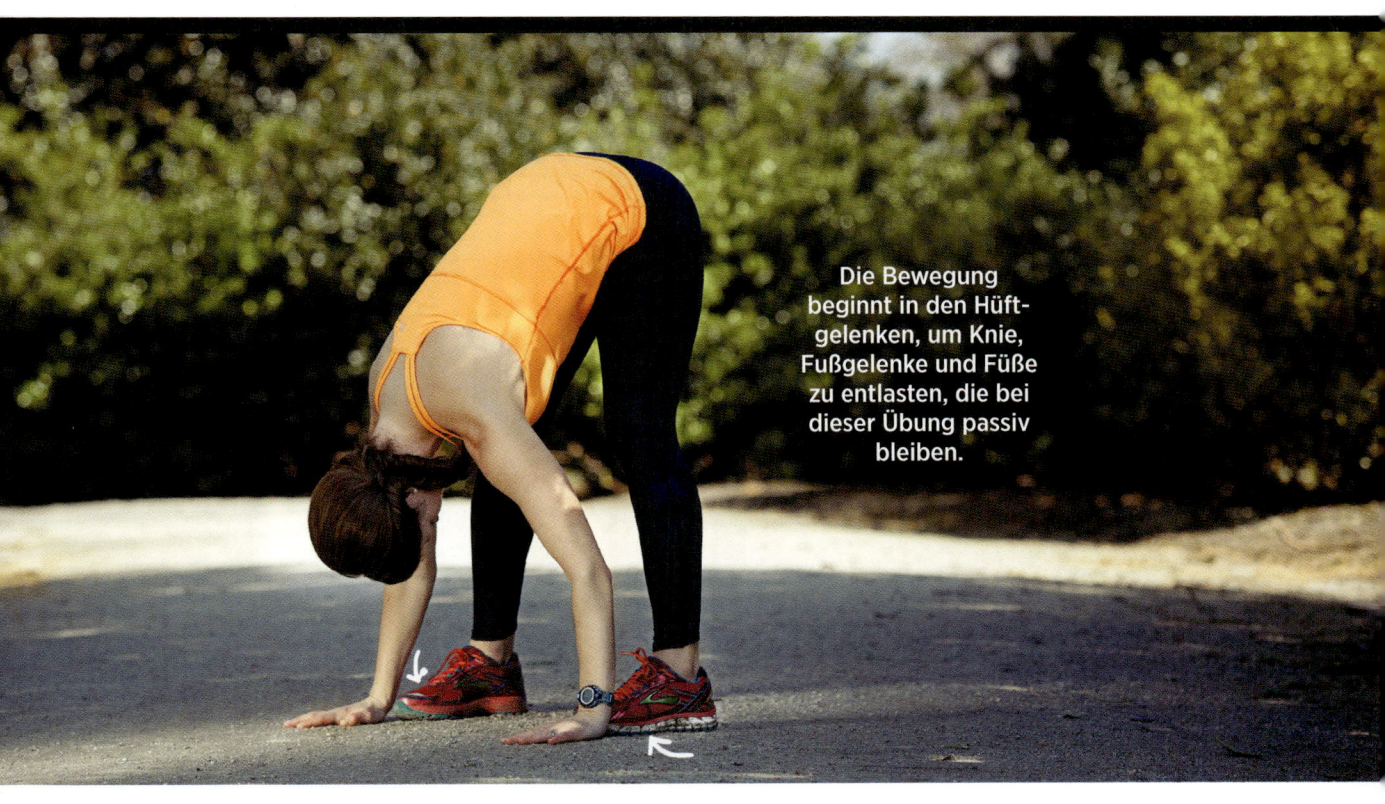

Die Bewegung beginnt in den Hüftgelenken, um Knie, Fußgelenke und Füße zu entlasten, die bei dieser Übung passiv bleiben.

SIE MÜSSEN NICHT AUF TEUFEL KOMM RAUS IHRE ZEHEN BERÜHREN – DEHNEN SIE SICH LIEBER ACHTSAM

Cleverer dehnen

Eigentlich sind die hinteren Oberschenkelmuskeln zu dritt: der Schenkelbeuger (Biceps femoris) an der Außenseite, der Halbsehnenmuskel (Semitendinosus) und der Plattsehnenmuskel (Semimembranosus) an der Innenseite. Dann wäre da noch der große Schenkelanzieher (Adductor magnus). Er ist der stärkste Adduktor, zählt aber auch zur hinteren Oberschenkelmuskulatur. Diesen Namen sollten Sie sich merken, da viele Menschen die hinteren Oberschenkelmuskeln für die Ursache von Schmerzen an der Verbindung zum Knochen halten – obwohl oftmals er der Übeltäter ist.

Gut zu wissen, denn häufig ist er an Verletzungen der »hinteren Oberschenkelmuskeln« im Yoga beteiligt. Er ist meist besonders stark gereizt und sollte geschont werden, wenn man mit der Vorwärtsbeuge beginnt. Das geht am einfachsten mit einer Einwärtsdrehung der Oberschenkel, sodass die Füße leicht zueinander zeigen. Diese kleine Veränderung macht einen großen Unterschied. Da die Fasern der genannten Muskeln in unterschiedlichen Richtungen verlaufen, wird die Muskelgruppe auf diese Weise auch umfassender gedehnt.

VORBEUGE AUS DER GRÄTSCHE

Mit Einwärtsdrehung

1 Kommen Sie in eine breite Grätsche und drehen Sie die Oberschenkel einwärts.

2 Wandern Sie mit den Händen nach unten. Beugen Sie die Knie, bis Sie die Hände auf den Boden legen können. Scheint der Abstand zu groß, verwenden Sie Hilfsmittel.

3 Der Oberkörper bleibt an den Oberschenkeln. Beugen Sie die Knie gegebenenfalls noch stärker.

4 Beugen und strecken Sie die Beine ein paar Mal und halten Sie inne.

5 Drücken Sie die Füße gleichmäßig in den Boden, statt die Knie stärker durchzudrücken, um die Dehnung sanft zu verstärken.

In Neutralstellung

1 Drehen Sie die Füße auf den Fersen auswärts, um die Oberschenkel wieder in die Neutralstellung zu bringen. Die Füße sind parallel.

2 Verteilen Sie das Gewicht auf beide Füße. Drücken Sie die Füße weiter gleichmäßig in den Boden.

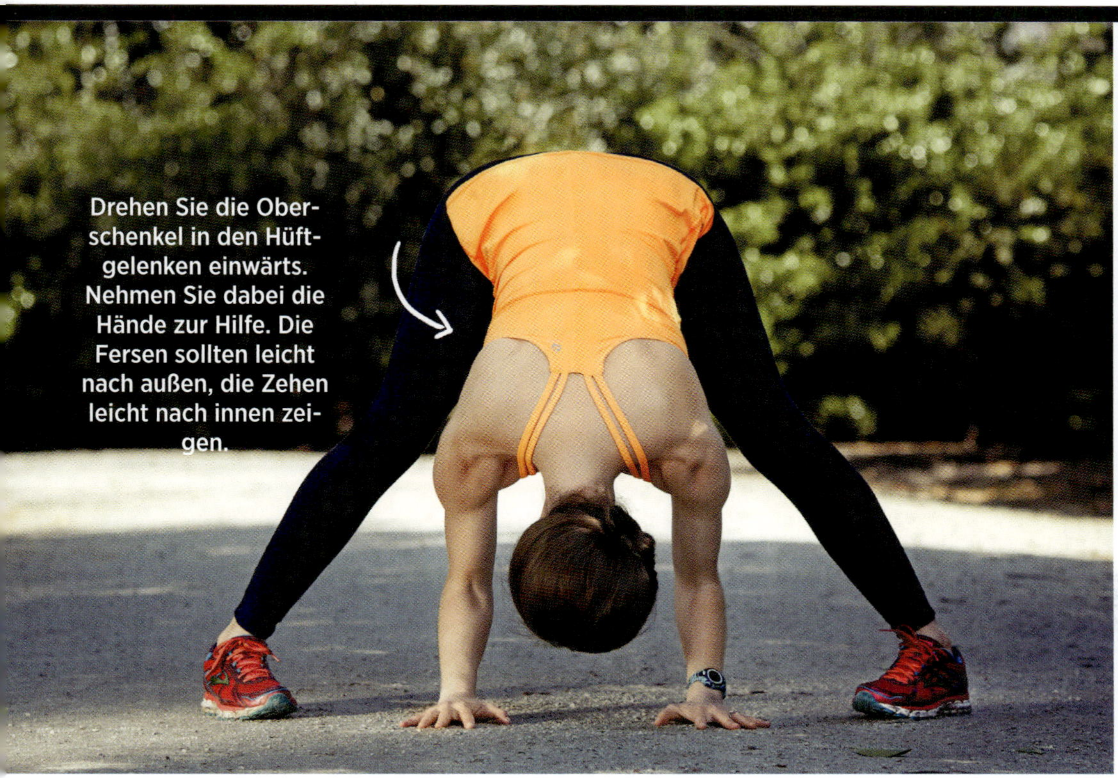

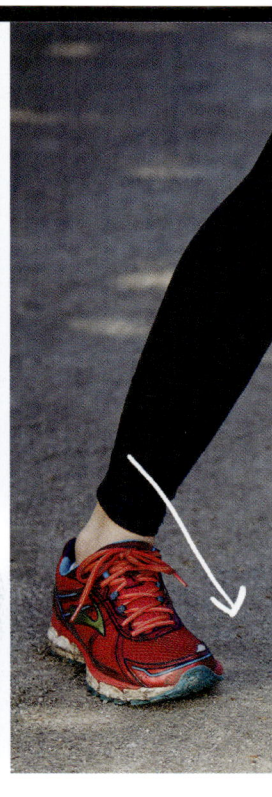

Drehen Sie die Ober-
schenkel in den Hüft-
gelenken einwärts.
Nehmen Sie dabei die
Hände zur Hilfe. Die
Fersen sollten leicht
nach außen, die Zehen
leicht nach innen zei-
gen.

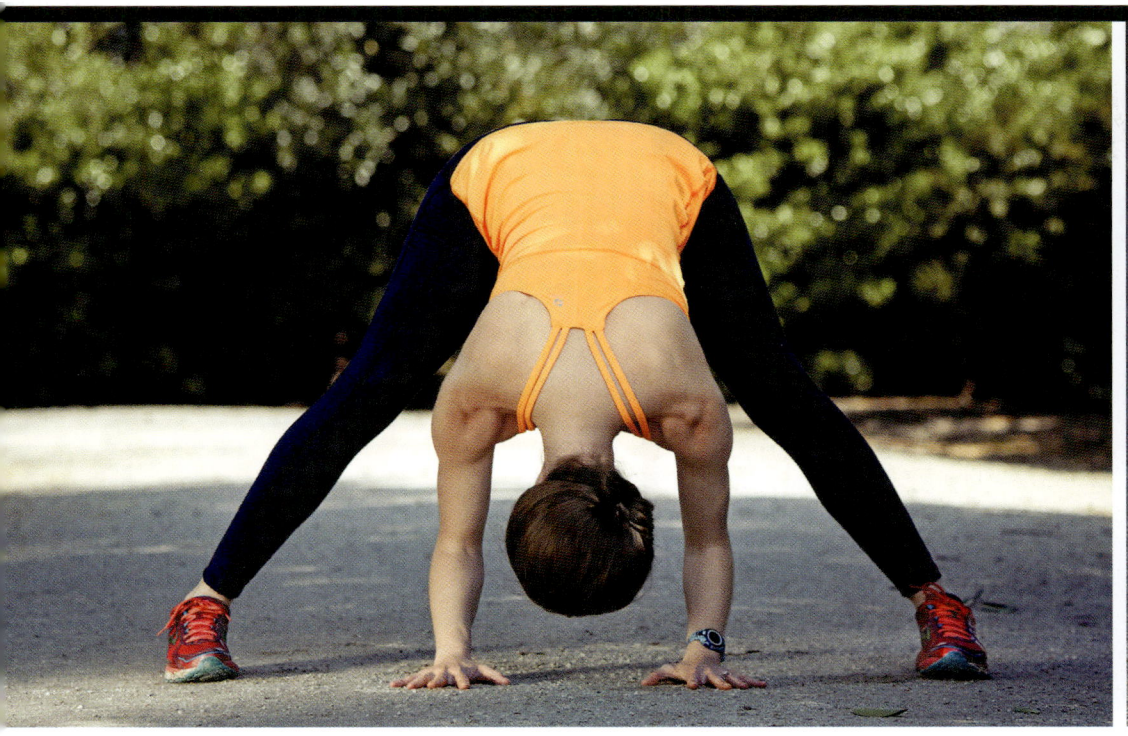

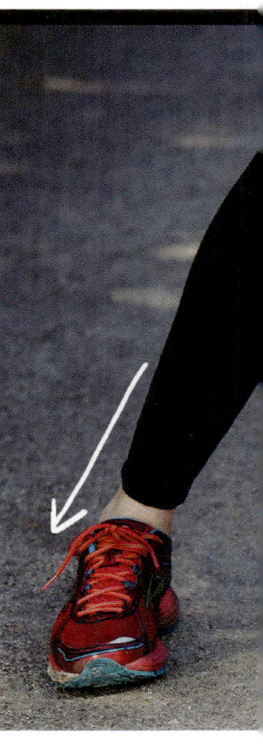

VORBEUGE AN DER WAND

1 Kommen Sie in einen hüftbreiten Stand, Füße parallel und 30–60 Zentimeter von einer Wand entfernt. Lehnen Sie sich mit dem Rücken dagegen.

2 Beugen Sie sich mit angewinkelten Knien nach vorne und wandern Sie mit den Händen nach unten.

3 Bleiben Sie dabei angelehnt. Wenn das schwer oder unmöglich ist, vergrößern Sie den Abstand zur Wand.

4 Lassen Sie die Hände ruhen, wo sie zum Liegen kommen. Arbeiten Sie gegebenenfalls mit Hilfsmitteln.

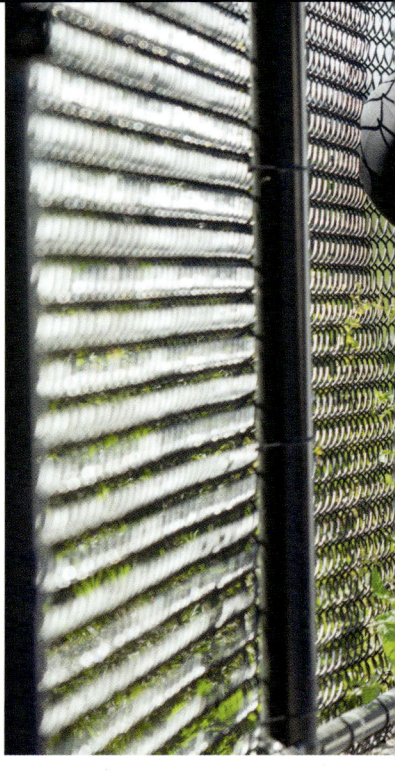

VORBEUGE AN DER WAND MIT ÜBERKREUZTEN BEINEN

1 Kommen Sie in die Vorbeuge an der Wand und kreuzen Sie das linke Bein über das rechte.

2 Die Knie sind leicht gebeugt und die Zehen zum Körper gezogen, damit keine Drehkräfte auf die Fußgelenke wirken.

3 Bleiben Sie angelehnt. Die Hüften sind auf einer Linie, die Pobacken gleichmäßig gegen die Wand gedrückt.

4 Lassen Sie die Hände ruhen, wo sie zum Liegen kommen. Arbeiten Sie gegebenenfalls mit Hilfsmitteln.

Wechseln Sie die Seite.

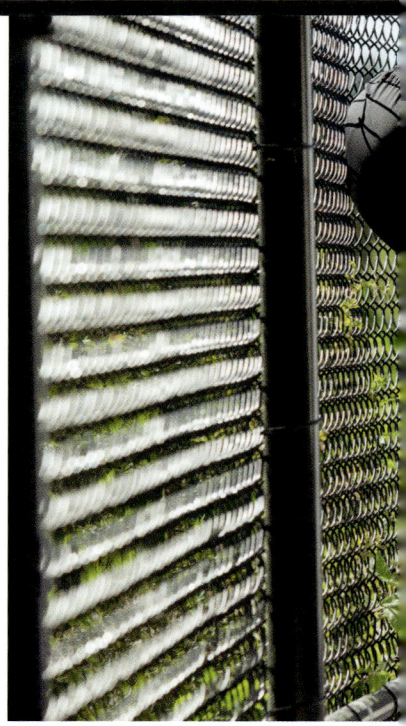

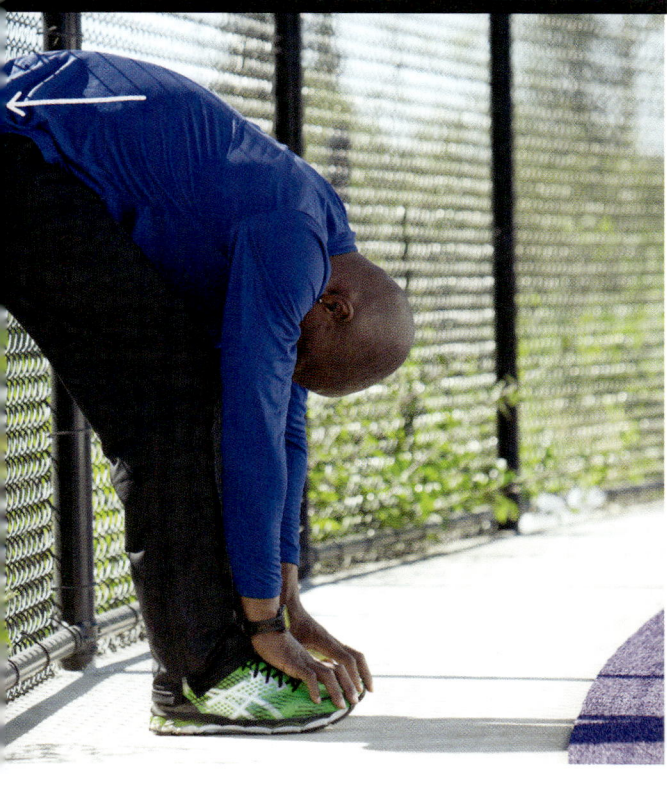

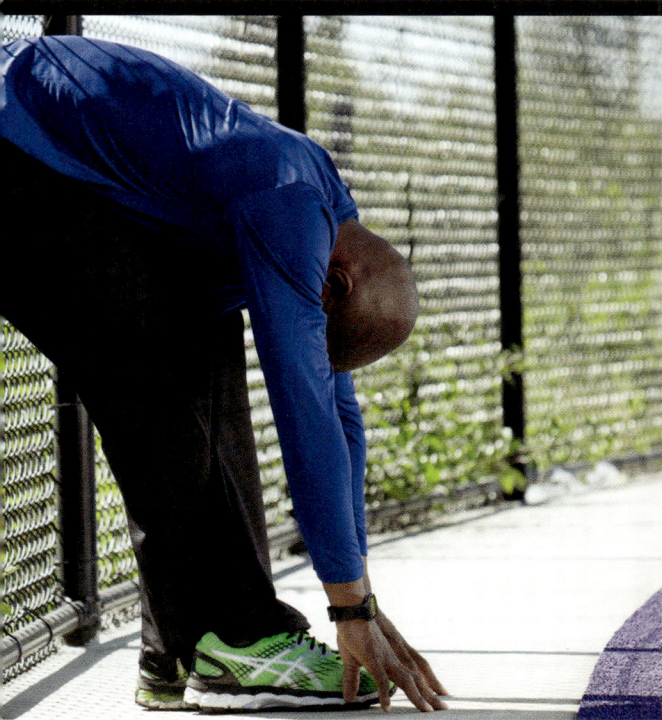

Immer an der Wand entlang

Ehrlich gesagt, kann die Arbeit mit den hinteren Oberschenkelmuskeln ganz schön hart sein – vor allem wenn man nach dem Training müde ist. Zum Glück geht es auch einfacher. Wenn Sie sich eine Wand, einen Zaun, einen Balken oder eine andere stabile Oberfläche zum Anlehnen suchen, können Sie sich die Arbeit erheblich erleichtern und sich ganz auf die Dehnung konzentrieren, statt das Gleichgewicht halten zu müssen. Da Sie sich nicht mehr so sehr anstrengen müssen, um Haltung zu bewahren, haben Sie auch den Kopf freier, um die Ausrichtung zu prüfen: Die Knie sollten nicht durchgedrückt, der Rücken nicht rund sein.

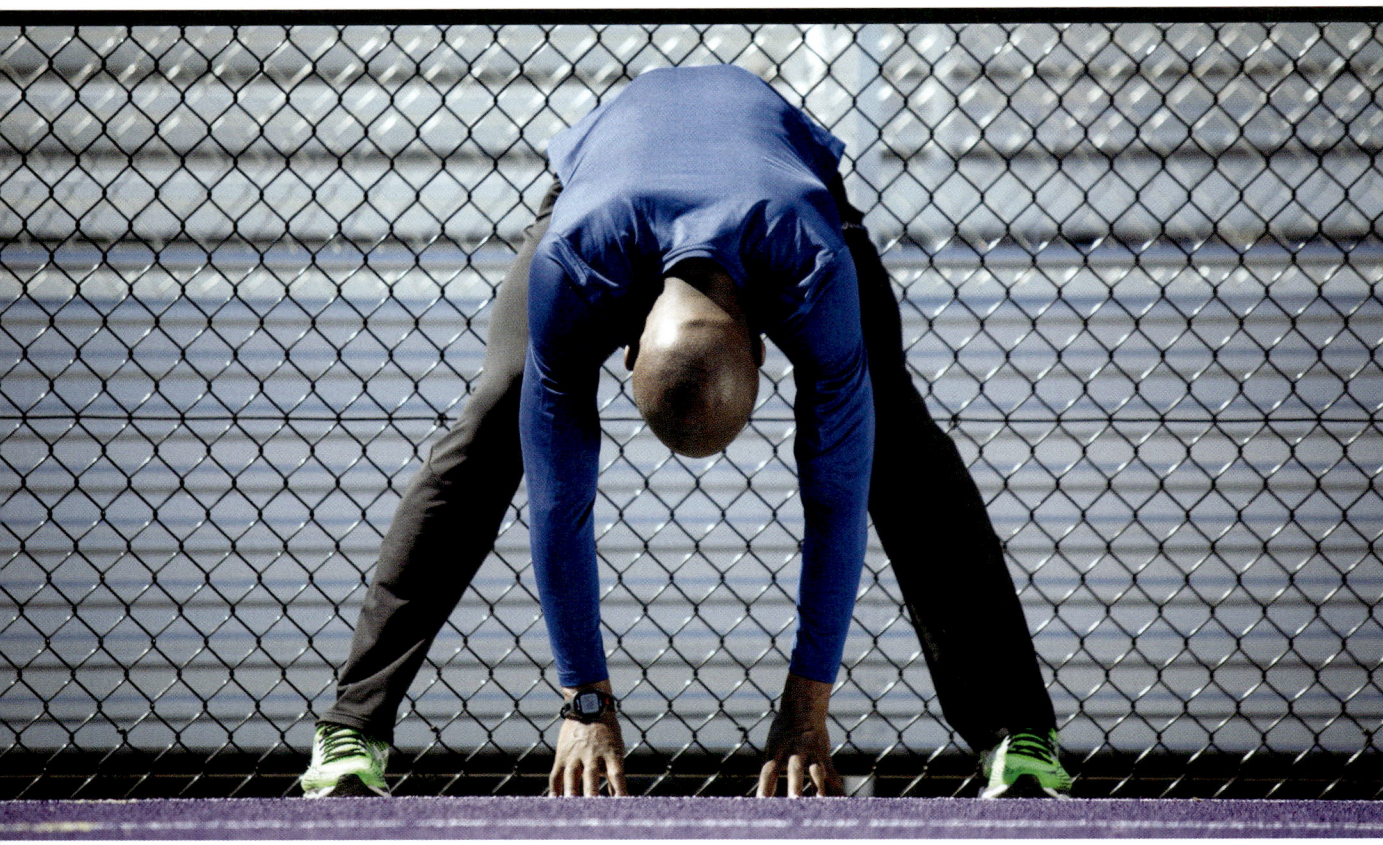

VORBEUGE AUS DER GRÄTSCHE AN DER WAND

1 Kommen Sie in eine breite Grätsche, Füße parallel und 30–60 Zentimeter von einer Wand entfernt. Lehnen Sie sich mit dem Rücken dagegen.

2 Beugen Sie sich mit angewinkelten Knien nach vorne und wandern Sie mit den Händen nach unten.

3 Bleiben Sie dabei angelehnt. Wenn das schwer oder unmöglich ist, vergrößern Sie den Abstand zur Wand.

4 Lassen Sie die Hände ruhen, wo sie zum Liegen kommen. Arbeiten Sie gegebenenfalls mit Hilfsmitteln.

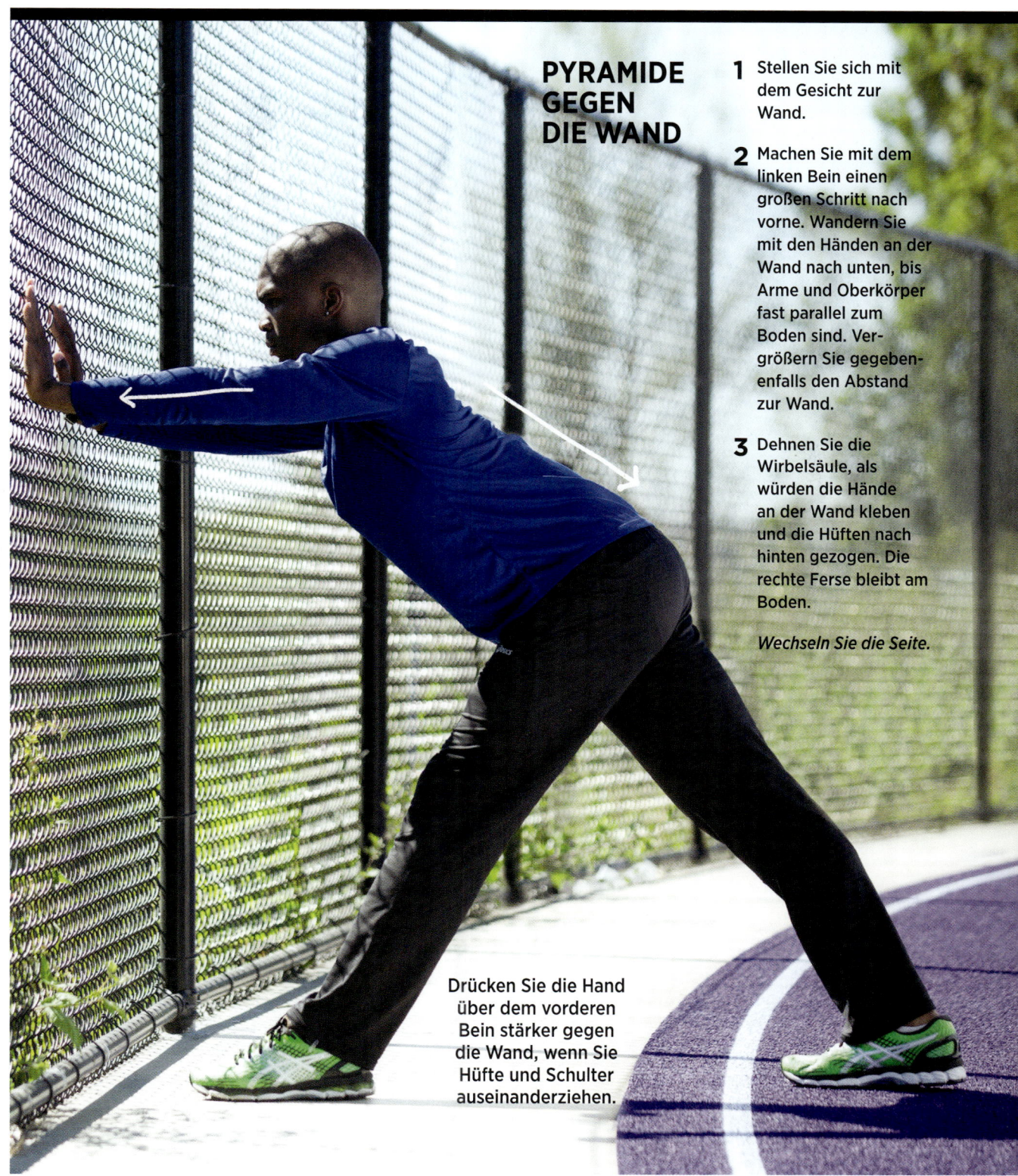

PYRAMIDE GEGEN DIE WAND

1 Stellen Sie sich mit dem Gesicht zur Wand.

2 Machen Sie mit dem linken Bein einen großen Schritt nach vorne. Wandern Sie mit den Händen an der Wand nach unten, bis Arme und Oberkörper fast parallel zum Boden sind. Vergrößern Sie gegebenenfalls den Abstand zur Wand.

3 Dehnen Sie die Wirbelsäule, als würden die Hände an der Wand kleben und die Hüften nach hinten gezogen. Die rechte Ferse bleibt am Boden.

Wechseln Sie die Seite.

Drücken Sie die Hand über dem vorderen Bein stärker gegen die Wand, wenn Sie Hüfte und Schulter auseinanderziehen.

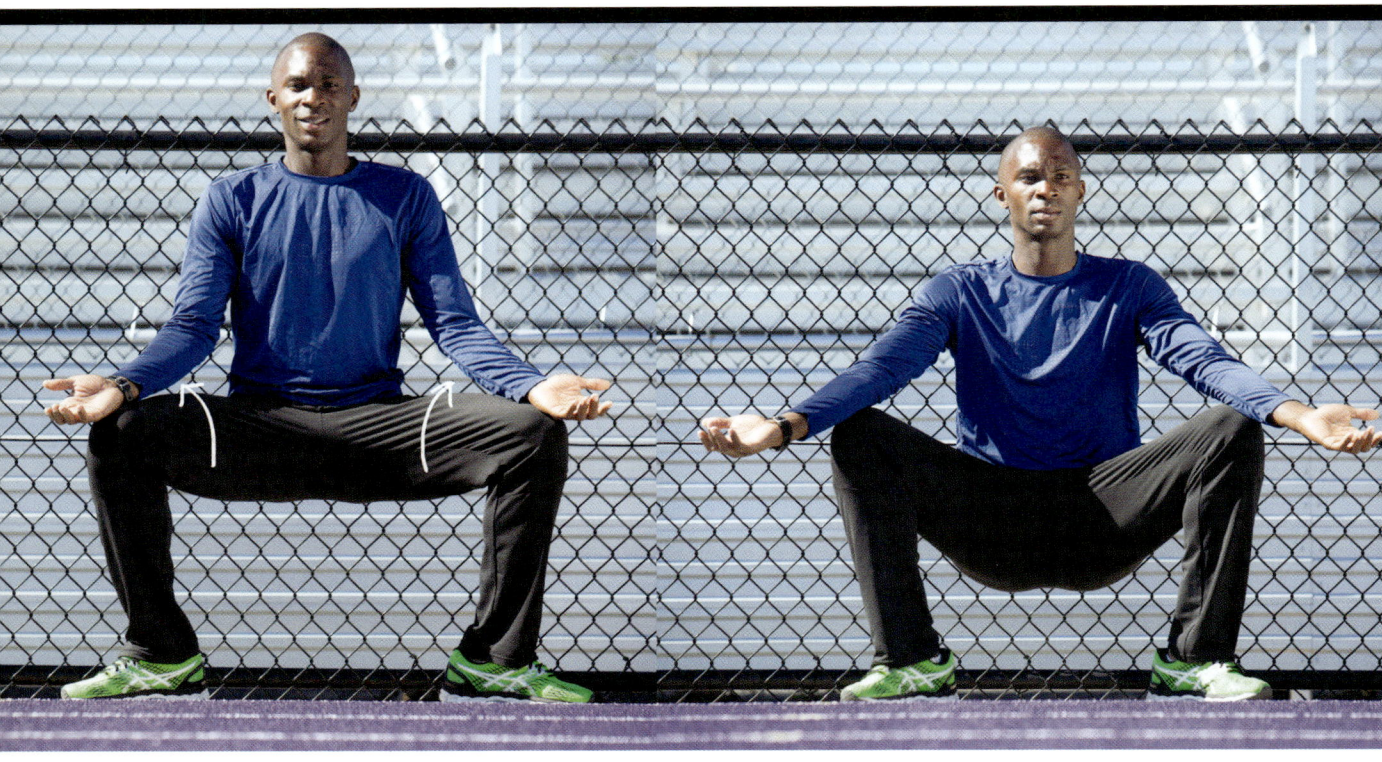

» *Wenn Sie das Gehirn mit neuen Informationen füttern, lernt es, wozu der Körper fähig ist. Das ›Zittern‹ ist die Neukalibrierung der Filter zwischen Körper und Gehirn.«*

RICHELLE RICARD, THE YOGA ENGINEER

FAQ Warum zittere ich?

Erlebt man bei der Arbeit mit den hinteren Oberschenkelmuskeln (oder in einer anderen Haltung) plötzlich sein ganz persönliches Erdbeben, ist das ein klares Zeichen, dass man zu weit gegangen ist. Abgesehen davon können auch ungewohnte muskuläre Belastungen ein Zittern verursachen. Das leuchtet ein: Wenn man sich nie dehnt, wird der Körper verwirrt auf die Anregung reagieren, doch etwas flexibler zu sein.

Genauer gesagt, offenbart das Zittern eine Verwirrung des Gehirns, da es mit seiner Wahrnehmung die Erfahrung steuert. Das Gehirn schließt aus dem üblichen Bewegungsumfang eines Muskels, dass er eine bestimmte Länge hat. Wird er stärker gedehnt, steht das Mögliche im Widerspruch zum Vertrauten, und das Gehirn meldet: »Alarmstufe Rot!« Etwas Neues auszuprobieren und zum Beispiel die Beweglichkeit zu verbessern, kann zwar unangenehm sein, aber Gehirn und Muskeln können umlernen. Ein leichtes Zittern ist also durchaus zu begrüßen. Es sollte allerdings nicht so stark sein, dass es den Körper übermäßig belastet.

HOCKE AN DER WAND

1 Kommen Sie in eine breite Grätsche und lehnen Sie sich mit dem Rücken an eine Wand.

2 Drehen Sie die Oberschenkel auswärts und kommen Sie in eine tiefe Hocke. Die Knie sind über den Fußgelenken.

3 Legen Sie die Unterarme auf die Quadrizepse oder die Ellenbogen an die Innenoberschenkel und die Handflächen vor der Brust aneinander. Der Rücken bleibt an der Wand.

4 Versuchen Sie, den ganzen Rücken anzulehnen – sogar den Hinterkopf.

5 Heben Sie die Zehen und spüren Sie, wie sich das Gewicht auf die Fersen verlagert.

» Drehen Sie die Oberschenkel in den Hüftgelenken auswärts, sodass die Fersen nach innen, die Zehen nach außen zeigen.

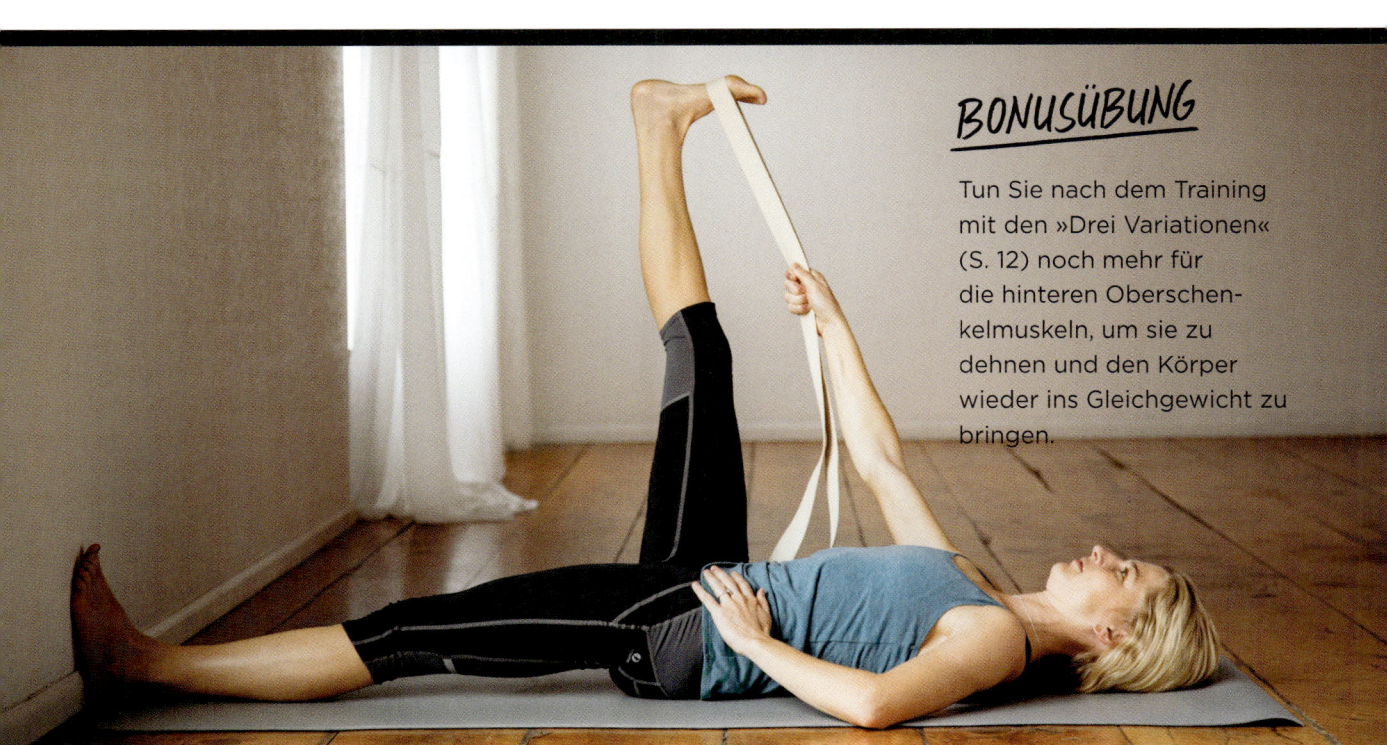

BONUSÜBUNG

Tun Sie nach dem Training mit den »Drei Variationen« (S. 12) noch mehr für die hinteren Oberschenkelmuskeln, um sie zu dehnen und den Körper wieder ins Gleichgewicht zu bringen.

ÜBUNGS
PLAN

❗ Meine hinteren Oberschenkelmuskeln sind besonders
steif, wenn:

❗ Ich werde ein Gleichgewicht
aus aktiven Dehnungsübungen
(Geschmeidigkeit gewinnen) und
passiven Dehnungsübungen
(Den Bewegungsumfang erweitern)
finden, indem:

✔ Beim Sport beeinträchtigt mich das
in meiner Bewegung/Leistung, weil:

#reset
✔ Was werden Sie heute für
geschmeidige Oberschenkel tun?

*VORBEUGEN, BEINE
BEUGEN, DEHNEN*

ACHTEN SIE
AUF DIE
**KLEINEN
DINGE**

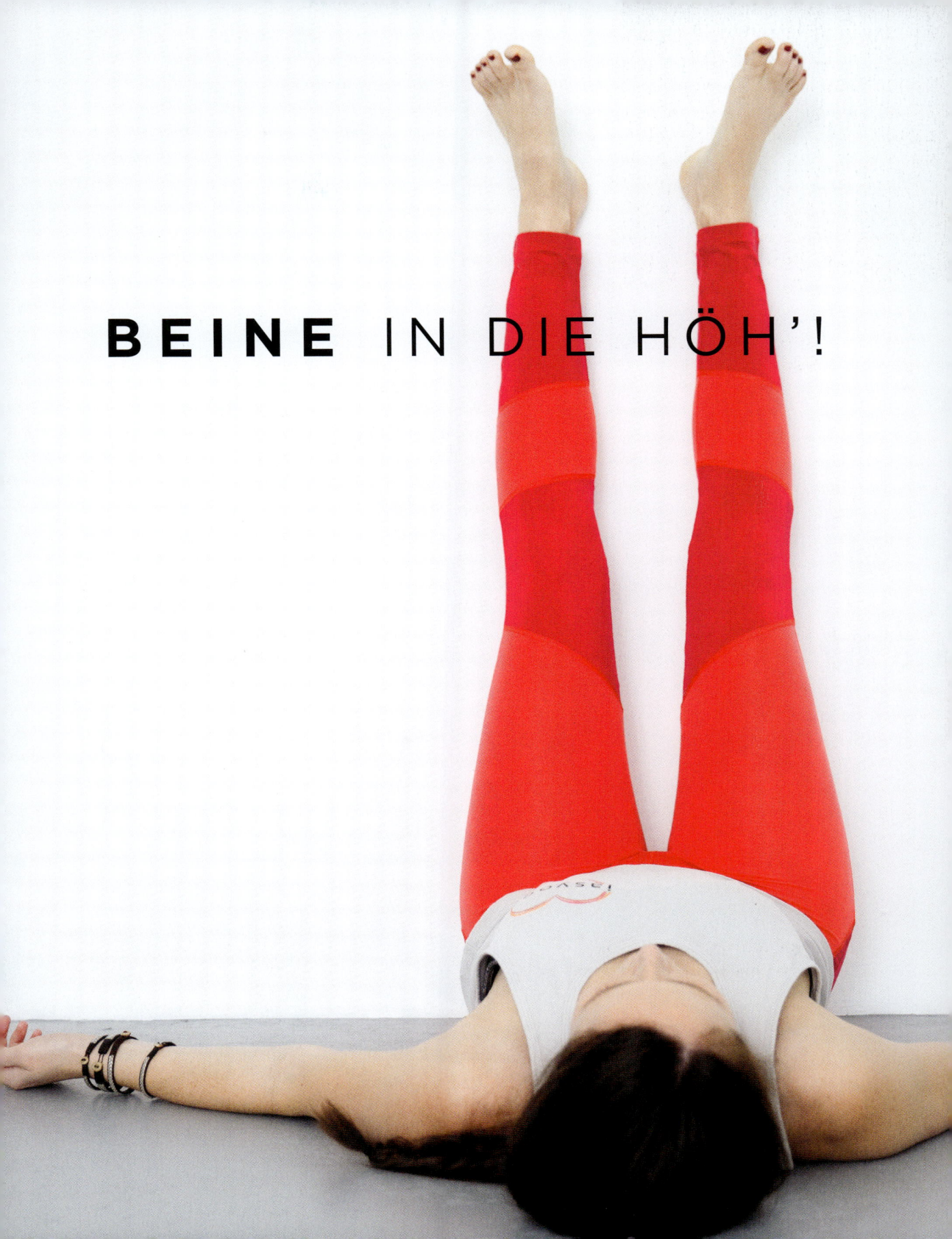

BEINE IN DIE HÖH'!

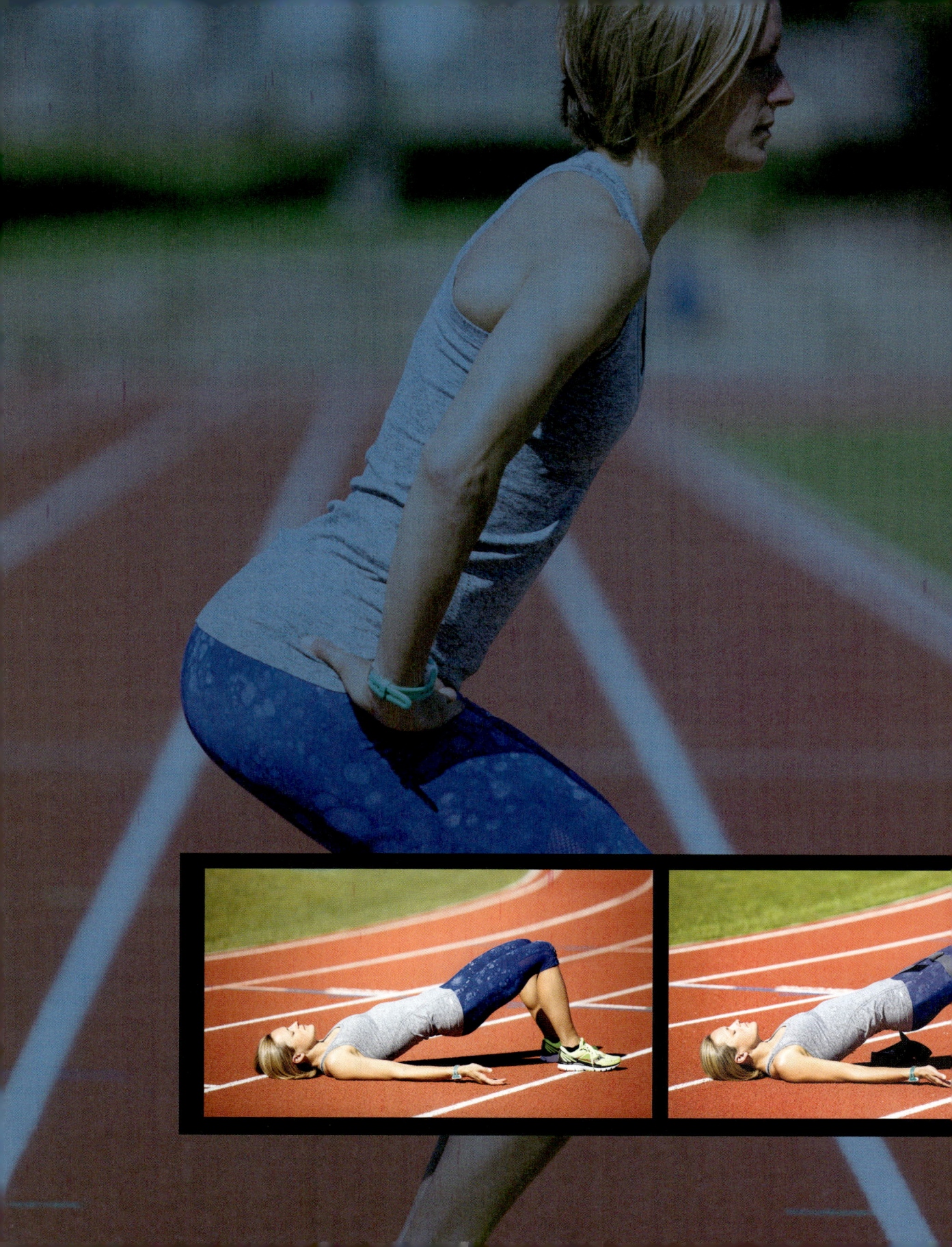

WECKRUF FÜR DEN **PO**

Der große Gesäßmuskel (Gluteus maximus) ist bei allen körperlichen Bemühungen der Boss der Abdruckphase – also der Vorwärtsbewegung.

Er ist der größte und stärkste Gesäßmuskel und sorgt für einen kraftvollen Schritt, Pedaltritt und mehr. Da unsere Bewegungen häufig vorwärtsgerichtet sind, will der Quadrizeps (und andere, keineswegs ideale Helfer) meist mehr mitmischen, als er sollte. Wenn Sie die leider stark verbreitete Dominanz dieses Muskels – sowie die Tendenz der hinteren Oberschenkelmuskeln, zu viel zu tun – mit der gezielten Aktivierung der Gesäßmuskeln bekämpfen, optimieren Sie die Kraft bei jedem Workout oder Sport.

Doch die meisten Menschen haben eine Alles-oder-nichts-Einstellung: Sie tun alles für einen Knackpo – oder sie lassen es ganz.

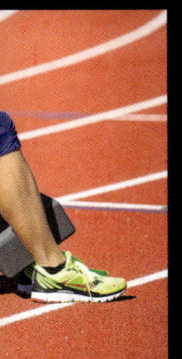
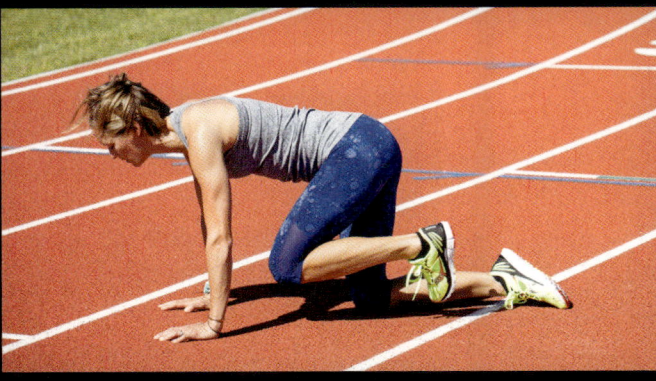
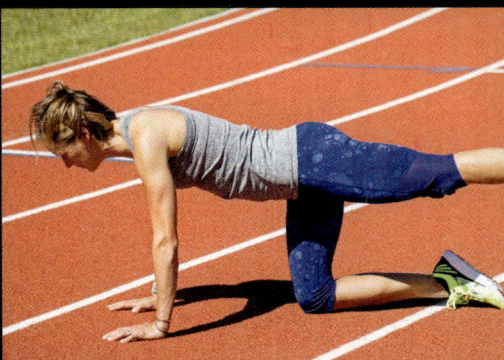

DAS PROBLEM

Zusammen-gekniffener Po belastet

Kneifen Sie niemals den Po zusammen! Jeder kann die Gesäßmuskeln anspannen, aber nicht jeder weiß sie richtig einzusetzen. Ein schneller Test: Stehen Sie auf, kneifen Sie die Pobacken zusammen und versuchen Sie dann herumzulaufen und etwas zu tun. Ist die Anspannung dabei eher hilfreich oder hinderlich? Wenn die Gesäßmuskeln bretthart sind, können Sie ihre Kraft nicht nutzen. Außerdem wird die Lendenwirbel-säule zusammengedrückt – und das geht niemals gut. Sie profitieren deutlich mehr davon, wenn Sie lernen, die Gesäßmuskeln zu isolieren, zu aktivieren und anzuspannen, um sich im Sport und im Alltag besser zu bewegen. Verkrampfte Muskeln sind nicht besser als schlaffe Muskeln. Finden Sie den Mittelweg, eine ausgewogene und funktionale Aktivierung, um Ihre Bemühungen zu optimieren.

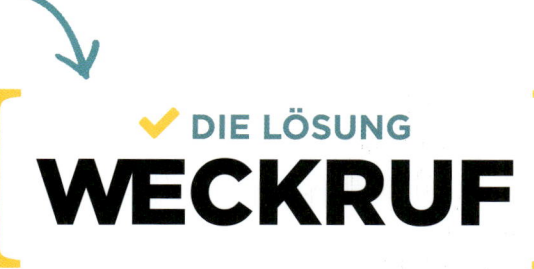

✔ DIE LÖSUNG

[WECKRUF]

Zeit, den Po aus dem Schlaf zu rütteln. Der große Gesäßmuskel (Gluteus maximus) muss aktiviert und gestärkt werden. Als größter Pomuskel sollte er auch die Arbeit machen. Er befindet sich im unteren Teil der Pobacken. Konzentrieren Sie sich auf den Punkt, wo Po und hintere Oberschenkelmuskeln aufein-andertreffen. Das erleichtert seine Anspannung.

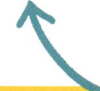

DAS PROBLEM

Ein fauler Po kostet Kraft

Die Gesäßmuskeln sind trotz ihres Kraftpotenzials meist nicht aus-gelastet – und neigen zu Faulheit. Es kommt zu einer Kettenreaktion: Wenn sie nicht arbeiten, müssen andere Muskeln wie Quadrizeps, hintere Oberschenkelmuskeln, untere Rückenmuskeln und sogar die Waden Überstunden machen, und das kann allerhand kompensationsbedingte Schmerzen und Verletzungen zur Folge haben.

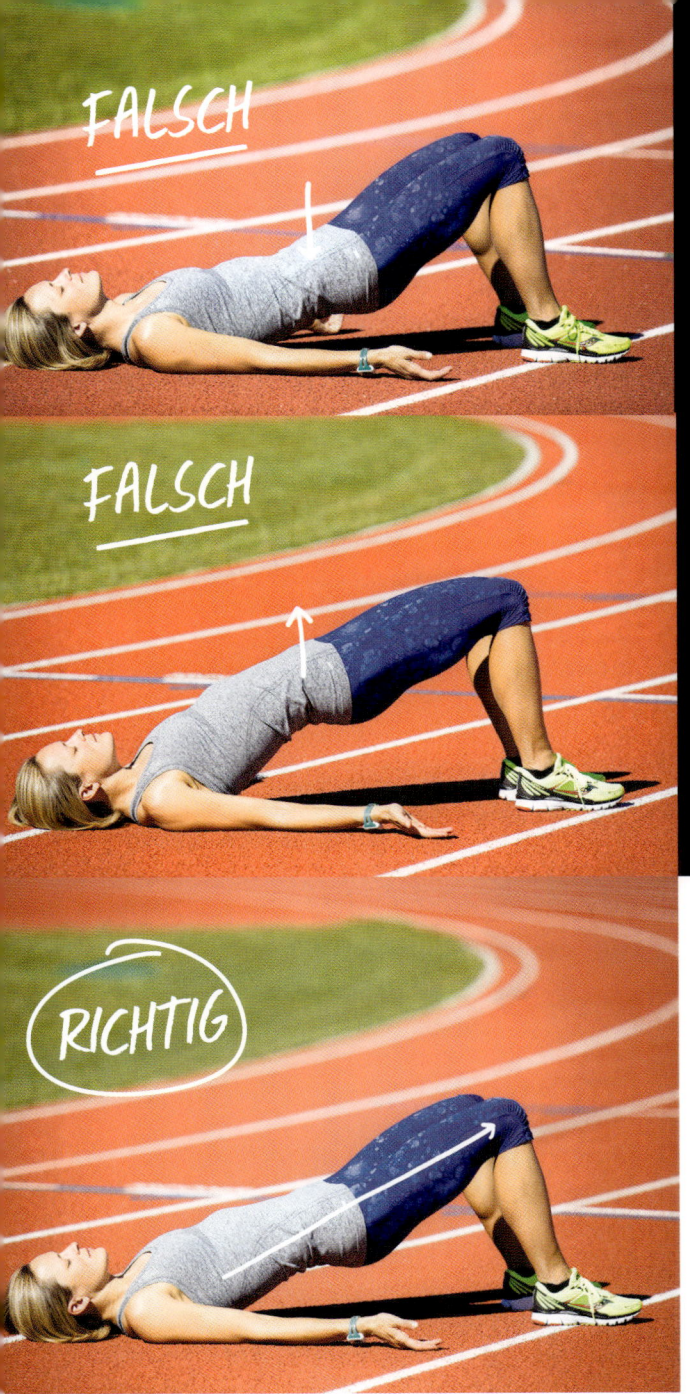

FALSCH

FALSCH

RICHTIG

ALLES DREHT SICH
UM DEN PO

MACHEN DIE **GESÄSSMUSKELN** ZU VIEL ODER ZU WENIG?

> Kommen Sie in die Rückenlage, die Beine aufgestellt, die Füße hüftbreit auseinander.

> Drücken Sie die Füße in den Boden und heben Sie die Hüften, bis Oberkörper und Oberschenkel eine gerade Linie von den Schultern zu den Knien bilden.

> Legen Sie die Hände auf die Pobacken und greifen Sie zu:
Sind die Muskeln hart oder weich?
Sind sie rechts und links gleich stark angespannt?

> Beobachten Sie die Tendenz.

✔ DIE KORREKTUR

Kneifen Sie den Po nicht zusammen und lassen Sie ihn nicht durchhängen, sondern:

> Spannen Sie den großen Gesäßmuskel (Gluteus maximus) am Übergang zwischen Pobacken und hinteren Oberschenkelmuskeln an. Wenn das nicht klappt, ertasten Sie, welche Muskeln arbeiten.

> Arbeiten Sie mit 50 Prozent der Kraft. Dann erledigt der große Gesäßmuskel seinen Job, verkrampft aber nicht.

> Prüfen Sie mit den Händen die gleichmäßige Anspannung auf beiden Seiten.

RESET
ALS WECKRUF FÜR DEN PO

ÜBUNGSPROGRAMM

✔ **Gleichgewicht fürs Gesäß** (S. 111)

ÜBUNGSZIELE

❯ Die Gesäßmuskeln aktivieren und kräftigen, um sie optimal nutzen zu können

❯ Die vordere und rückwärtige Unterkörpermuskulatur ins Gleichgewicht bringen

❯ Den Schritt stärken

❯ Schmerzen im Lendenwirbelsäulenbereich vorbeugen

WANN?	Vor dem Training / Als Crosstraining
WIE LANGE?	5–8 Atemzüge oder 10+ Wiederholungen
WOMIT?	Yogablock und -gurt, Krawatte oder Gürtel
WARN-SIGNALE	Verkrampfte Gesäßmuskeln Schmerzen im Lendenwirbelsäulenbereich Kompensationsbewegungen der Wirbelsäule

STARKER PO = KRAFTVOLLER SCHRITT

ÜBUNGSTECHNIK
Hilfsmittel helfen, Feedback zu sammeln

Manchmal ist schwer zu sagen, welche Muskeln aktiv sind – vor allem wenn es um die seltener benutzten geht. Um Feedback zu sammeln, können Sie die Haltungen »Brücke« (S. 111) und »Stuhl« (S. 114) mit Block und Gurt analysieren:

❯ Klemmen Sie einen Yogablock unmittelbar oberhalb der Fußgelenke zwischen die Schienbeine.

❯ Spannen Sie einen Gurt (eine Krawatte oder einen Gürtel) so straff um die breiteste Stelle der Oberschenkel, dass Sie sich dagegenstemmen können.

❯ Spüren Sie, wie sich das anfühlt. Die gegenläufigen Bewegungen aktivieren die Muskeln, richten die Beine neutral aus und optimieren so ihre Kraft.

Wiederholen Sie die Übungen ohne Hilfsmittel und versuchen Sie, die Muskeln – auch ohne Widerstand – auf die gleiche Weise anzuspannen.

GLEICHGEWICHT FÜRS GESÄSS

BRÜCKE

1 Kommen Sie in die Rückenlage, Beine aufgestellt, Füße hüftbreit auseinander.

2 Die Arme liegen neben dem Körper, Handflächen nach oben.

3 Drücken Sie die Füße gleichmäßig in den Boden und heben Sie die Hüften.

4 Schieben Sie die Knie über die Fußgelenke und die

Oberschenkel von den Schultern weg, als würde jemand an den Knien ziehen.

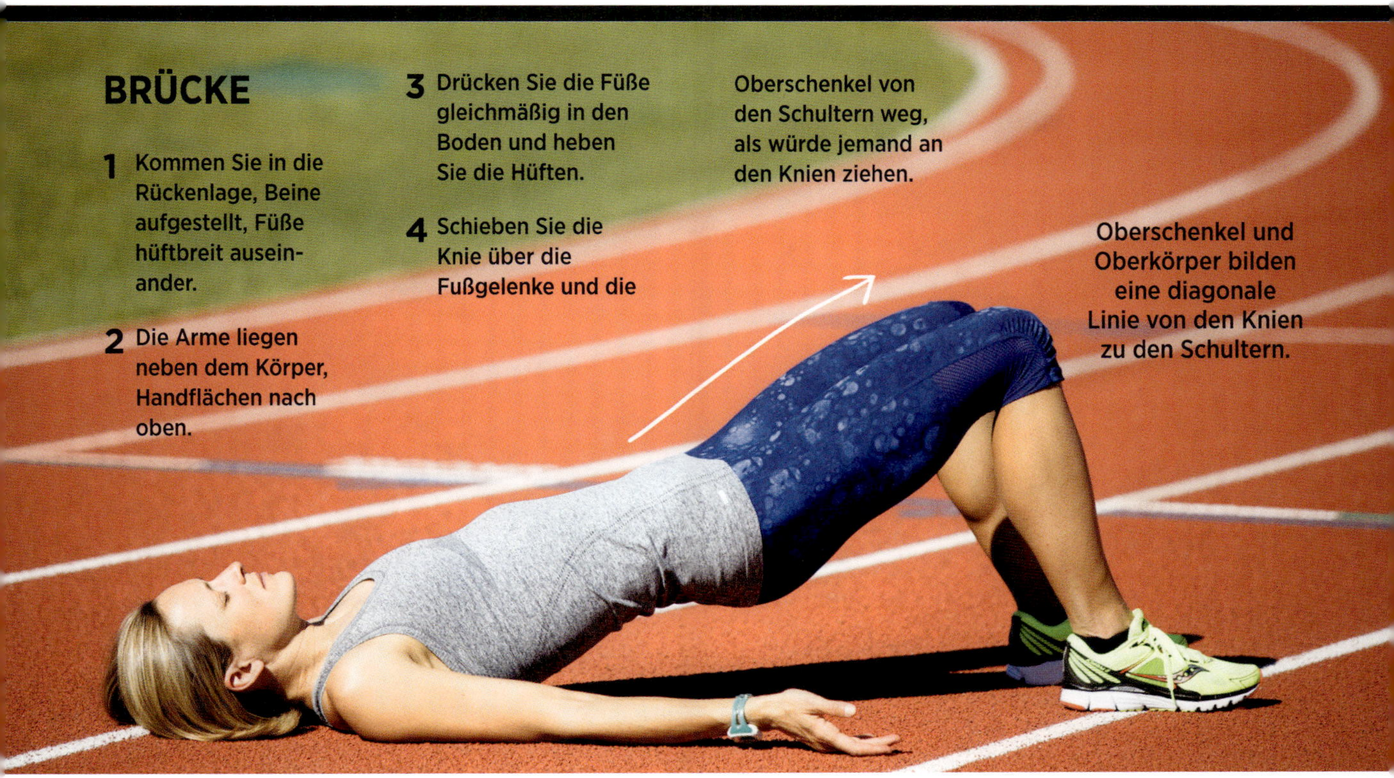

Oberschenkel und Oberkörper bilden eine diagonale Linie von den Knien zu den Schultern.

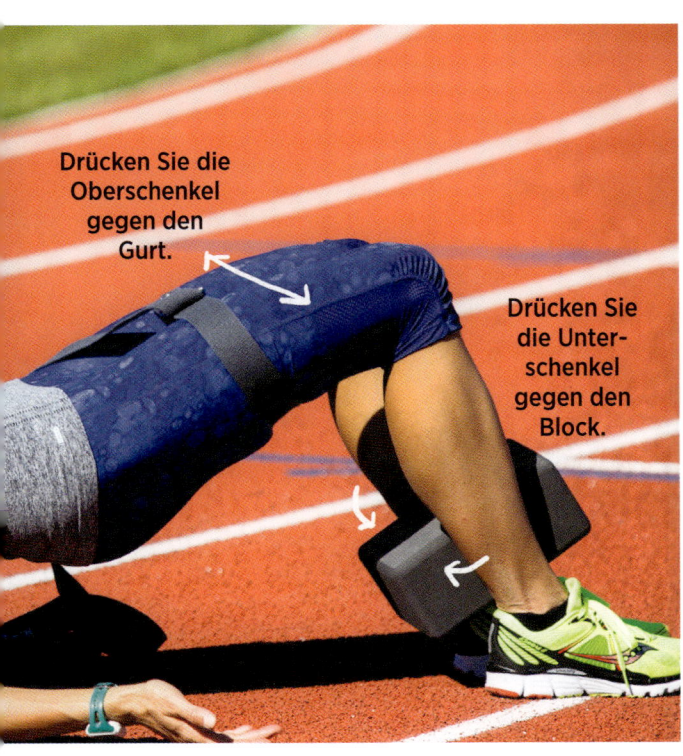

Drücken Sie die Oberschenkel gegen den Gurt.

Drücken Sie die Unterschenkel gegen den Block.

FAQ Ich dachte, ich hätte nur einen Po?

Jede Pobacke besteht nicht nur aus einem, sondern aus drei Muskeln. Der große Gesäßmuskel (Gluteus maximus) ist Boss und Motor der Abdruckphase. Der mittlere und kleine Gesäßmuskel (Gluteus medius & minimus) stabilisieren die Hüften, damit Sie das Maximum aus dem großen Gesäßmuskel herausholen können. Wenn Sie die Hände an den Übergang von Po und Beinen legen und den unteren Teil des Gesäßes anspannen, spüren Sie seinen Tonus. Er steht im Fokus dieses Kapitels über einen kraftvollen Schritt. Die beiden anderen Gesäßmuskeln kommen im Kapitel »Mobile & stabile Hüften« (S. 119) an die Reihe.

BRÜCKE DYNAMISCH

1 Kommen Sie in die Brücke, Arme neben dem Körper, Handflächen nach oben.

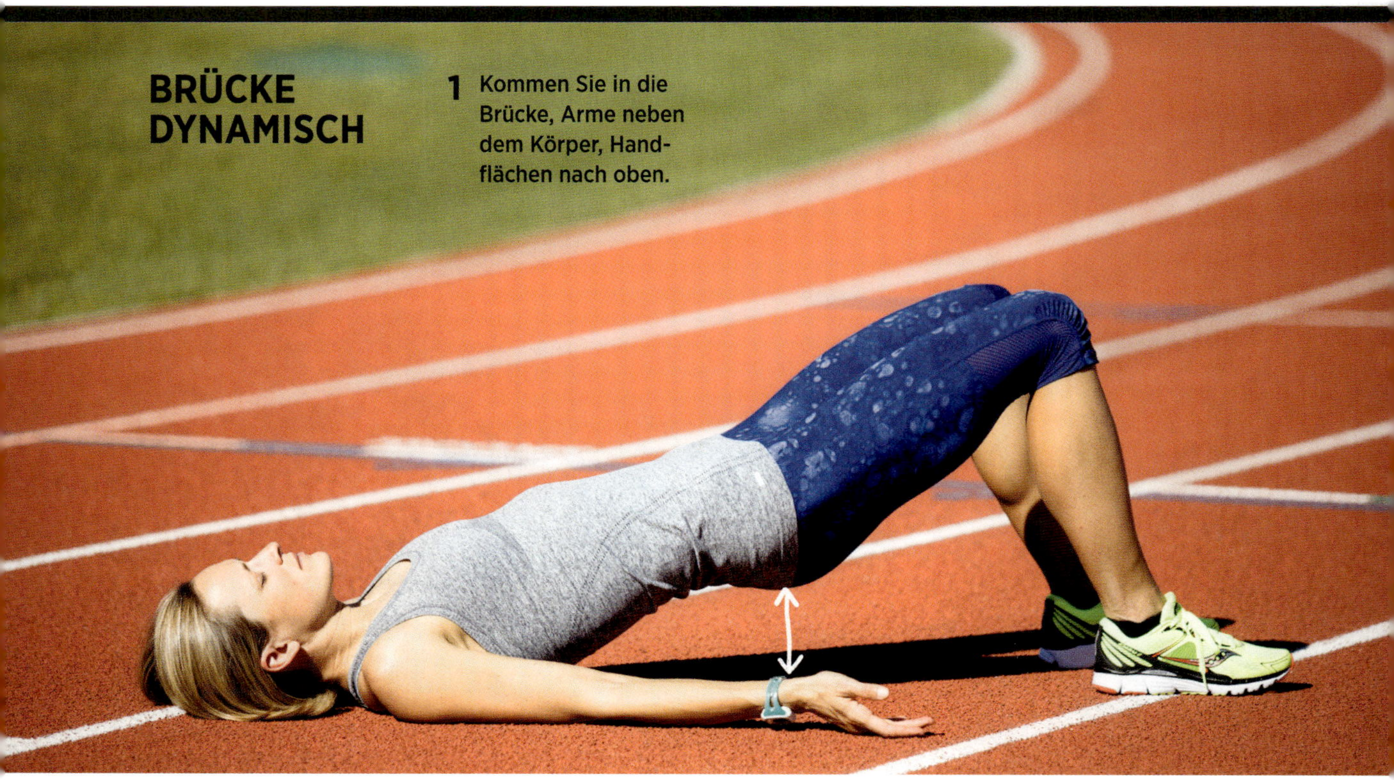

LAUFEN IM VIERFÜSSLER-STAND

1 Strecken Sie aus dem Vierfüßlerstand das linke Bein nach hinten. Die Zehen sind angezogen und zeigen zum Boden.

2 Ziehen Sie, ohne die Wirbelsäule zu verändern, das linke Knie zur Brust. (Das wird nicht ganz klappen, aber das ist in Ordnung.)

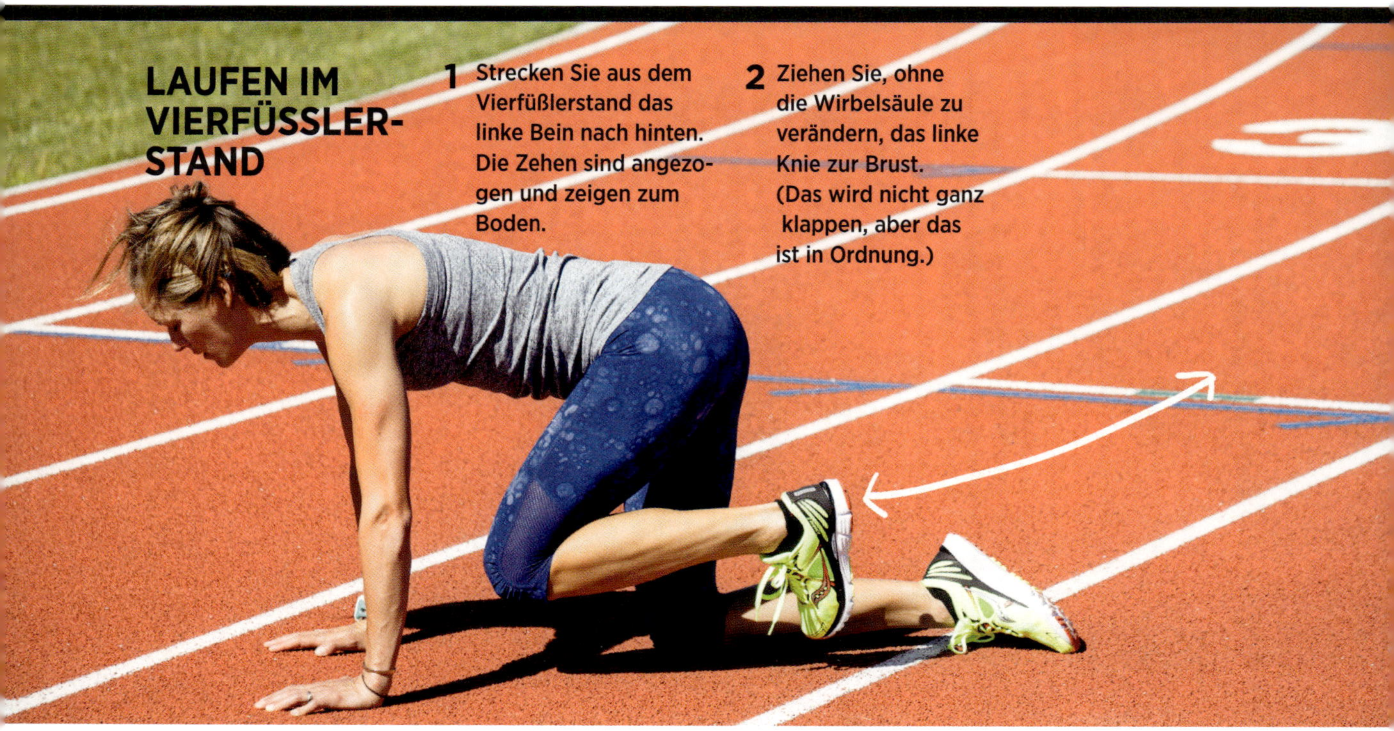

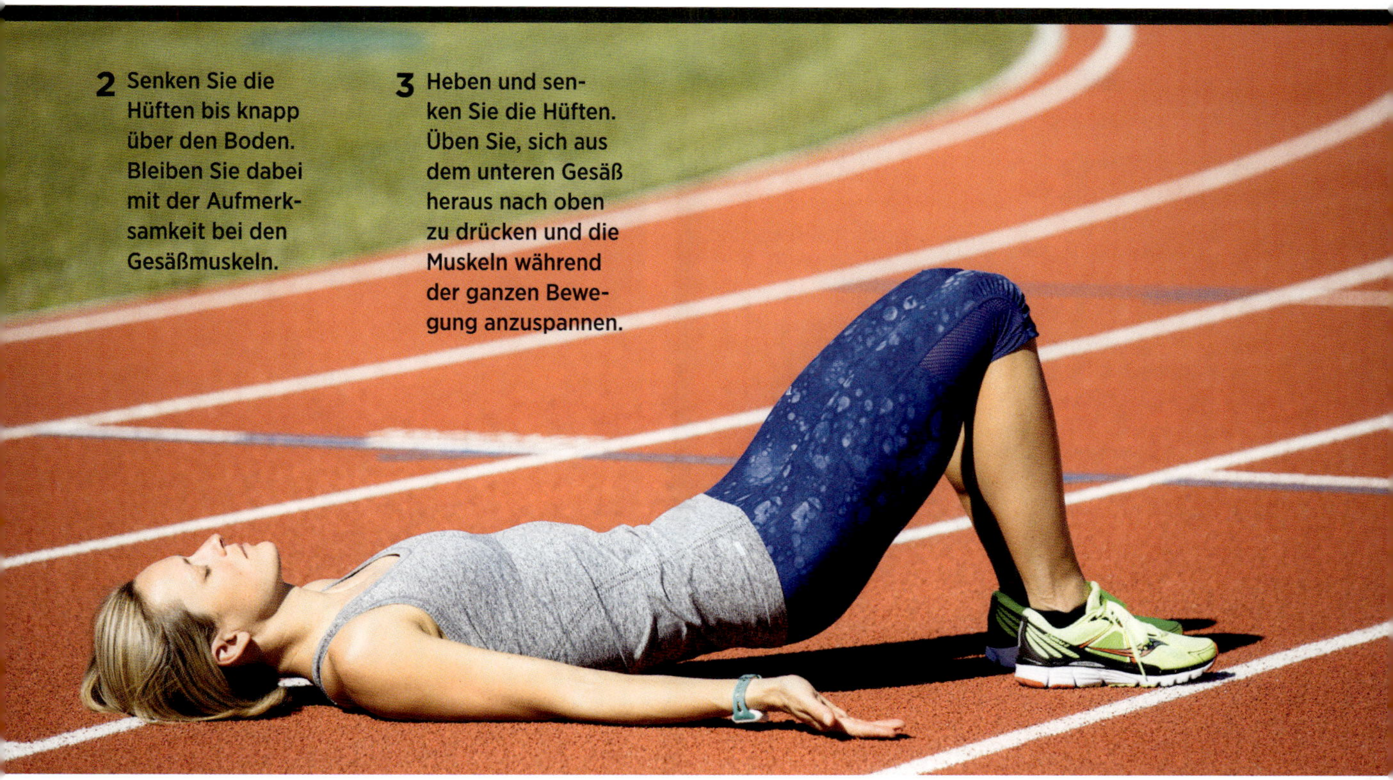

2 Senken Sie die Hüften bis knapp über den Boden. Bleiben Sie dabei mit der Aufmerksamkeit bei den Gesäßmuskeln.

3 Heben und senken Sie die Hüften. Üben Sie, sich aus dem unteren Gesäß heraus nach oben zu drücken und die Muskeln während der ganzen Bewegung anzuspannen.

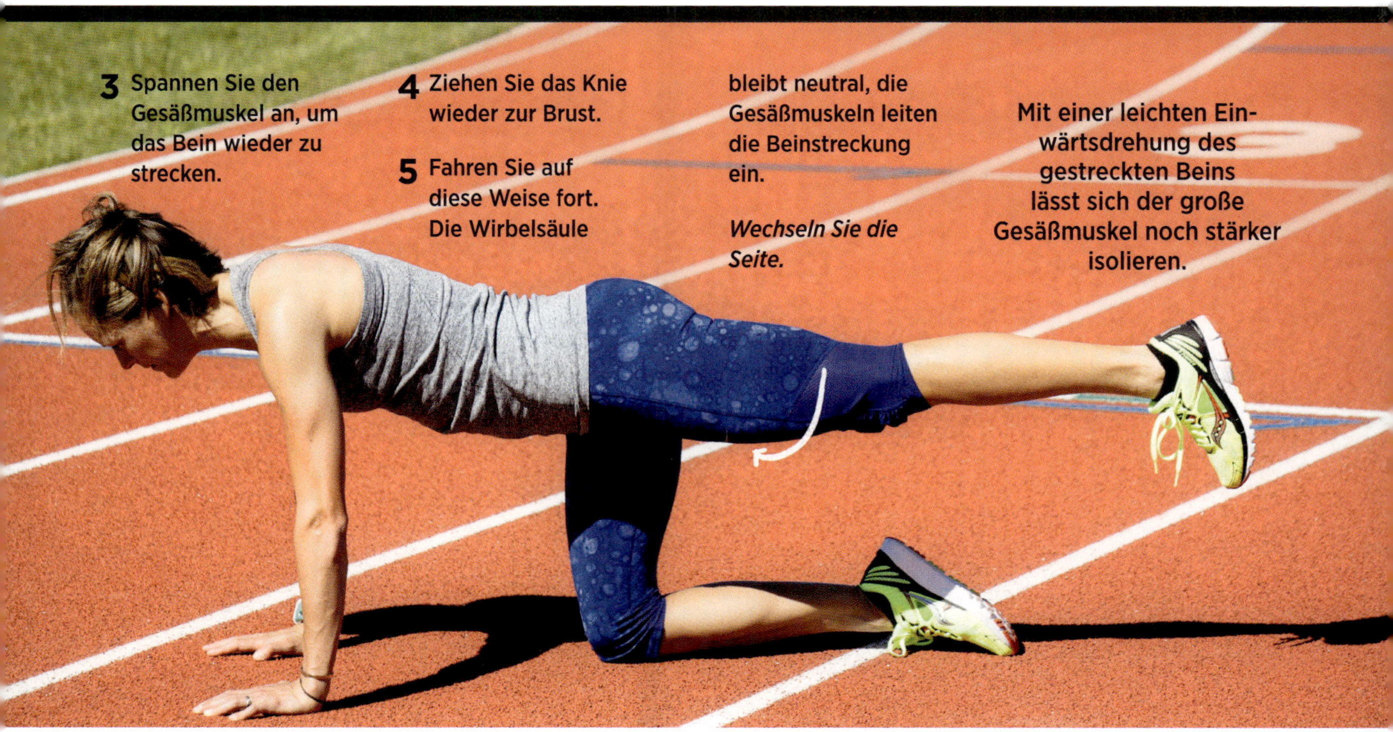

3 Spannen Sie den Gesäßmuskel an, um das Bein wieder zu strecken.

4 Ziehen Sie das Knie wieder zur Brust.

5 Fahren Sie auf diese Weise fort. Die Wirbelsäule bleibt neutral, die Gesäßmuskeln leiten die Beinstreckung ein.

Wechseln Sie die Seite.

Mit einer leichten Einwärtsdrehung des gestreckten Beins lässt sich der große Gesäßmuskel noch stärker isolieren.

STUHL

1 Bringen Sie das Fundament ins Gleichgewicht (S. 61) und legen Sie die Hände an die Hüften.

2 Kommen Sie in eine Kniebeuge, die Knie sind über den Fußgelenken.

3 Spannen Sie Quadrizepse, hintere Oberschenkelmuskeln und Gesäßmuskeln gleichmäßig an, statt die Gesäßmuskeln zu entspannen und den Po rauszustrecken.

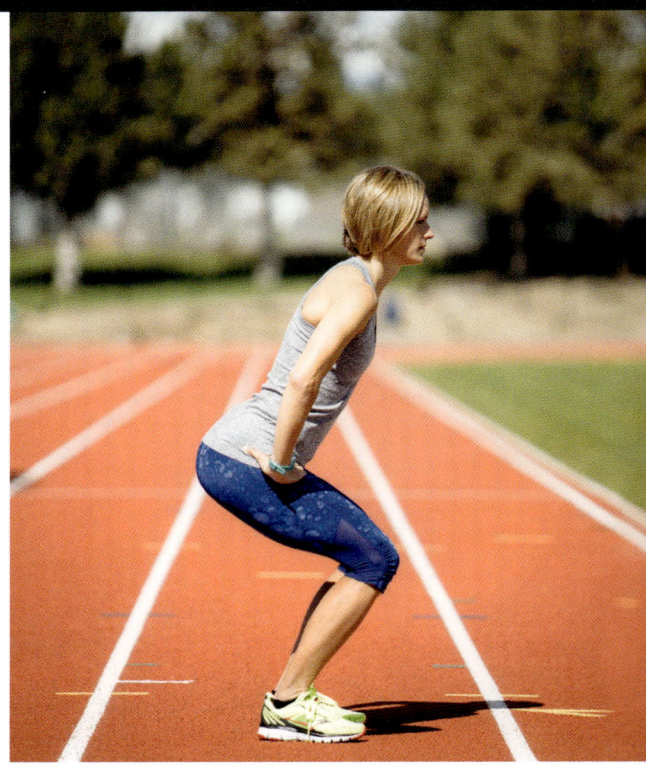

>> Arbeiten Sie mit Hilfsmitteln (S. 110), wenn Sie wissen wollen, welche Muskeln gerade arbeiten.

ÜBUNGSTECHNIK
Den Quadrizeps bremsen

Im Stehen – vor allem auf einem Bein – können die vorderen Oberschenkelmuskeln aktiver sein. Es ist sehr wichtig, die Kraft der Quadrizepse mit einer ebenso starken Gesäßmuskulatur auszugleichen. Po und Quadrizepse sollten gleich viel arbeiten. Erspüren Sie die Balance zwischen vorne und hinten. Wenn das nicht gelingt, verlagern Sie das Gewicht stärker auf die Fersen und konzentrieren Sie sich auf die Körperrückseite, um die Gesäßmuskeln zu aktivieren. Halten Sie diese Konzentration, während Sie das Gewicht wieder gleichmäßig verteilen.

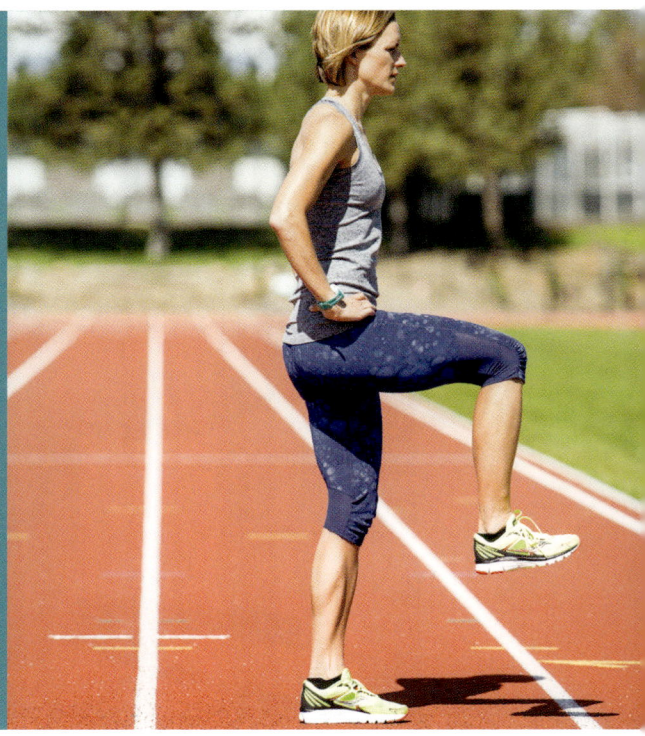

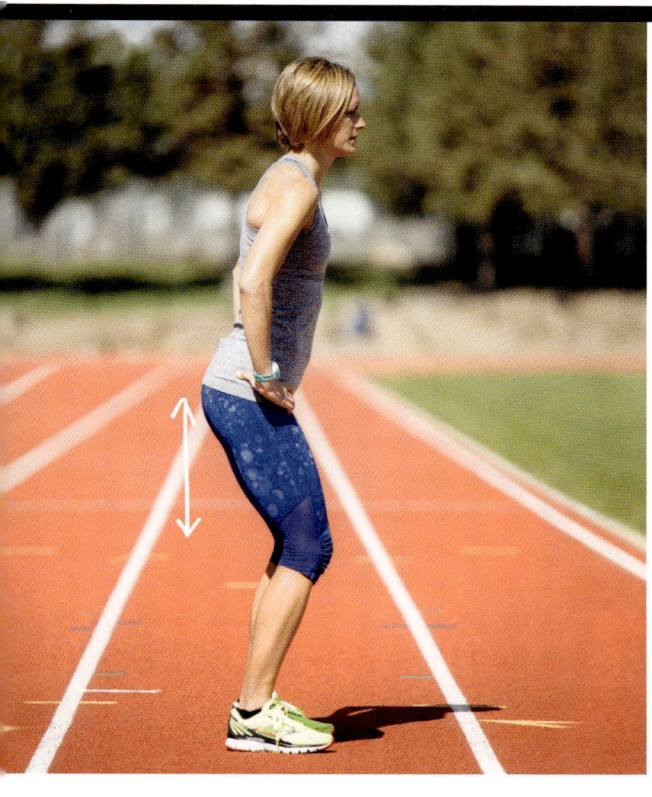

STUHL DYNAMISCH

1 Kommen Sie in die Stuhlhaltung. Halten Sie kurz inne, um die Anspannung der Muskeln zu spüren.

2 Strecken Sie die Beine zum Stand.

3 Kommen Sie wieder in die Stuhlhaltung.

4 Wechseln Sie fließend zwischen Stuhlhaltung und Stand. Achten Sie auf diese gleichmäßige Aktivierung der Beinmuskulatur und drücken Sie sich kräftig mit den Gesäßmuskeln ab.

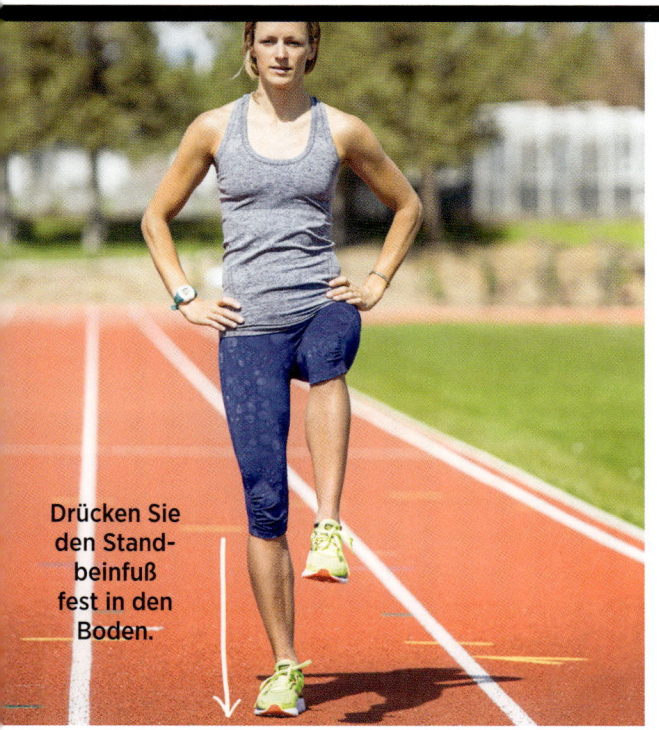

Drücken Sie den Standbeinfuß fest in den Boden.

EINBEIN-STAND

1 Bringen Sie das Fundament ins Gleichgewicht und legen Sie die Hände an die Hüften.

2 Spannen Sie die Core-Muskeln an und heben Sie das linke Knie auf Taillenhöhe. Es bildet einen 90-Grad-Winkel.

3 Finden Sie das Gleichgewicht. Das rechte Knie ist leicht angewinkelt.

4 Spüren Sie die Anspannung im rechten Gesäß, als wollten Sie sich jeden Moment mit dem Fuß abdrücken.

Wechseln Sie die Seite.

ÜBUNGS PLAN

! Ich habe folgendes Ungleichgewicht der Gesäßmuskulatur:

✔ Ich werde meinen Po vor dem
Training aufwecken, indem:

#reset

✔ Was werden Sie heute tun, um Ihren Po wachzurütteln?

NUTZEN SIE DIE GESÄßMUSKULATUR

ACHTEN SIE
AUF DIE
KLEINEN
DINGE

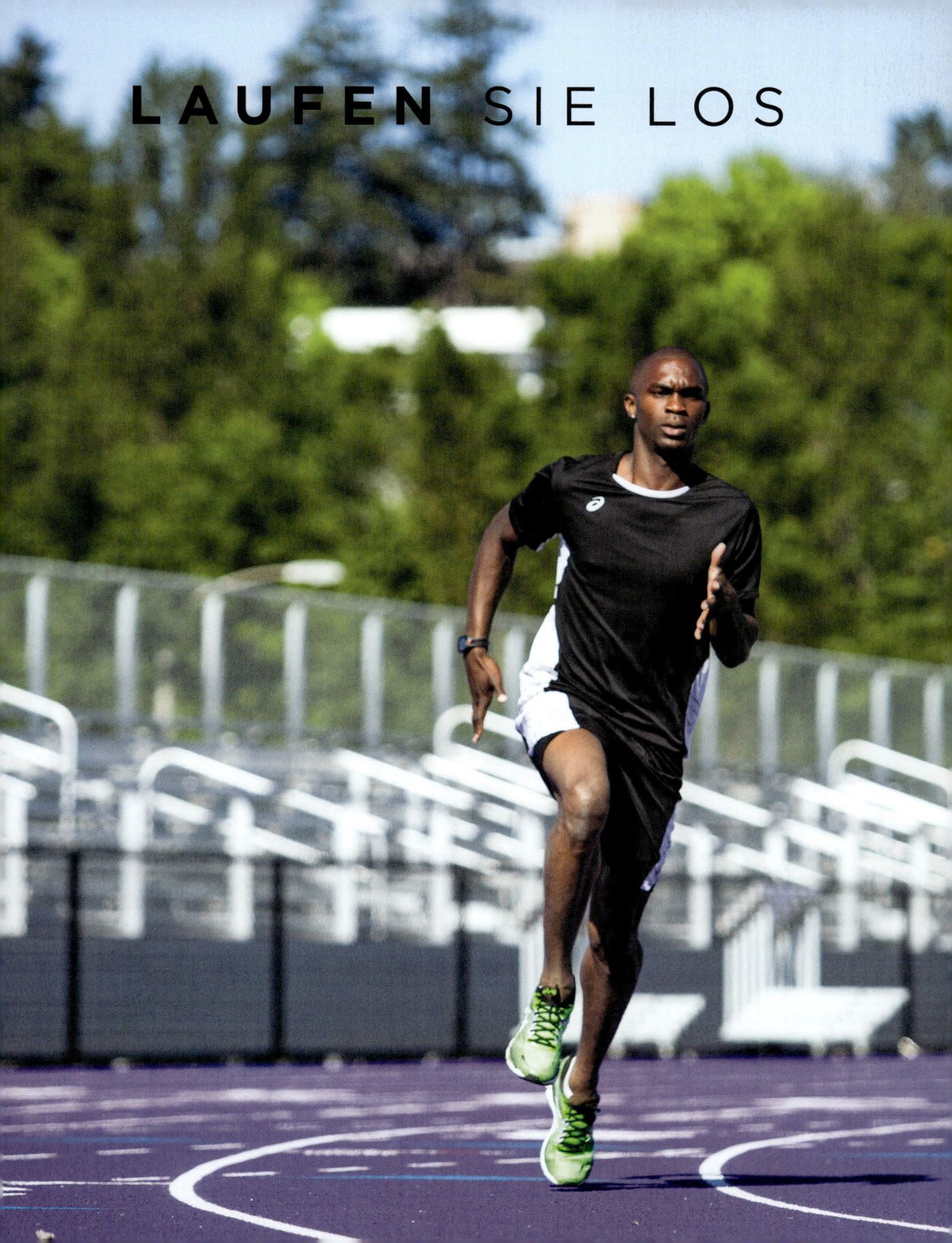

LAUFEN SIE LOS

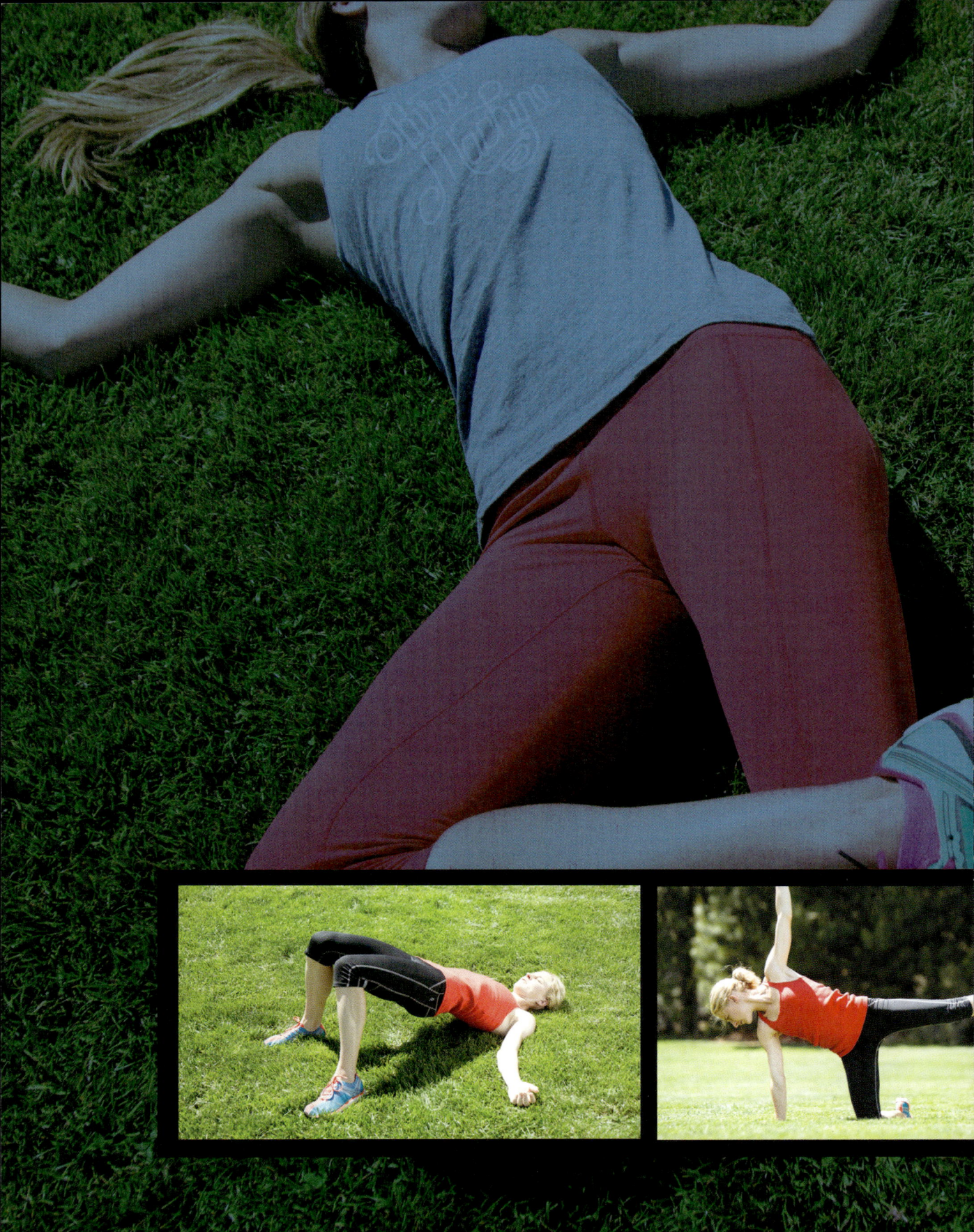

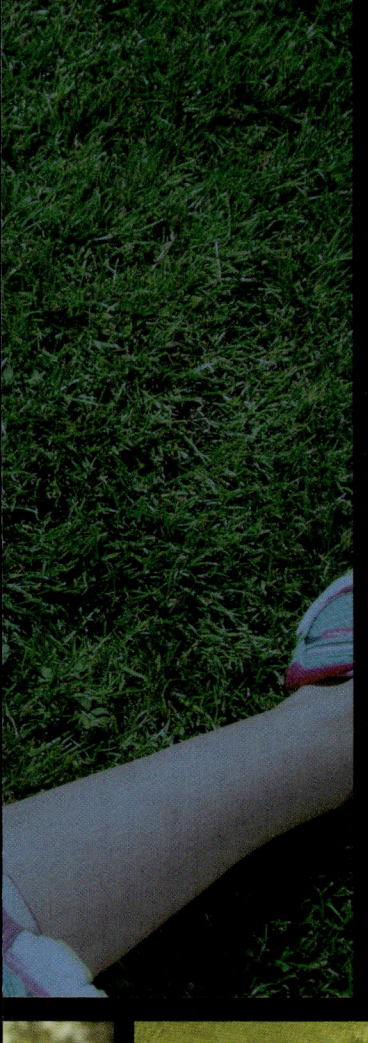

MOBILE & STABILE HÜFTEN

Sportler sagen oft, sie müssten ihre Hüften öffnen. Aber was heißt das überhaupt?

Die Hüften verfügen über einen dynamischen Bewegungsumfang, aber die typische Vorwärtsorientierung vernachlässigt den größten Teil davon. Beim Gehen, Laufen oder Radfahren werden die Hüften lediglich gebeugt und gestreckt. Bewegungen wie Rotation (Einwärts- und Auswärtsdrehen), Abduktion und Adduktion (Abspreizen und Heranziehen) sind eher selten. Die dafür zuständigen Hüftmuskeln werden faul und verspannt. Letzten Endes hilft ein Gleichgewicht aus Beweglichkeit und Kraft – Mobilität und Stabilität – in den Hüften, einer Reihe von Verletzungen vorzubeugen.

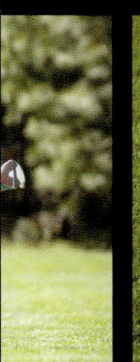
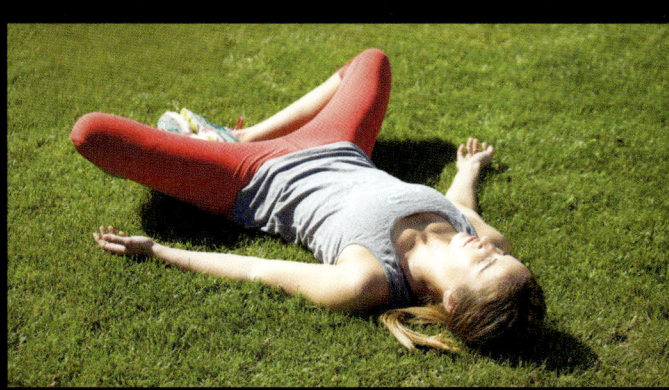
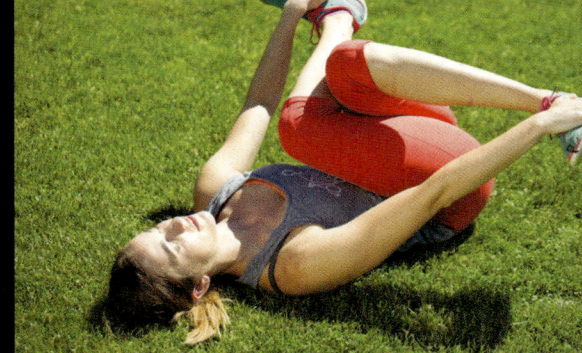

MACHEN SIE SICH KLAR, WO DIE HÜFTEN OFFENER SEIN MÜSSEN

! DAS PROBLEM

Eine zu geringe Hüftmobilität überlastet andere Bereiche

Der Körper kompensiert Hüftsteifigkeit mit einigen Tricks, die alles andere als ideal sind. Da ist nicht nur das allgemeine Gefühl einer »Po-Blockade«, also einer stark verspannten Hüft- und Gesäßmuskulatur, die den Bewegungsumfang einschränkt. Mangelnde Beweglichkeit steckt oft auch hinter anderen Beschwerden, vom Läuferknie bis zu Schmerzen im unteren Rücken.

✔ DIE LÖSUNG

DIE **PO-BLOCKADE** LOCKERN

Im Hinblick auf die Hüftmobilität gilt: Wer rastet, der rostet. Ein optimaler Bewegungsumfang bedarf regelmäßiger Übung. Da die meisten Bewegungen (wie Gehen, Laufen Radfahren ... und sogar Sitzen!) vorwärtsgerichtet sind, werden Sie sehr davon profitieren, wenn Sie ungewohnten Mustern wie Rotation und Seitbewegung mehr Aufmerksamkeit schenken. Sobald Sie eine gewisse Erleichterung spüren und in den Hüften beweglicher werden, werden Sie konsequent weiterarbeiten wollen.

Schwache Hüften sind instabil

Selbstverständlich sollten die großen Beinmuskeln, die uns vorwärtstragen, auch am aktivsten sein. Leider verlernen die kleineren, intrinsischen Hüftmuskeln oft, eine optimale Ausrichtungsgrundlage zu bieten, damit die größeren gefahrlos und effektiv arbeiten können. Von welchen Muskeln ist die Rede? Vom mittleren und kleinen Gesäßmuskel (Gluteus medius & minimus) sowie den »tiefen Sechs« – einer Gruppe von sechs Muskeln (Gemellus inferior, Gemellus superior, Obturator internus, Obturatur externus, Piriformis, Quadratus femoris), die tief in der Hüfte wie die Speichen an der Nabe eines Rades angeordnet sind und das obere Ende des Oberschenkelknochens umhüllen. Wenn sie korrekt arbeiten, machen sie den Schritt kraftvoller, da sie die Oberschenkelknochen neutral in den Hüftgelenken stabilisieren.

Achtung: Auch überdehnte Hüften können schwach sein! Daher sollten Sie ihrer Kraft ebenso viel Zeit und Aufmerksamkeit schenken wie ihrer Beweglichkeit. Wer sie nicht erhält, wird nicht so kraftvoll wie möglich vorwärtsstreben können. Gerade wenn die Kräfte schwinden, können schwache Hüften das Becken unkontrolliert von einer Seite zur anderen pendeln lassen. Die Gefahr von Knie-, Hüft- und Rückenschmerzen steigt.

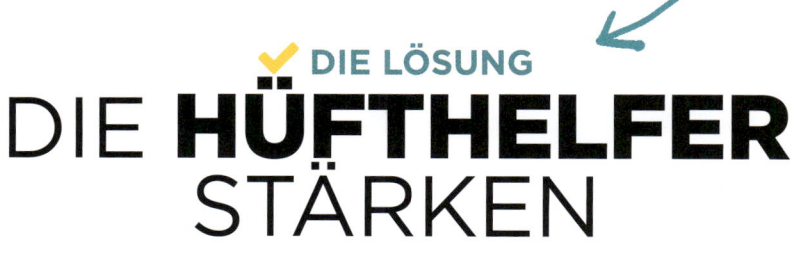

DIE LÖSUNG
DIE **HÜFTHELFER** STÄRKEN

Wenn Sie die übliche Vorwärtsbewegung mit ein paar Seitwärtsbewegungen abwechseln, bleiben die Hüftstabilisatoren wach und stark, damit sie ihre Arbeit tun und die Oberschenkelknochen neutral verankern können.

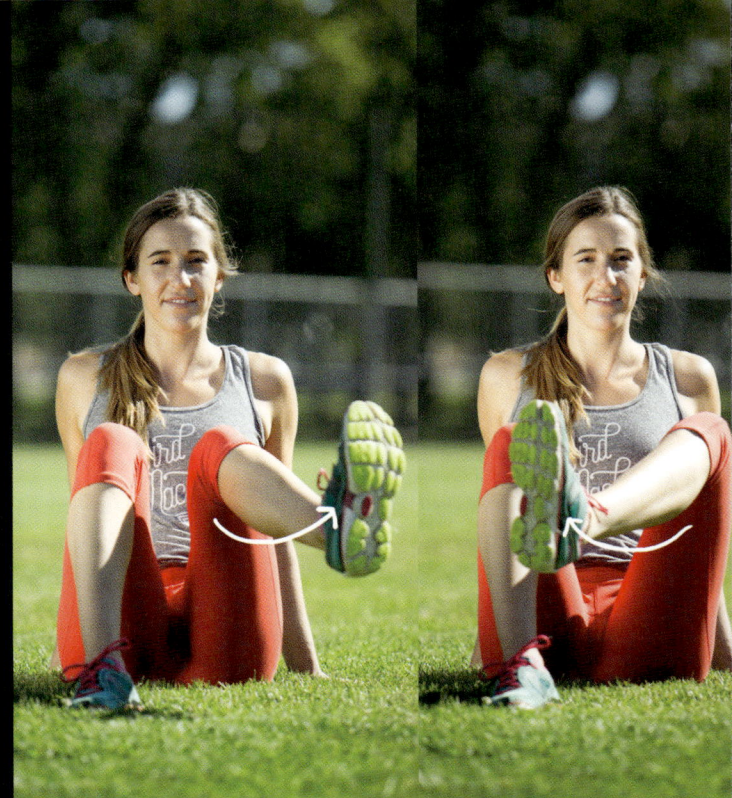

WO HABEN
DIE HÜFTEN
ÖFFNUNGSBEDARF?

Sie sollten in der Lage sein, beide Oberschenkelknochen etwa gleich stark ein- und auswärts zu drehen. Im Idealfall sollten auch beide Hüften den gleichen Bewegungsumfang haben. Dieser Selbsttest hilft einzuschätzen, welche Dehnungsübungen für Sie am hilfreichsten sind.

> Setzen Sie sich auf den Boden, die Beine aufgestellt, die Füße auf dem Boden. Stützen Sie die Hände hinter dem Körper ab.

> Heben Sie das linke Bein. Es sollte einen 90-Grad-Winkel bilden.

> Ziehen Sie die Zehen zum Körper und drehen Sie den Oberschenkel im Hüftgelenk einwärts, um den Unterschenkel so weit wie möglich zur Seite zu schwenken. Beobachten Sie, wie weit Sie kommen.

> Drehen Sie den Oberschenkel anschließend auswärts, um den Unterschenkel so weit wie möglich zur Mitte zu schwenken. Beobachten Sie wieder, wie weit Sie kommen.

> Machen Sie weiter, bis Sie deutlich spüren, welche Richtung schwieriger für Sie ist.

> Wiederholen Sie den Test mit dem rechten Bein.

✔ DIE KORREKTUR

Nach diesen Beobachtungen gilt im Allgemeinen:

> Bei dominanter Auswärtsdrehung sollten Sie mehr Zeit auf Haltungen verwenden, welche die Einwärtsdrehung fördern, wie den »Sitzenden Helden« (S. 125) und die »Flankendehnung« (S. 126).

> Bei dominanter Einwärtsdrehung sollten Sie mehr Zeit auf Haltungen verwenden, welche die Auswärtsdrehung fördern, wie »Ziffer 4« (S. 128) und »Schnürsenkel im Liegen« (S. 129).

> Schenken Sie der stärker verspannten Hüfte generell mehr Zuwendung. Halten Sie die Stellungen auf dieser Seite ein paar Atemzüge länger oder wiederholen Sie die Übungen zwei Mal. Unabhängig davon, wo die Einschränkung stärker ist, kann der »Scheibenwischer im Liegen« (S. 124) das Ungleichgewicht lindern und beide Hüften geschmeidig halten.

RESET FÜR MOBILE & STABILE HÜFTEN

ÜBUNGSPROGRAMME

✓ **Die Po-Blockade lockern** (S. 123)
✓ **Die Hüfthelfer stärken** (S. 132)

ÜBUNGSZIELE

› Den Bewegungsumfang der Hüften erhalten

› Der Überlastung von Rücken und Iliotibialband sowie kompensationsbedingten Verletzungen vorbeugen

› Die Hüftstabilität verbessern

› Muskuläre Ungleichgewichte der Hüften lindern

WANN?	Vor dem Training (Die Hüfthelfer stärken) Nach dem Training / Zur Regeneration (Die Po-Blockade lockern)
WIE LANGE?	5–8 Atemzüge bei statischen oder 10+ Wiederholungen / mehrere Sätze bei dynamischen Übungen
WOMIT?	Yogablöcke oder Kissen
WARN-SIGNALE	Knieverletzungen, Kompensationsbewegungen der Wirbelsäule

✓ DIE **PO-BLOCKADE LOCKERN**

LIEGENDER SCHMETTERLING

1 Kommen Sie in die Rückenlage, Arme neben dem Körper, Handflächen nach oben.

2 Stellen Sie die Fußsohlen aneinander, die Oberschenkel fallen auseinander.

3 Spüren Sie die Dehnung von den Innenoberschenkeln bis in die Hüften. Ist sie zu stark, schieben Sie die Füße etwas vom Körper weg.

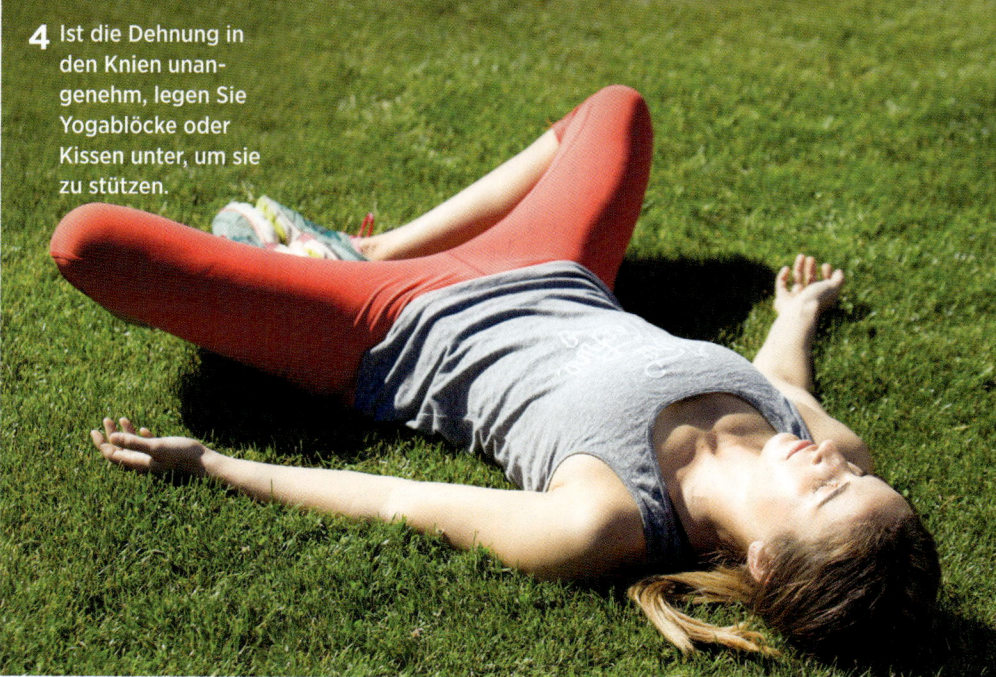

4 Ist die Dehnung in den Knien unangenehm, legen Sie Yogablöcke oder Kissen unter, um sie zu stützen.

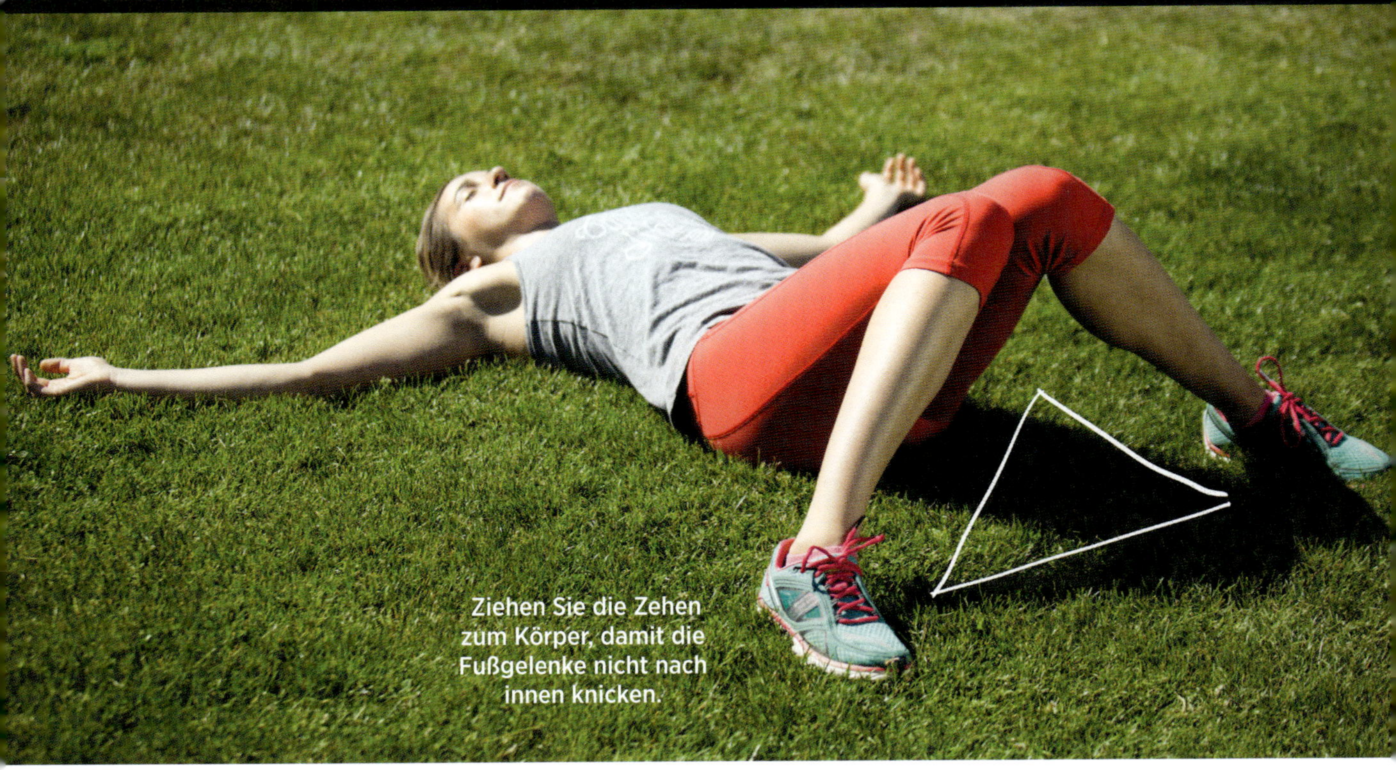

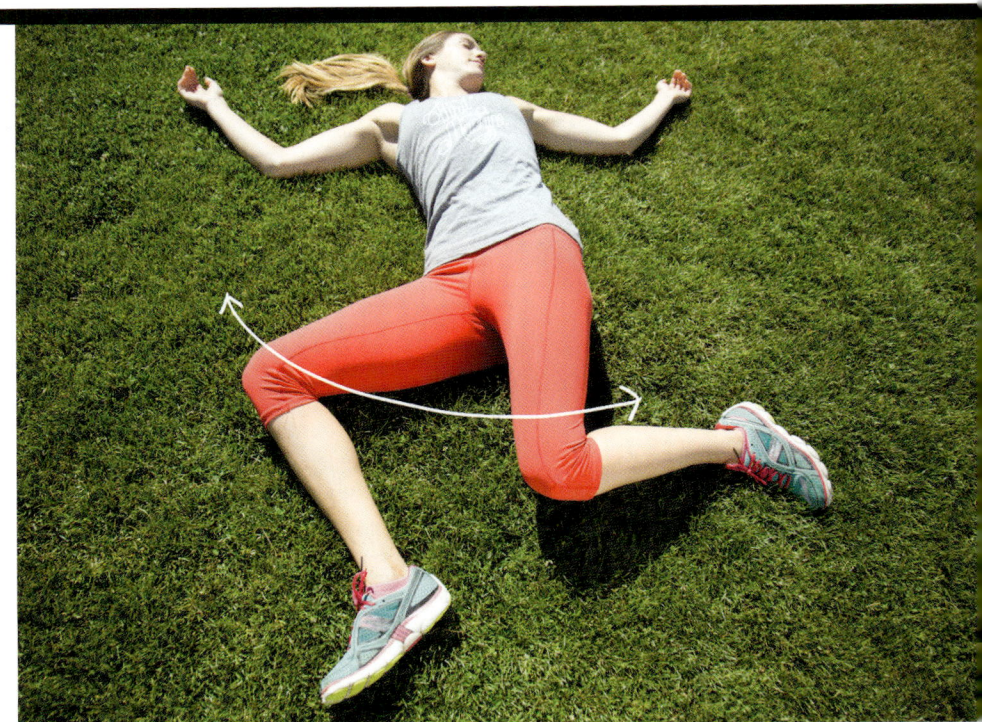

Ziehen Sie die Zehen zum Körper, damit die Fußgelenke nicht nach innen knicken.

SCHEIBEN-WISCHER IM LIEGEN

1 Stellen Sie in der Haltung des Liegenden Helden die Beine wieder auf.

2 Lassen Sie beide Knie nach rechts sinken und drehen Sie den Kopf nach links.

LIGENDER HELD

1 Kommen Sie in die Rückenlage, Arme etwa auf Schulterhöhe seitlich ausgestreckt, Handflächen nach oben.

2 Stellen Sie die Beine auf, die Füße mehr als hüftbreit (etwa mattenbreit) auseinander. Lassen Sie die Oberschenkel zueinander kippen, sodass ein Dreieck entsteht.

3 Versuchen Sie, den Abstand zwischen den Füßen noch zu vergrößern, sodass sich die Knie unter Umständen nicht mehr berühren. Spüren Sie die Weite in den Hüftgelenken und der Lendenwirbelsäule.

ÖFFNEN SIE DIE HÜFTEN

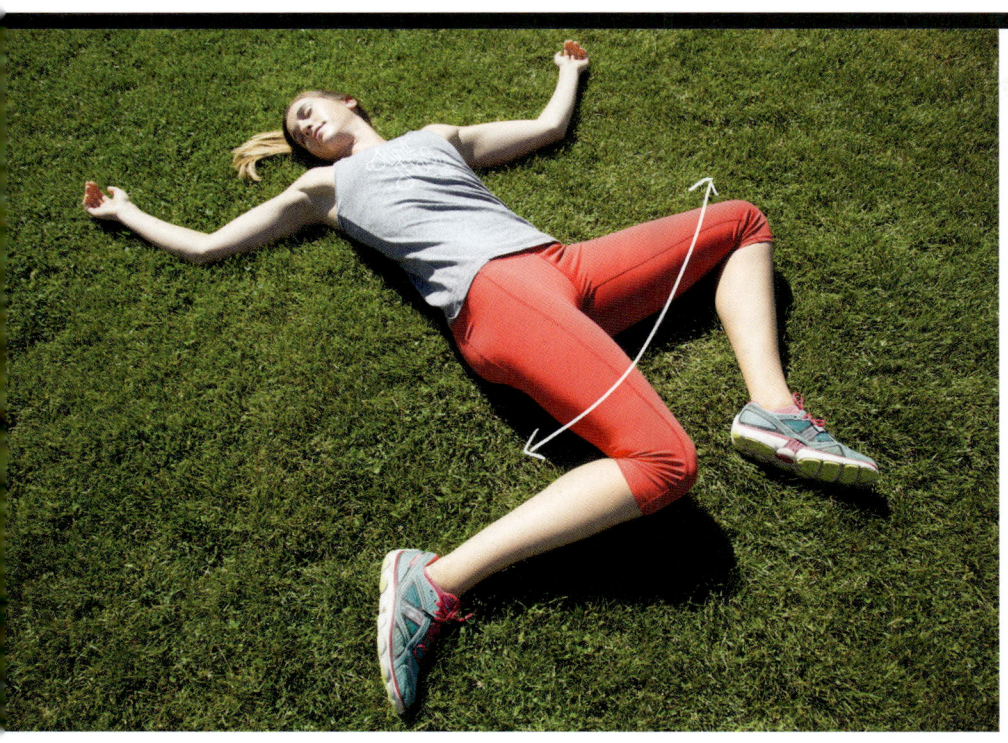

3 Bringen Sie die Knie über die Mitte nach links und drehen Sie den Kopf nach rechts.

4 Fahren Sie fort, die Beine wie einen Scheibenwischer hin und her zu bewegen.

Machen Sie die Übungsfolge zuerst mit dem einen Bein. Halten Sie inne, spüren Sie den Unterschied und wiederholen Sie sie mit dem anderen Bein.

FLANKEN-DEHNUNG

1 Kommen Sie in die Rückenlage, Arme seitlich ausgestreckt, Handflächen nach oben.

2 Stellen Sie die Beine mehr als hüftbreit auf, lassen Sie beide Oberschenkel nach rechts sinken.

3 Legen Sie den rechten Fuß auf den linken Oberschenkel. Das Gewicht des Beins unterstützt die Rotation im Hüftgelenk und das Absenken zum Boden.

4 Wenn es zu schwierig oder für eines der Knie unangenehm ist, den rechten Fuß auf den linken Oberschenkel zu bringen, lassen Sie ihn auf dem Boden.

5 Ziehen Sie die Zehen beider Füße an.

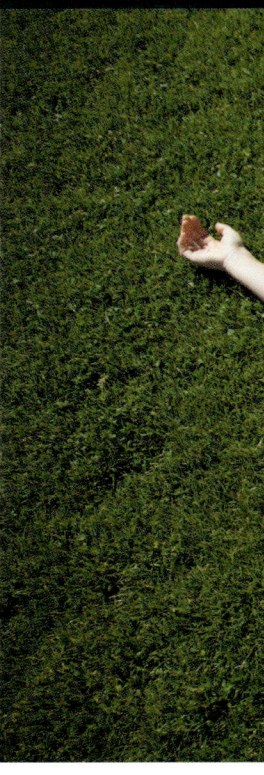

KNIE ZUR BRUST

1 Bleiben Sie in der Rückenlage, Beine aufgestellt, Füße auf dem Boden.

2 Ziehen Sie das rechte Knie zur Brust. Die Taille bleibt gerade. Falls sich die Wirbelsäule zur Seite neigt, lassen Sie locker, bis die Hüften parallel sind und die Wirbelsäule neutral ist.

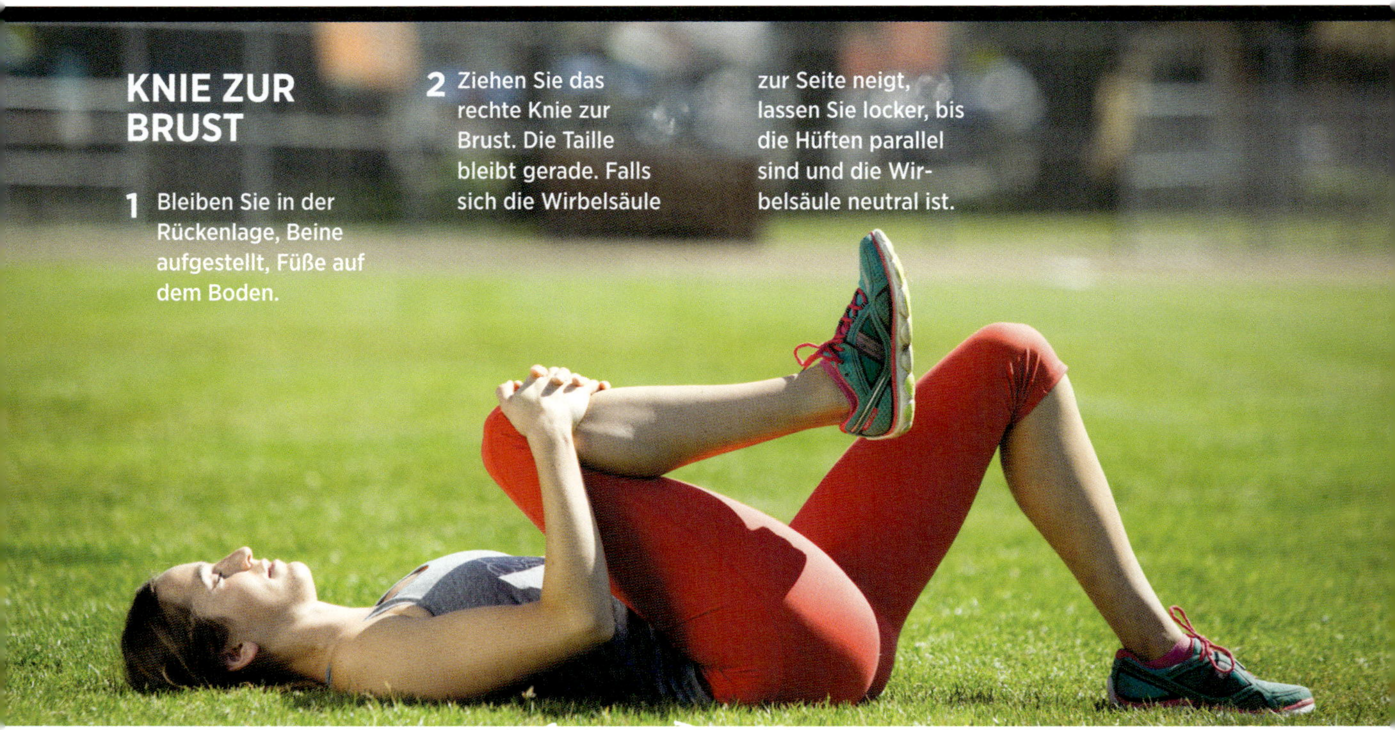

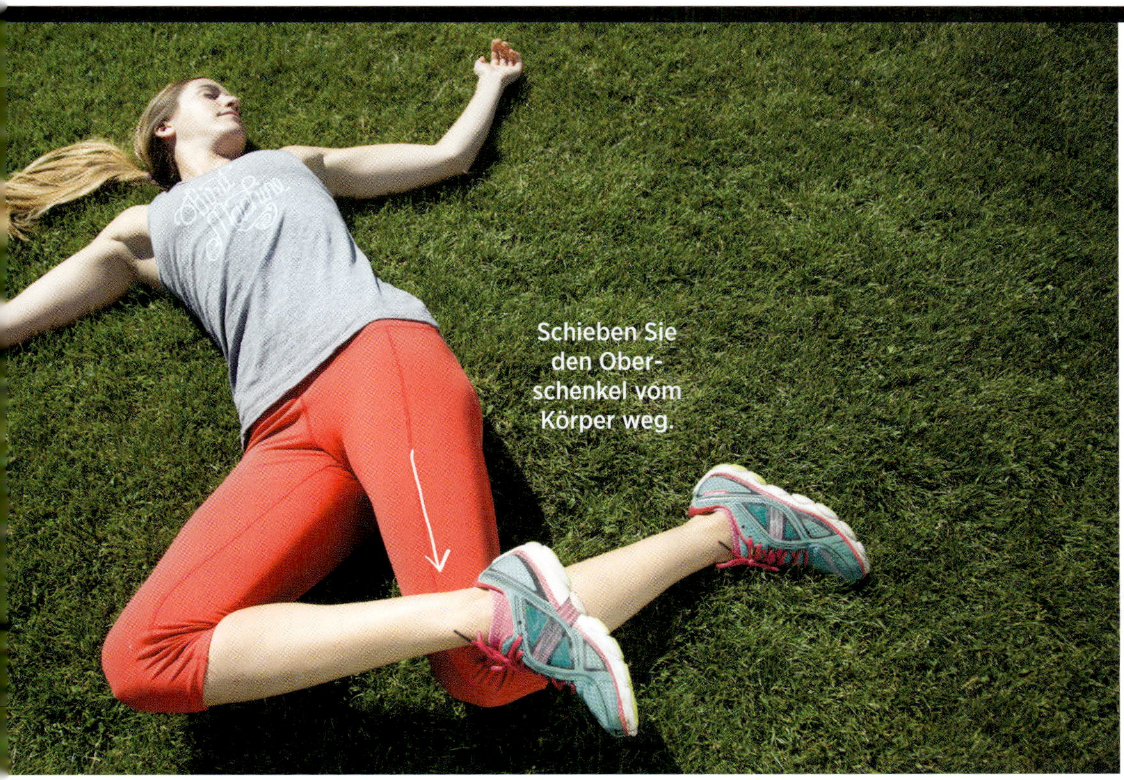

Schieben Sie den Oberschenkel vom Körper weg.

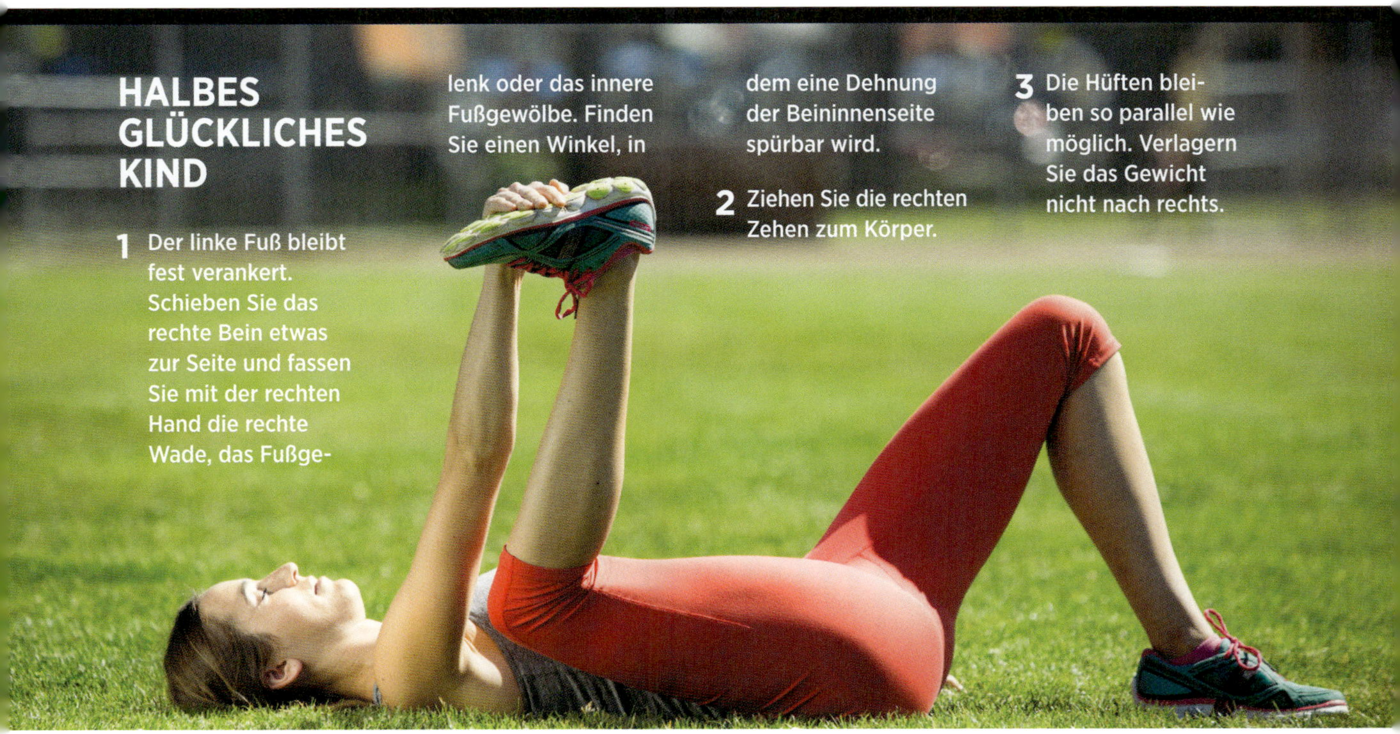

HALBES GLÜCKLICHES KIND

1 Der linke Fuß bleibt fest verankert. Schieben Sie das rechte Bein etwas zur Seite und fassen Sie mit der rechten Hand die rechte Wade, das Fußgelenk oder das innere Fußgewölbe. Finden Sie einen Winkel, in dem eine Dehnung der Beininnenseite spürbar wird.

2 Ziehen Sie die rechten Zehen zum Körper.

3 Die Hüften bleiben so parallel wie möglich. Verlagern Sie das Gewicht nicht nach rechts.

ZIFFER 4

1 Legen Sie das rechte Fußgelenk aufs linke Knie. Die Zehen sind angezogen.

2 Halten Sie die Stellung oder ziehen Sie beide Beine zur Brust und verschränken Sie die Hände hinter dem linken Oberschenkel oder Schienbein.

3 Die Taille bleibt gerade. Wird eine beginnende Seitneigung der Wirbelsäule spürbar, schieben Sie den linken Fuß etwas vom Körper weg, bis die Hüften parallel sind und die Wirbelsäule neutral ist.

4 Schaukeln Sie sanft von einer Seite zur anderen. Die Bewegung ist minimal. Beobachten Sie, wie sich mit den Winkeln auch die Dehnung verändert. Diese kleine Bewegung verbessert die Geschmeidigkeit im Hüftgelenk.

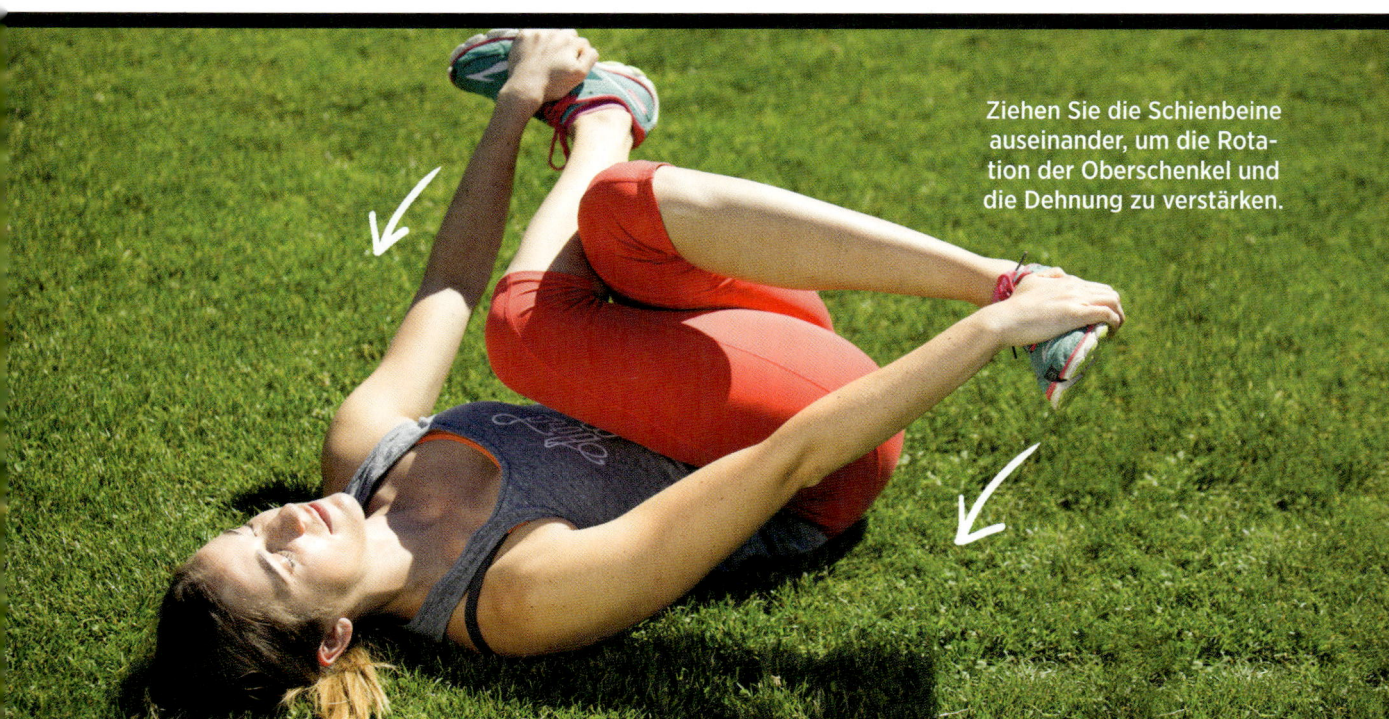

Ziehen Sie die Schienbeine auseinander, um die Rotation der Oberschenkel und die Dehnung zu verstärken.

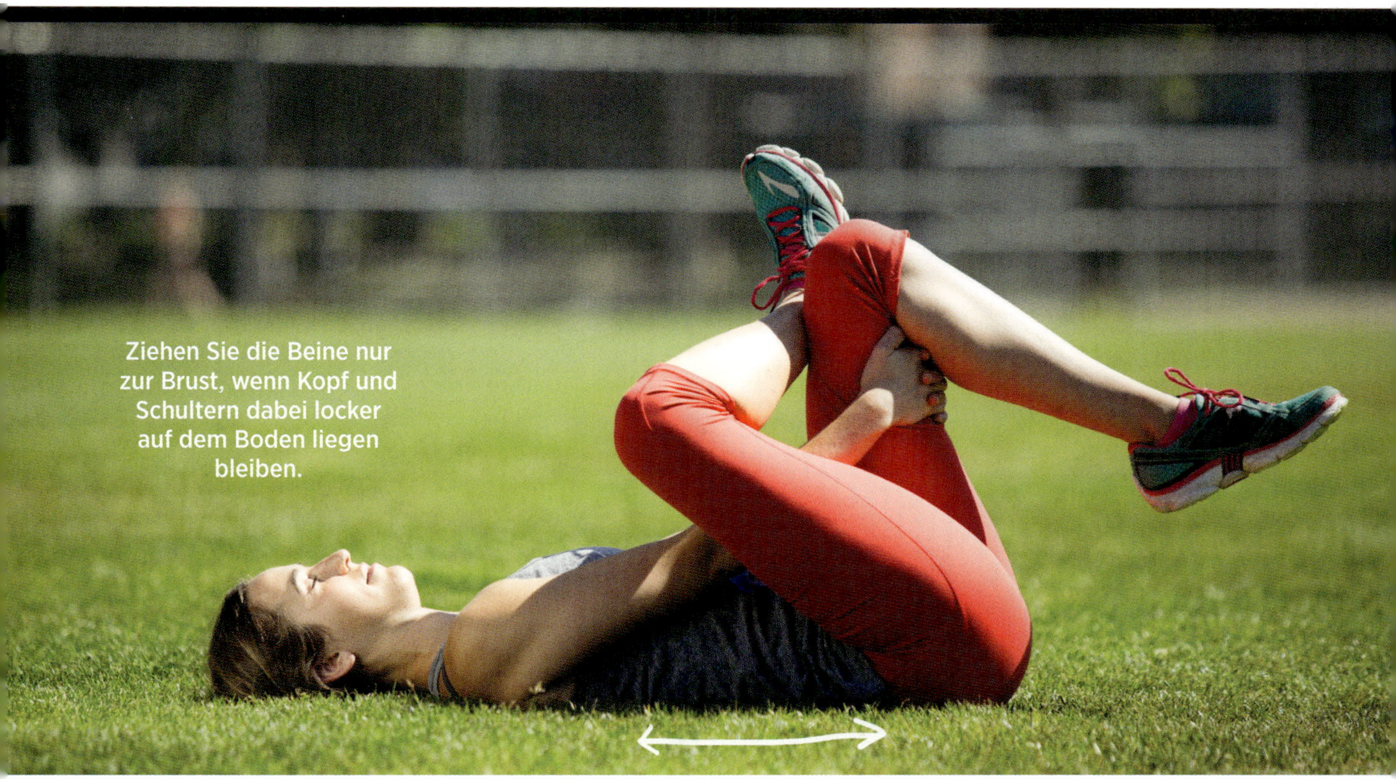

Ziehen Sie die Beine nur zur Brust, wenn Kopf und Schultern dabei locker auf dem Boden liegen bleiben.

SCHNÜR-SENKEL IM LIEGEN

1 Kreuzen Sie das rechte Knie über das linke.

2 Ziehen Sie die gekreuzten Beine zur Brust, indem Sie mit den Händen einen Abschnitt fassen, den Sie gut erreichen. Der Po bleibt am Boden.

3 Die Zehen sind angezogen. Wenn Sie die Dehnung in den Knien spüren, lassen Sie etwas locker. Falls die Haltung generell schwierig ist, kehren Sie zur »Ziffer 4« zurück.

DEHNEN SIE SICH SO, WIE SIE SICH FÜHLEN MÖCHTEN – FLIESSEND, NICHT STARR

 Halten Sie inne, spüren Sie den Unterschied zwischen beiden Seiten und wiederholen Sie die Übungsfolge ab der »Flankendehnung« mit dem anderen Bein.

GLÜCKLICHES KIND

1 Ziehen Sie beide Knie zur Brust.

2 Spreizen Sie die Oberschenkel. Fassen Sie mit den Händen die Waden, Fußgelenke oder inneren Fußgewölbe – den Abschnitt, den Sie bei angezogenen Zehen gut erreichen können.

3 Drehen Sie die Fußsohlen zur Decke.

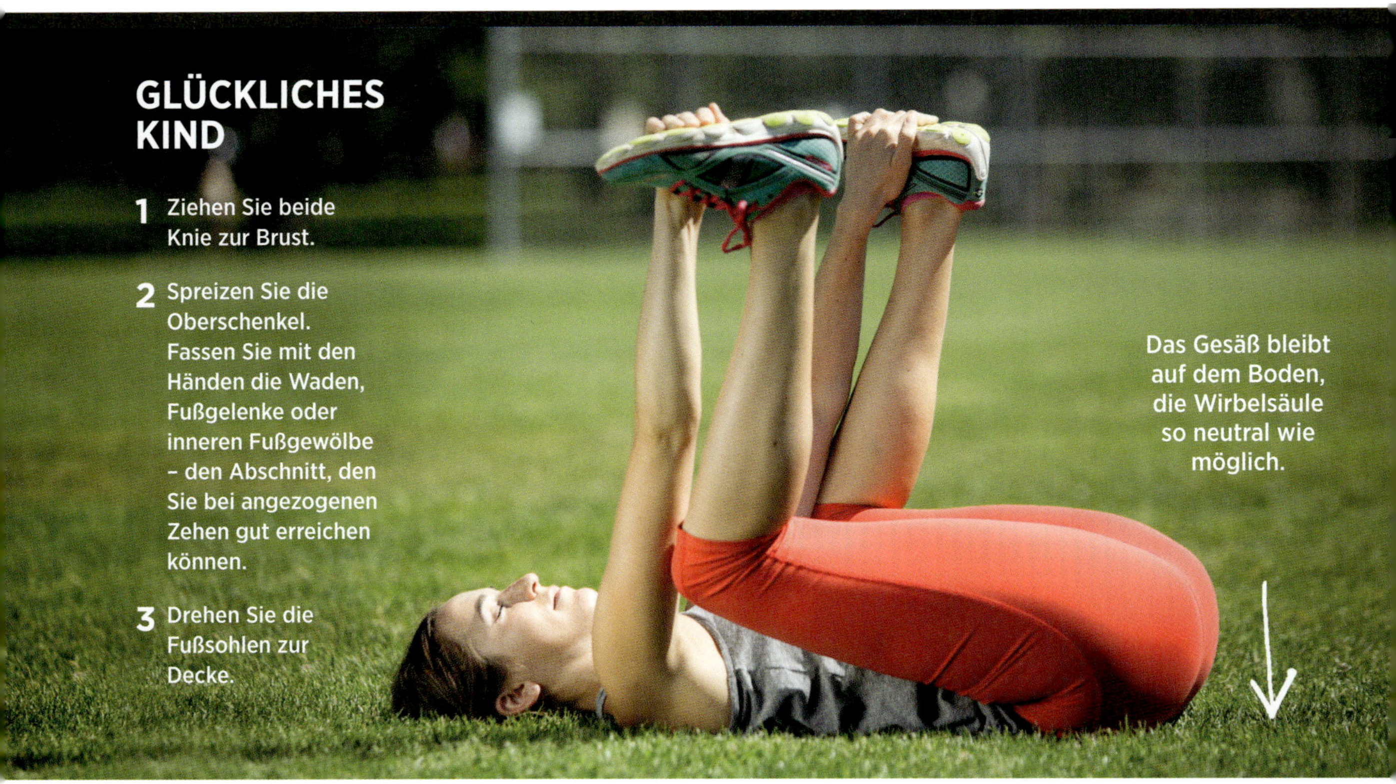

Das Gesäß bleibt auf dem Boden, die Wirbelsäule so neutral wie möglich.

BONUSÜBUNG

WINDRAD

1 Schwenken Sie im Sitzen die angewinkelten Beine versetzt nach links, sodass sie einem Windrad ähneln und etwas Platz zwischen rechtem Fuß und linkem Knie bleibt.

2 Die Zehen sind angezogen.

3 Drehen Sie den aufgerichteten Oberkörper zum rechten Oberschenkel und legen Sie ihn ab. Stützen Sie sich auf die Unterarme.

Wechseln Sie die Seite.

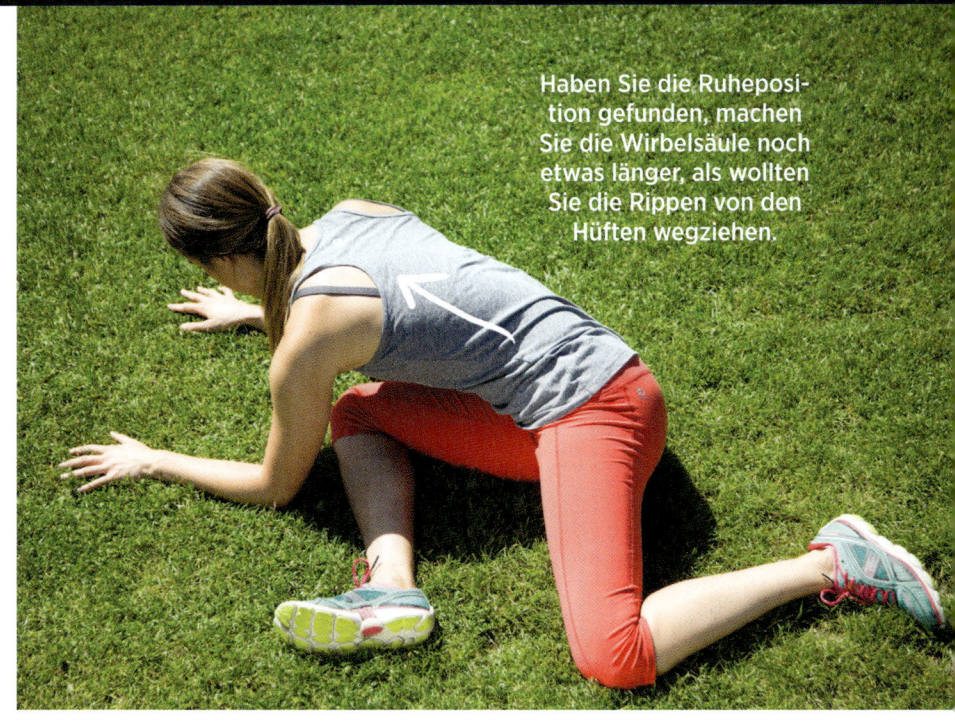

Haben Sie die Ruheposition gefunden, machen Sie die Wirbelsäule noch etwas länger, als wollten Sie die Rippen von den Hüften wegziehen.

FAQ Geht durchs Dehnen die Sprungkraft verloren?

Diese althergebrachte Ansicht verursacht »Schnellzuckern« – Sprintern, Springern, Ballsportlern und Liebhabern explosiver Bewegung – unnötig Kopfschmerzen. Kurz gesagt: Jeder Mensch hat langsam und schnell zuckende Muskelfasern. Das Verhältnis wird von den Genen und dem Training beeinflusst. Beim passiven Dehnen (den meisten dieser Übungen) liegt der Fokus eher auf den langsamer zuckenden und stabilisierenden Muskeln. Sie haben großen Einfluss darauf, wie gut die vorhandene Muskelkraft genutzt werden kann. Unabhängig von ihrem Verhältnis gilt: Verspannte langsam zuckende Muskeln sowie eine blockierte Gesäßmuskulatur verschlechtern die Durchblutung der schnell zuckenden Muskelfasern.

Fakt ist auch: Ein verhärtetes Bindegewebe ist nicht mit elastischer Sprungkraft gleichzusetzen. Es hemmt lediglich Durchblutung und Nervenfunktion – und das ist beim Springen bestimmt keine Hilfe. Ist das Bindegewebe hart und die Durchblutung der Waden beeinträchtigt, leidet die Kommunikation zwischen Nerven und Muskeln. Die schnell zuckenden Fasern werden nicht richtig durchblutet und ein Teil des explosiven Potenzials geht verloren. Verbessert man Geschmeidigkeit und Durchblutung der Muskeln mit regelmäßigen Dehnübungen, kommt die Botschaft der Nerven bald laut und deutlich an – und das kann beim Springen nur von Vorteil sein. Mal ehrlich: Lassen Sie die Massage ausfallen, weil Sie um Ihre Sprungkraft fürchten?

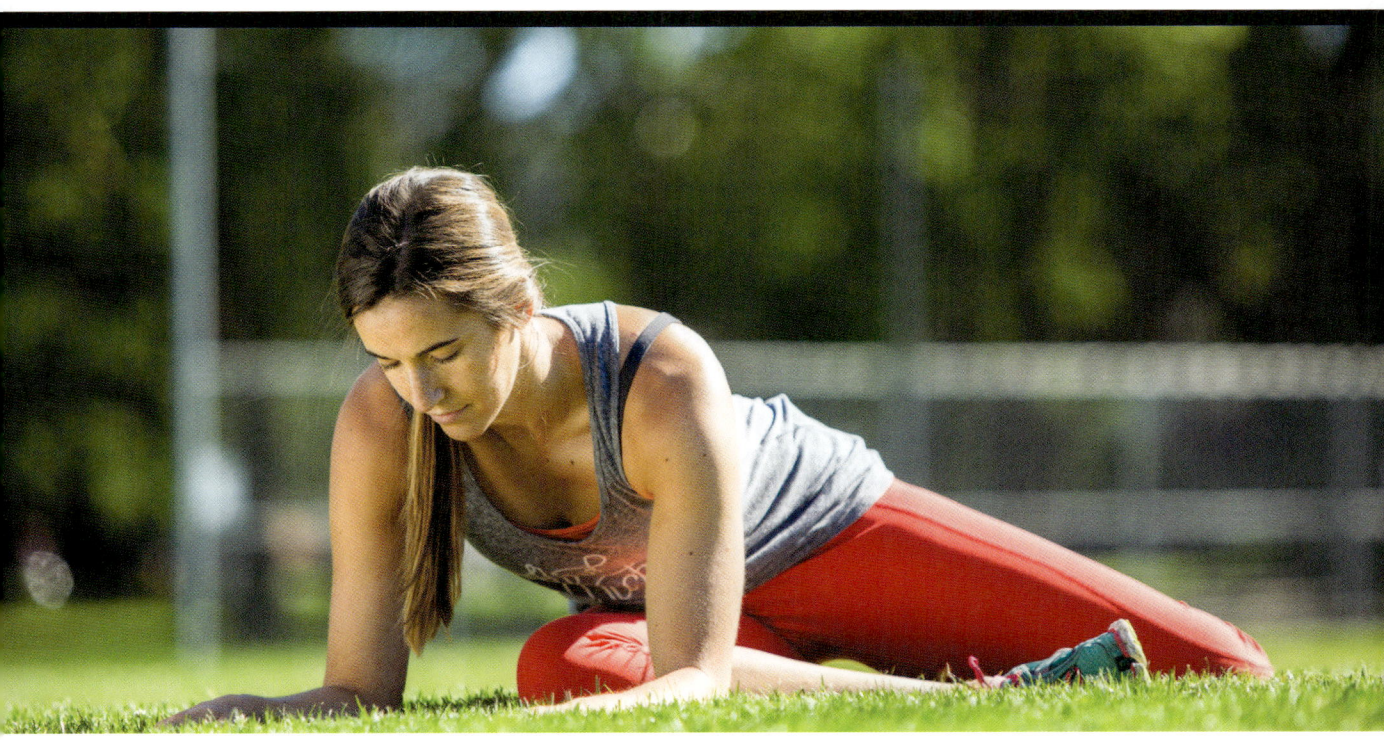

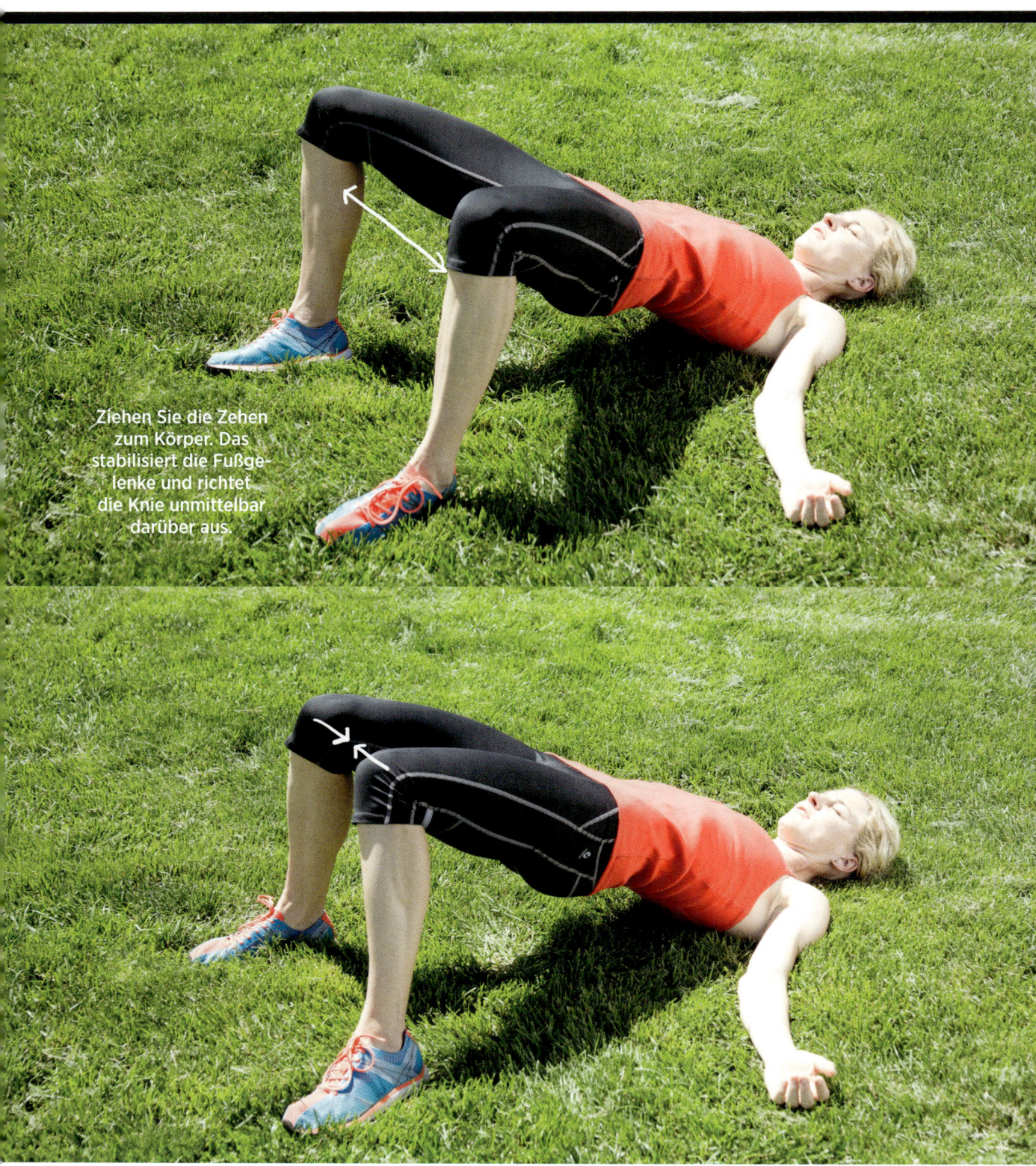

Ziehen Sie die Zehen zum Körper. Das stabilisiert die Fußgelenke und richtet die Knie unmittelbar darüber aus.

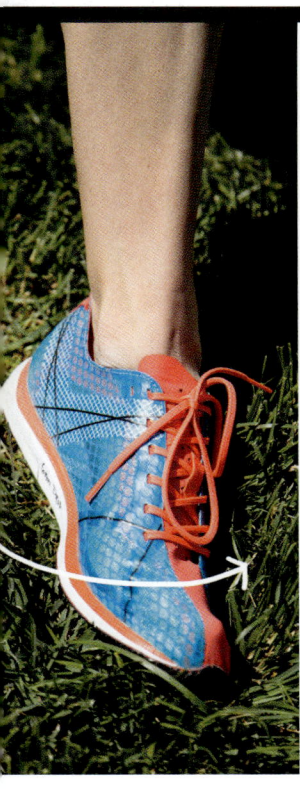
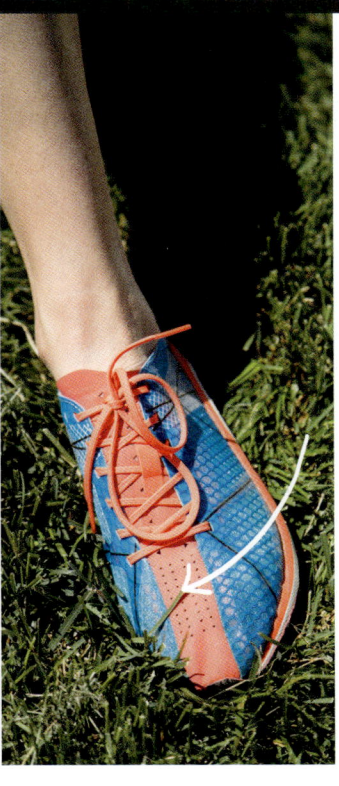

BREITE BRÜCKE DYNAMISCH

1 Kommen Sie in die Rückenlage. Die Beine sind aufgestellt, die Füße mehr als hüftbreit auseinander und parallel, die Arme neben dem Körper ausgestreckt.

2 Drücken Sie die Füße in den Boden und heben Sie die Hüften zur Brücke (S. 111).

3 Verlagern Sie das Gewicht auf die Außenkanten der Füße, sodass die Knie nach außen fallen. Die Hüften bleiben oben.

4 Verlagern Sie das Gewicht auf die inneren Fußgewölbe, sodass die Knie nach innen fallen.

5 Fahren Sie mit der Übung fort ...

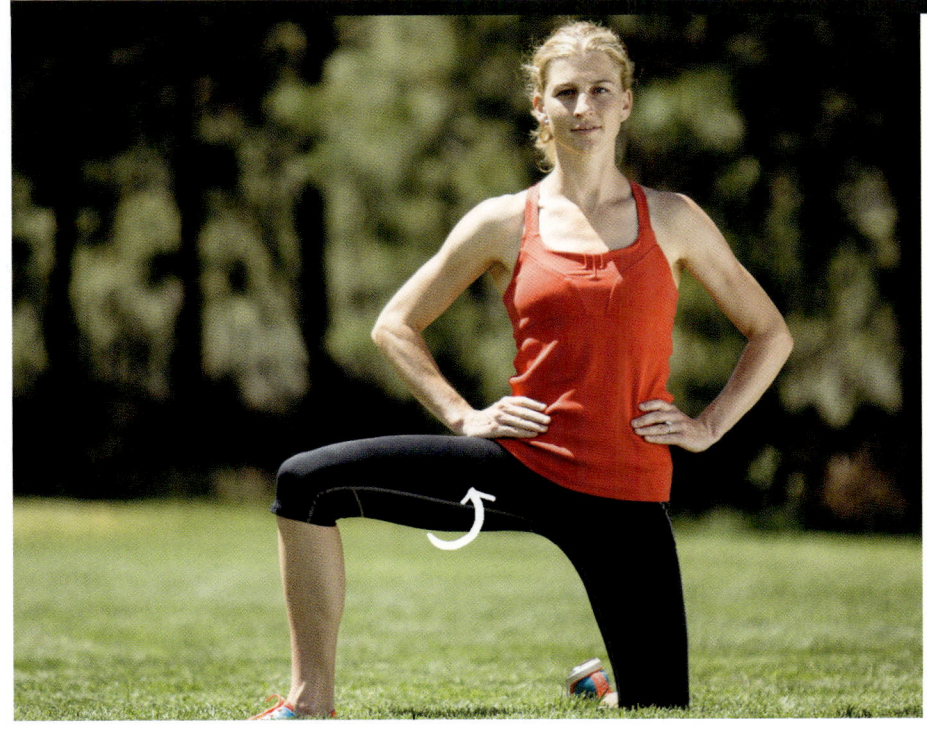

KRIEGER 2 VORÜBUNG

1 Strecken Sie im Kniestand das rechte Bein wie einen Radständer zur Seite. Legen Sie eventuell etwas unter das linke Knie.

2 Drehen Sie den rechten Oberschenkel, bis der Fuß senkrecht zum Körper steht. Beugen Sie das Bein und bringen Sie das Knie übers Fußgelenk.

3 Hände an die Hüften.

Wechseln Sie die Seite.

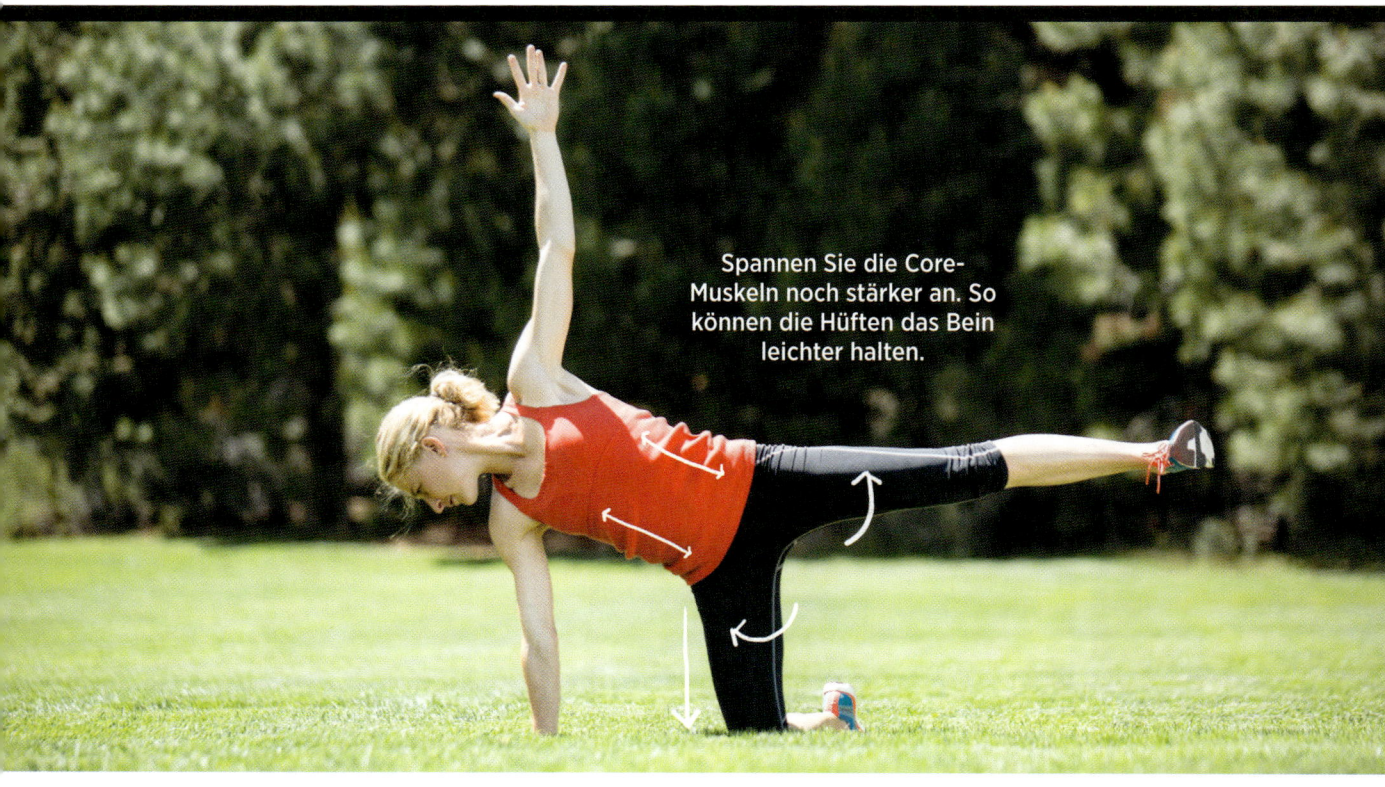

Spannen Sie die Core-Muskeln noch stärker an. So können die Hüften das Bein leichter halten.

HALBMOND VORÜBUNG

1 Strecken Sie im Knie-stand das rechte Bein wie einen Radständer zur Seite. Die Zehen sind angezogen und zeigen nach vorne. Legen Sie eventuell etwas unter das linke Knie.

2 Bringen Sie den Oberkörper und das rechte Knie auf eine Linie und stützen Sie die rechte Hand auf den Boden. Verwenden Sie einen Yoga-block, falls nötig.

3 Strecken Sie den linken Arm nach oben – bis in die Fin-gerspitzen. Er sollte sich aktiv anfühlen, als würde er zur Decke gezogen.

4 Die rechte Hand, das rechte Knie und der linke Fuß sollten etwa auf einer Linie sein.

5 Spannen Sie die Core-Muskeln an und ziehen Sie die Wir-belsäule lang, damit mehr Weite zwischen Rippen und Hüften entsteht.

6 Heben Sie das linke Bein parallel zum Boden und spüren Sie, wie die Muskeln tief in den Hüften arbeiten.

Wechseln Sie die Seite.

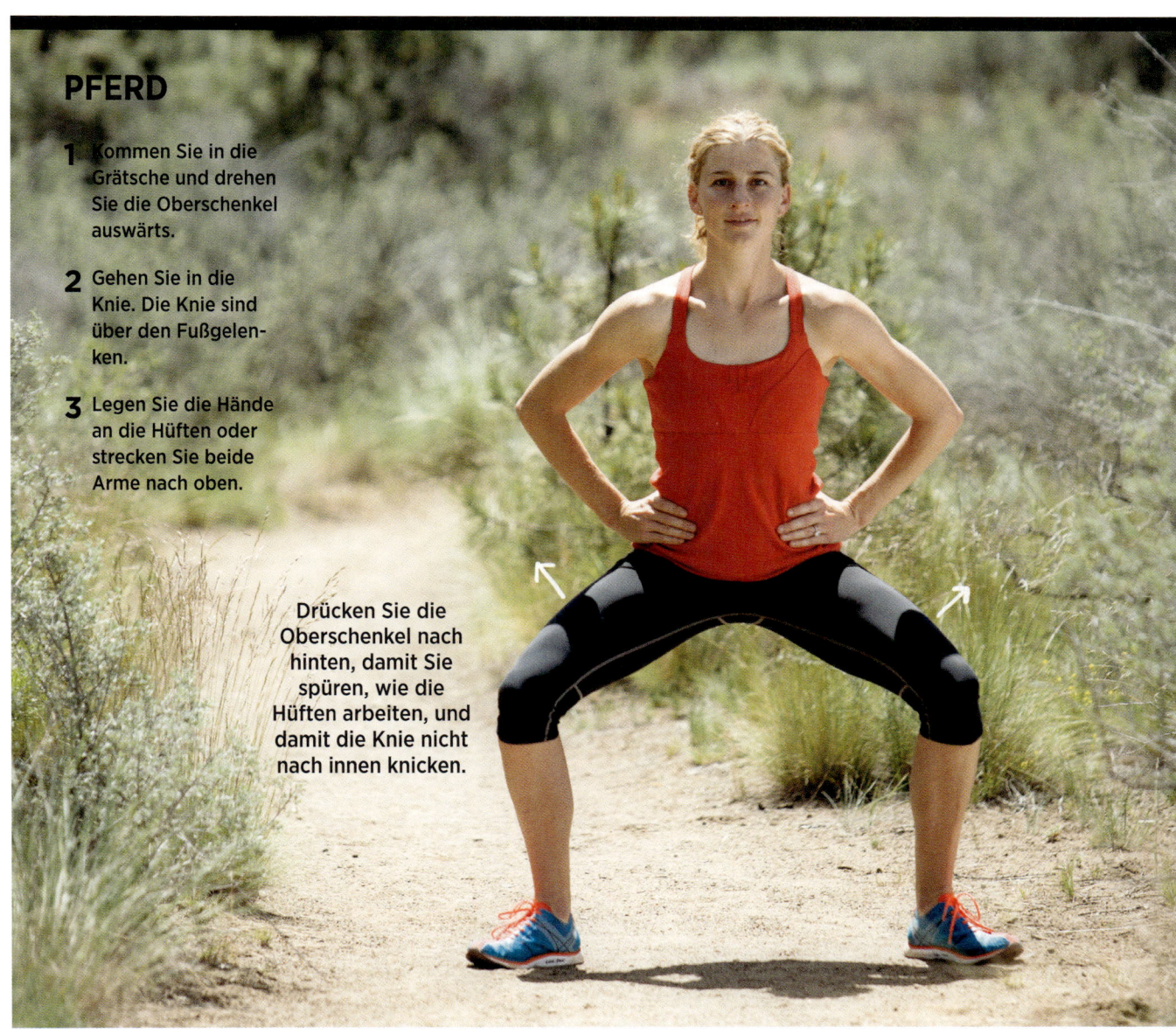

PFERD

1 Kommen Sie in die Grätsche und drehen Sie die Oberschenkel auswärts.

2 Gehen Sie in die Knie. Die Knie sind über den Fußgelenken.

3 Legen Sie die Hände an die Hüften oder strecken Sie beide Arme nach oben.

Drücken Sie die Oberschenkel nach hinten, damit Sie spüren, wie die Hüften arbeiten, und damit die Knie nicht nach innen knicken.

Machen Sie die Übungsfolge zuerst mit dem einen Bein. Halten Sie inne, spüren Sie den Unterschied und wiederholen Sie sie mit dem anderen Bein.

KRIEGER 2

1 Machen Sie mit dem rechten Bein einen großen Schritt zurück.

2 Senken Sie die rechte Ferse zum Boden.

3 Drehen Sie den Brustkorb, bis die Schultern über den Hüften sind. Breiten Sie die Arme aus, Handflächen nach unten.

4 Das linke Bein bleibt in einem tiefen Ausfallschritt, das Knie über dem Fußgelenk.

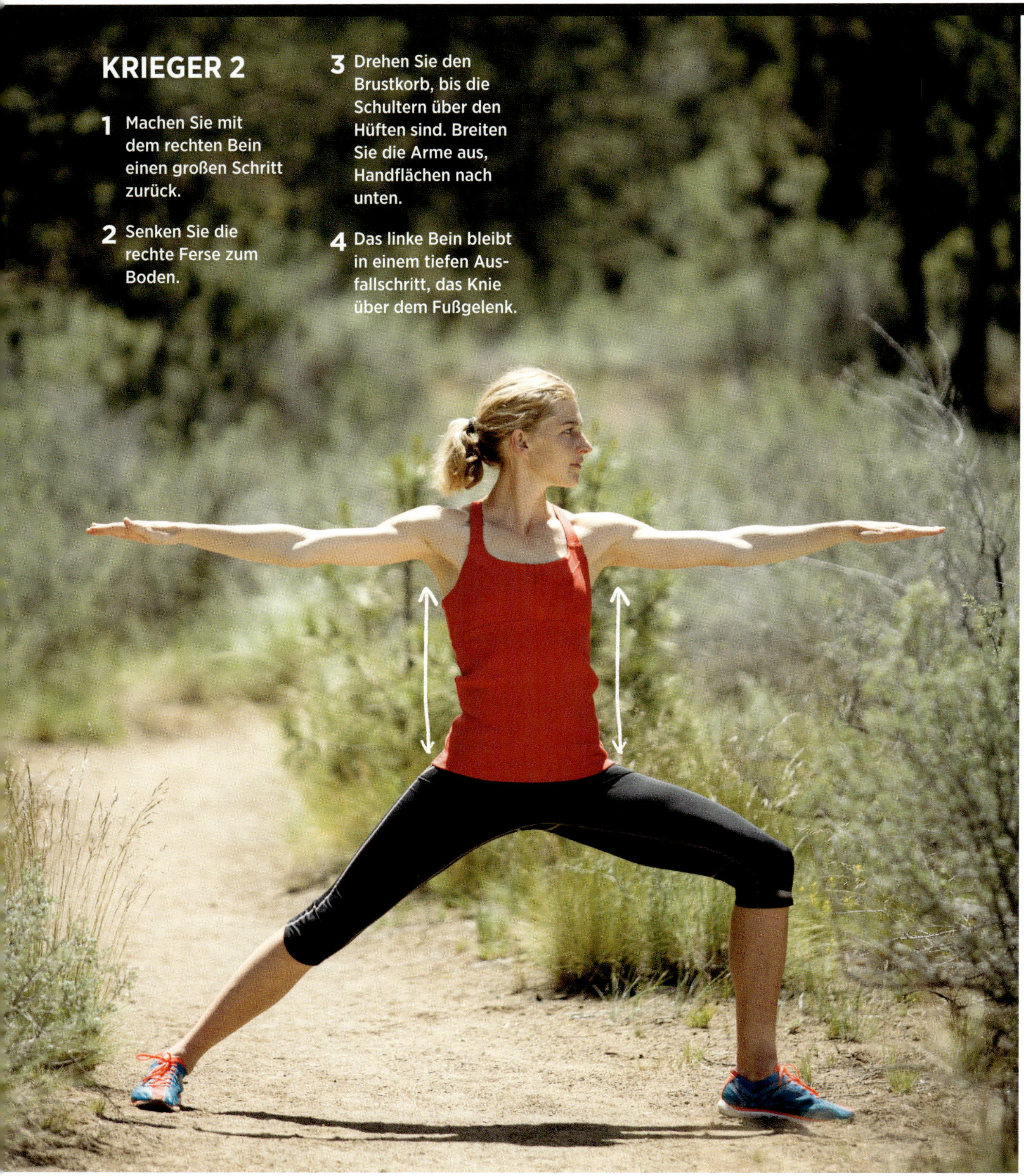

BAUM VORÜBUNG

1 Bringen Sie das Fundament ins Gleichgewicht (S. 61), legen Sie die Hände an die Hüften.

2 Spannen Sie die Core-Muskeln an und heben Sie das rechte Knie auf Hüfthöhe.

3 Schwenken Sie das rechtwinklige Bein zur Seite, bis der natürliche Bewegungsumfang ausgeschöpft ist. Das Knie bleibt auf Hüfthöhe, Hüften und Wirbelsäule verändern sich nicht.

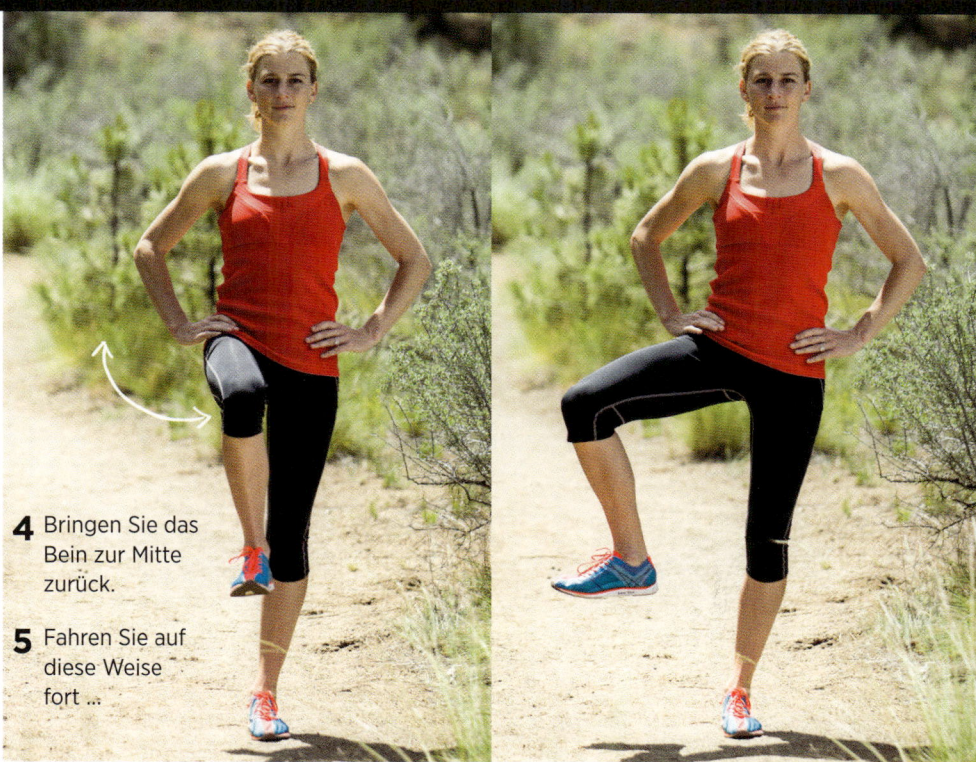

4 Bringen Sie das Bein zur Mitte zurück.

5 Fahren Sie auf diese Weise fort …

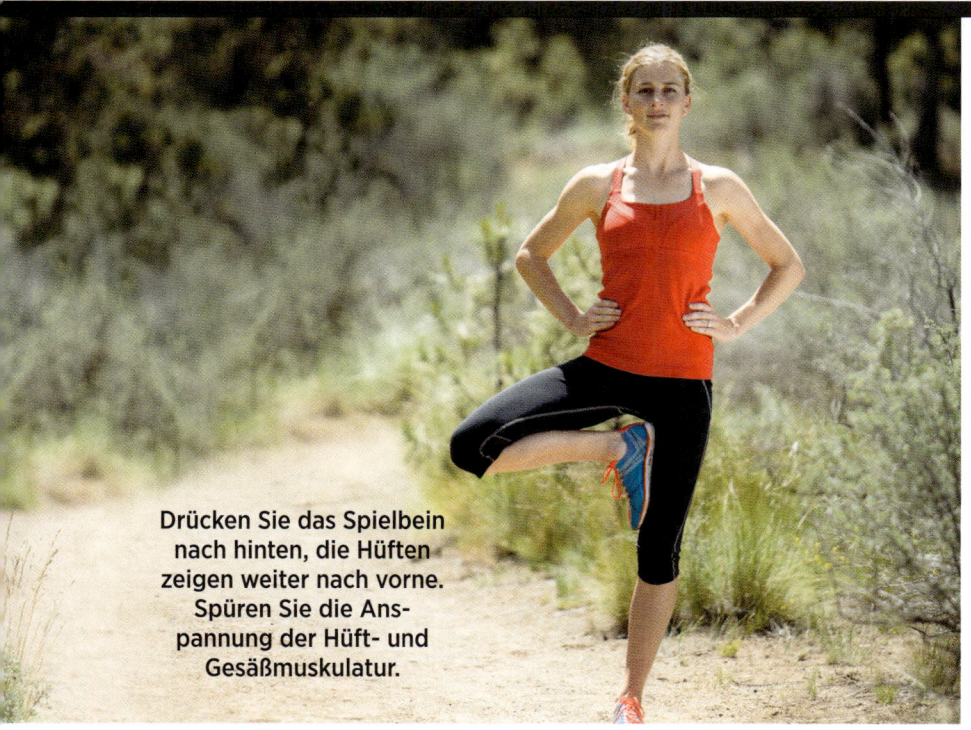

Drücken Sie das Spielbein nach hinten, die Hüften zeigen weiter nach vorne. Spüren Sie die Anspannung der Hüft- und Gesäßmuskulatur.

BAUM

1 Schieben Sie die rechte Fußsohle am linken Bein entlang nach oben. Lassen Sie sie am Fußgelenk oder der Wade ruhen. (Sie können den Fußballen auch am Boden lassen. So stehen Sie stabiler.)

2 Bringen Sie die rechte Fußsohle an die Innenseite des linken Oberschenkels. Drücken Sie sie keinesfalls gegen das linke Knie!

HALBMOND

1 Kommen Sie in eine breite Grätsche, Füße parallel.

2 Drehen Sie den linken Oberschenkel auswärts, bis der Fuß senkrecht zum Körper steht.

3 Heben Sie das rechte Bein parallel zum Boden. Die Zehen sind angezogen. Neigen Sie gleichzeitig den Oberkörper, bis auch er parallel zum Boden ist. Halten Sie die Balance oder stützen Sie die linke Hand auf einen Block.

4 Spüren Sie, wie es in den Hüften arbeitet, und spannen Sie die Core-Muskeln noch stärker an. So können die Hüften das Bein leichter halten.

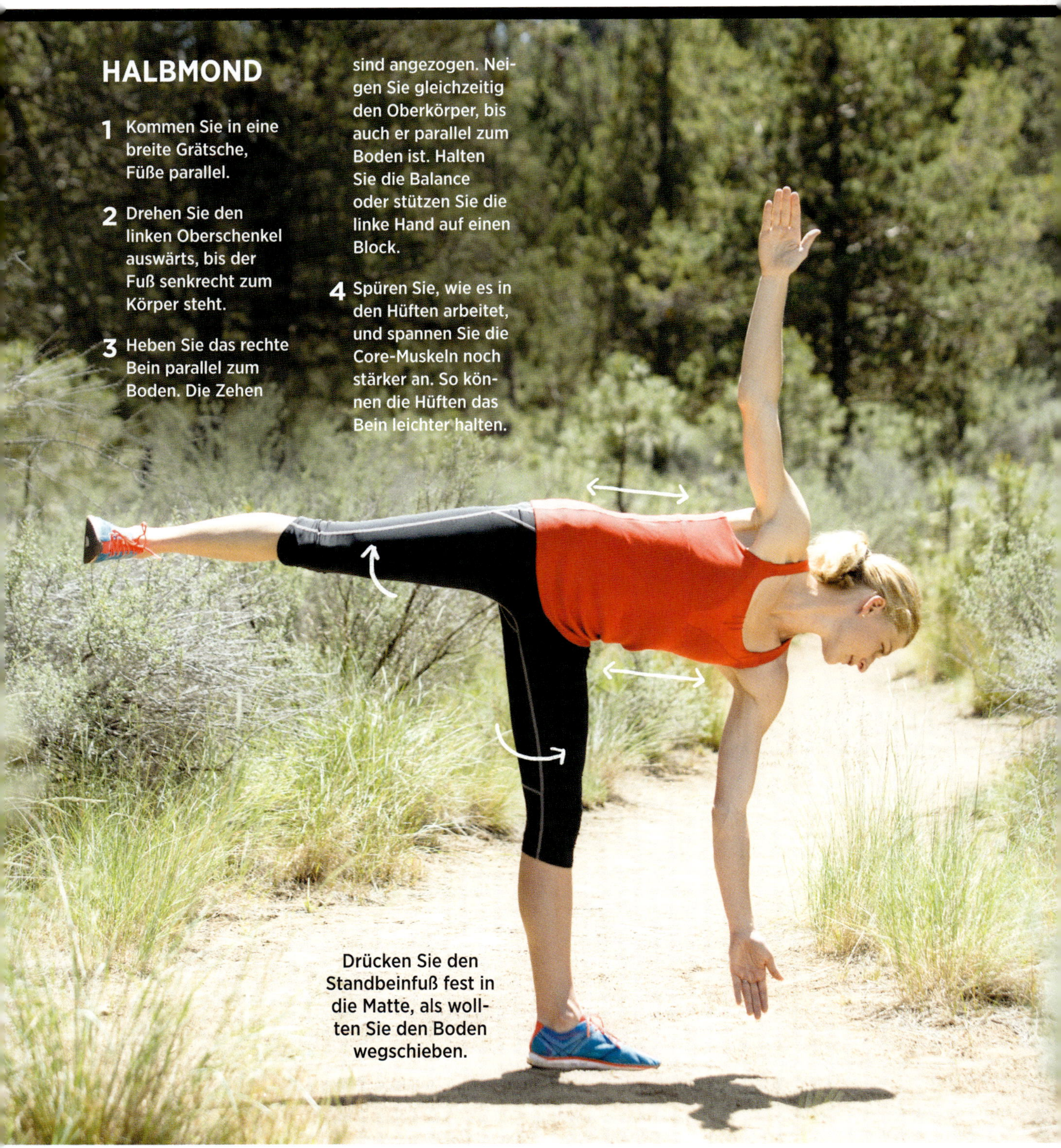

Drücken Sie den Standbeinfuß fest in die Matte, als wollten Sie den Boden wegschieben.

 Halten Sie inne, spüren Sie den Unterschied zwischen beiden Seiten und wiederholen Sie die Übungsfolge ab »Krieger 2« mit dem anderen Bein.

ÜBUNGS
PLAN

! Hier muss ich die Hüften öffnen:

! Hier muss ich die Hüften kräftigen:

✔ Ich werde für einen Ausgleich zwischen Mobilität & Stabilität der Hüften sorgen, indem:

#reset

✔ Was werden Sie heute tun, um die Hüften zu mobilisieren und zu stabilisieren?

MACHEN SIE SEITBEWEGUNGEN

ACHTEN SIE AUF DIE KLEINEN DINGE

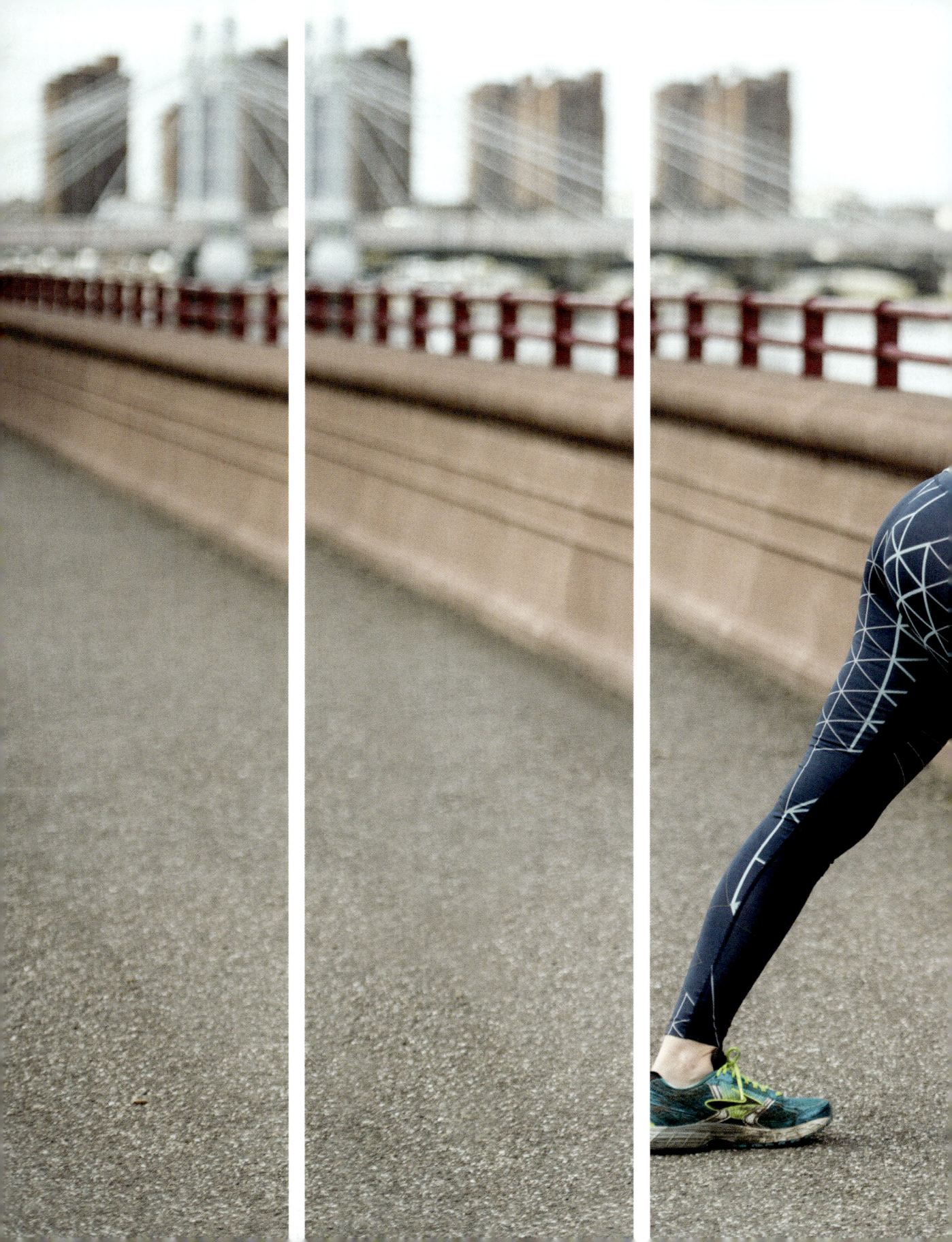

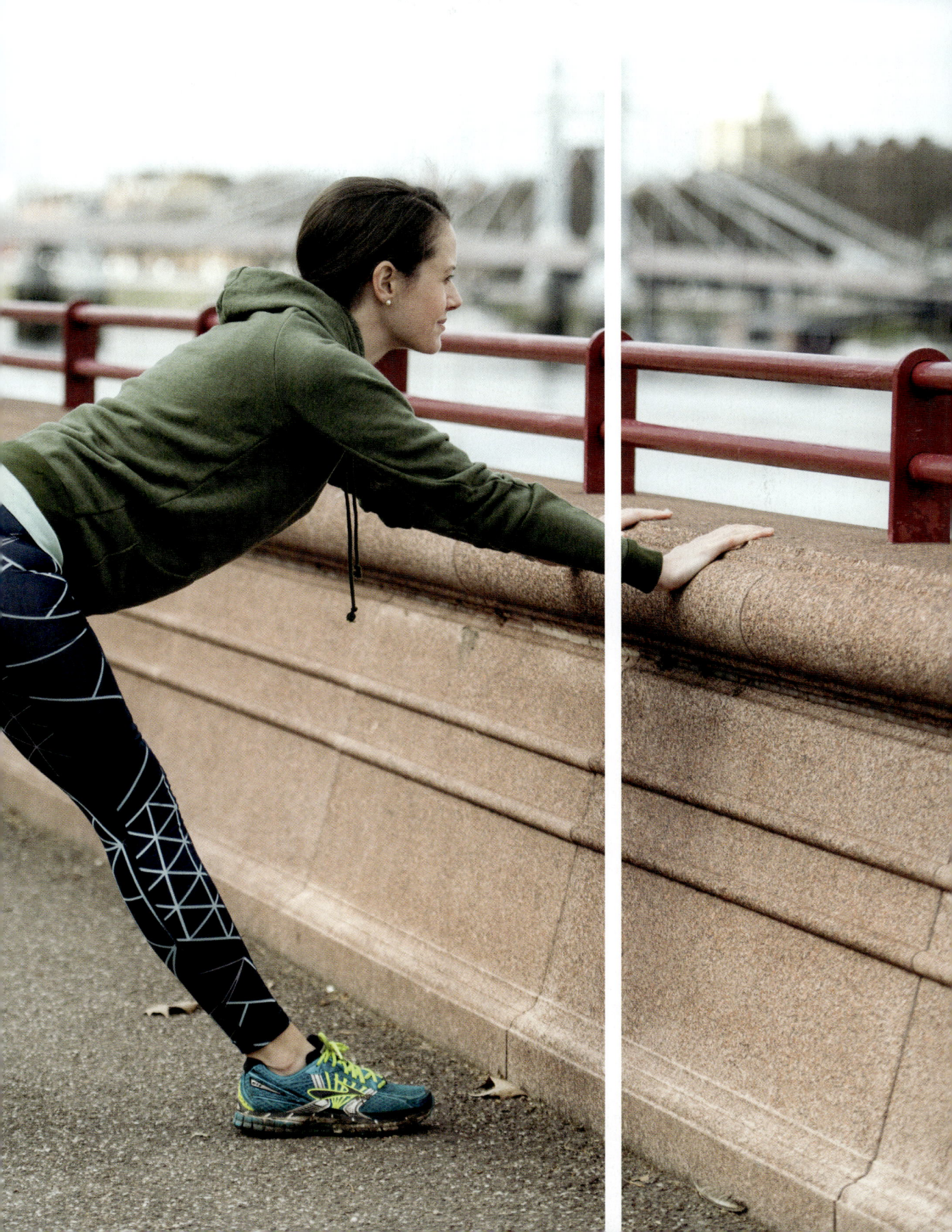

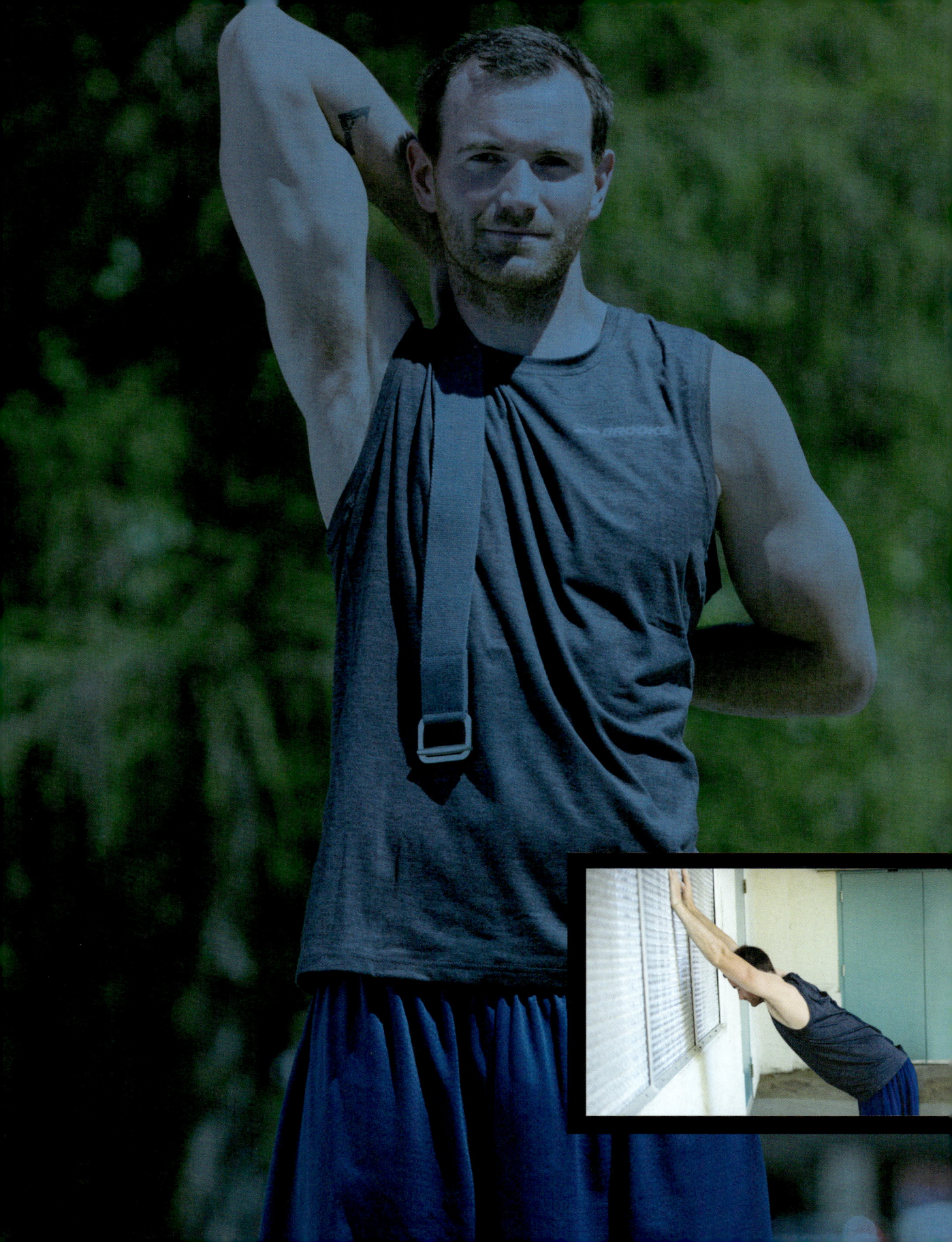

ENTLASTUNG FÜR DIE **SCHULTERN**

Im Schulterbereich ist einiges los. Anders als Sie vielleicht denken, besteht jede Schulter aus zwei Gelenken:

> dem Kugelgelenk, wo Oberarmknochen und Schulterblatt zusammentreffen – dem Glenohumeralgelenk

> der Verbindung zwischen Schulterblatt und Brustkorb – dem Skapulothorakalgelenk

Die Schulter ist also keine einzelne Schnittstelle von Arm und Rumpf. Die komplexe Bewegung von Armen und Schulterblättern wird von diesen beiden wichtigen Gelenken und der umgebenden Muskulatur gesteuert. Mit dem Wissen um die korrekte Ausrichtung und einem Gleichgewicht aus Kraft und Beweglichkeit können Sie Haltung bewahren und viele Probleme verhindern – von Schmerzen im oberen Rücken bis hin zu Verletzungen der Rotatorenmanschette.

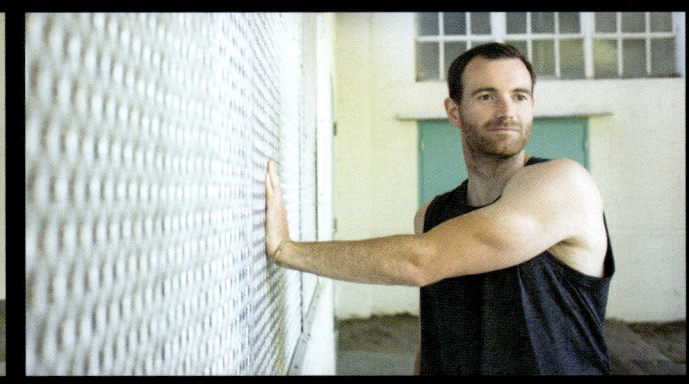
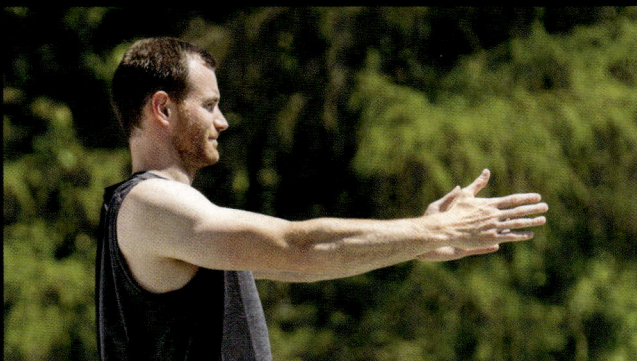

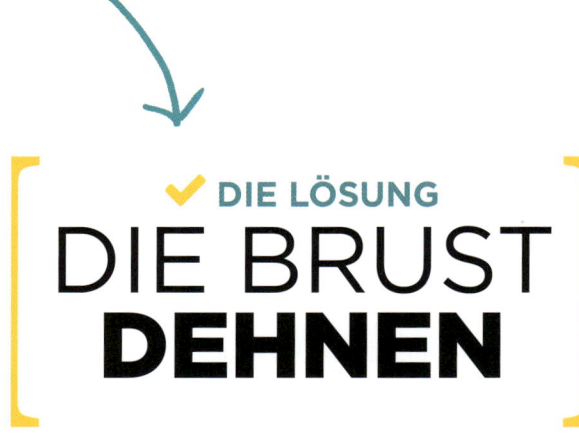

Verspannte Brust zieht uns nach vorne

Viele sportliche Aktivitäten erhöhen die Spannung der Brustmuskulatur, was die durch das lange Sitzen erworbene Rundung des Rückens verstärkt. Zudem wird das Glenohumeralgelenk im vorderen Bereich zusammengedrückt. Verspannte und verkürzte Brustmuskeln machen die optimale Oberkörperhaltung unmöglich – ganz gleich, was wir gerade tun.

✔ **DIE LÖSUNG**

[DIE BRUST **DEHNEN**]

Es steht außer Frage, dass wir die Vorderseite des Rumpfs dehnen müssen. Um dabei die ach so wichtige Brustmuskulatur nicht zu zerren, müssen wir zunächst die Schulterblätter in die richtige Position bringen. Wenn wir ihnen zeigen, wo sie hingehören, damit wir die Brust gefahrlos öffnen können, findet auch der Oberkörper wieder ins Gleichgewicht. So verringern wir nicht nur die Verletzungsgefahr, sondern optimieren auch unsere Form und unsere Kraft, während wir einen Berg hinauflaufen oder in offenen Gewässern schwimmen.

ZEIGEN SIE DEN SCHULTERBLÄTTERN, WO SIE HINGEHÖREN

DEN **RÜCKEN** STÄRKEN

Kennen Sie das verspannte Gefühl und den Wunsch, den oberen Rücken dehnen zu wollen? Trotz des vielleicht empfundenen Mangels an Beweglichkeit dürfte er längst überdehnt sein. Lassen Sie sich von diesem Gefühl nicht täuschen: Die Schmerzen aufgrund von Überdehnung können den Schmerzen aufgrund von zu großer Anspannung sehr ähnlich sein. Beide sind eine Folge von Überbeanspruchung.

So kann der Eindruck entstehen, Sie müssten den oberen Rücken dehnen. Echte Erleichterung und Hilfe, die Neutralstellung des Körpers wiederzufinden, bringen jedoch Übungen, die zuerst die Schulterblätter ausrichten und dann die Rückenmuskulatur kräftigen, um sie an Ort und Stelle zu halten. Mit der Bonusübung (S. 156) und dem Übungsprogramm für den Rücken (Seite 50) kriegen Sie das hin.

! DAS PROBLEM

Ein überdehnter Rücken ist schwach & instabil

Je nachdem was Sie mit den Armen vorhaben, müssen die Schulterblätter – und das Skapulothorakalgelenk – entweder fest oder beweglich sein. Beim Liegestütz zum Beispiel müssen sie am oberen Rücken fixiert sein, beim Freistilschwimmen ist hingegen ein großer Bewegungsumfang gefragt. Doch wenn verspannte Brustmuskeln den Oberkörper nach vorne krümmen, entfernen sich die Schulterblätter von ihrer Idealposition. Das bringt Schwäche und Instabilität sowie ein erhöhtes Verletzungsrisiko mit sich.

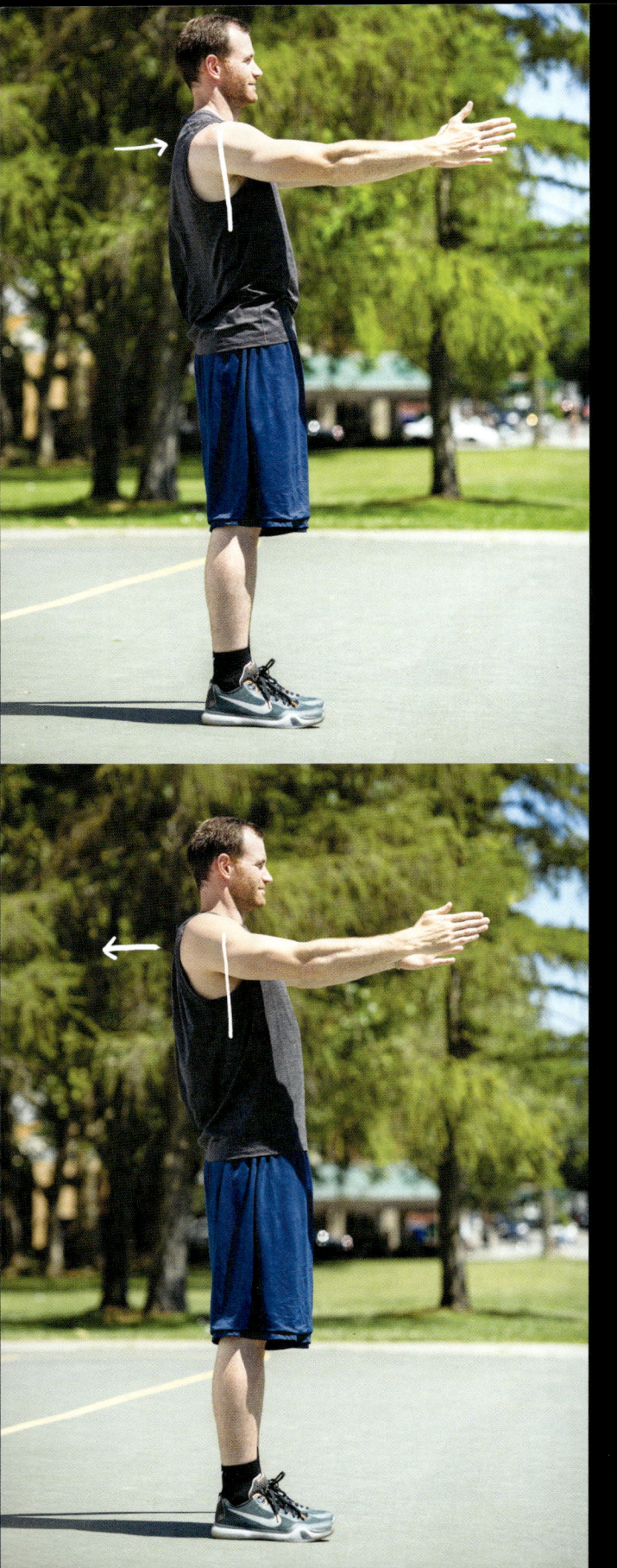

WO SITZEN DIE
SCHULTERBLÄTTER?

> Stellen Sie sich seitlich vor einen Spiegel und strecken Sie die Arme parallel zum Boden nach vorne aus, Handflächen zueinander.

> Ziehen Sie die Arme aus den Schultern nach vorne. Der obere Rücken wird breit, die Schulterblätter entfernen sich voneinander. Der Kopf bleibt, wo er ist (und wandert nicht mit nach vorne).

> Ziehen Sie die Schulterblätter wieder zueinander und die Arme nach hinten, sodass die Brust sich öffnet.

> Wiederholen Sie diesen Ablauf ein paar Mal, um den Bewegungsumfang der Schulterblätter zu spüren.

> Stellen Sie still und beobachten Sie, wo sich die Schulterblätter normalerweise befinden.

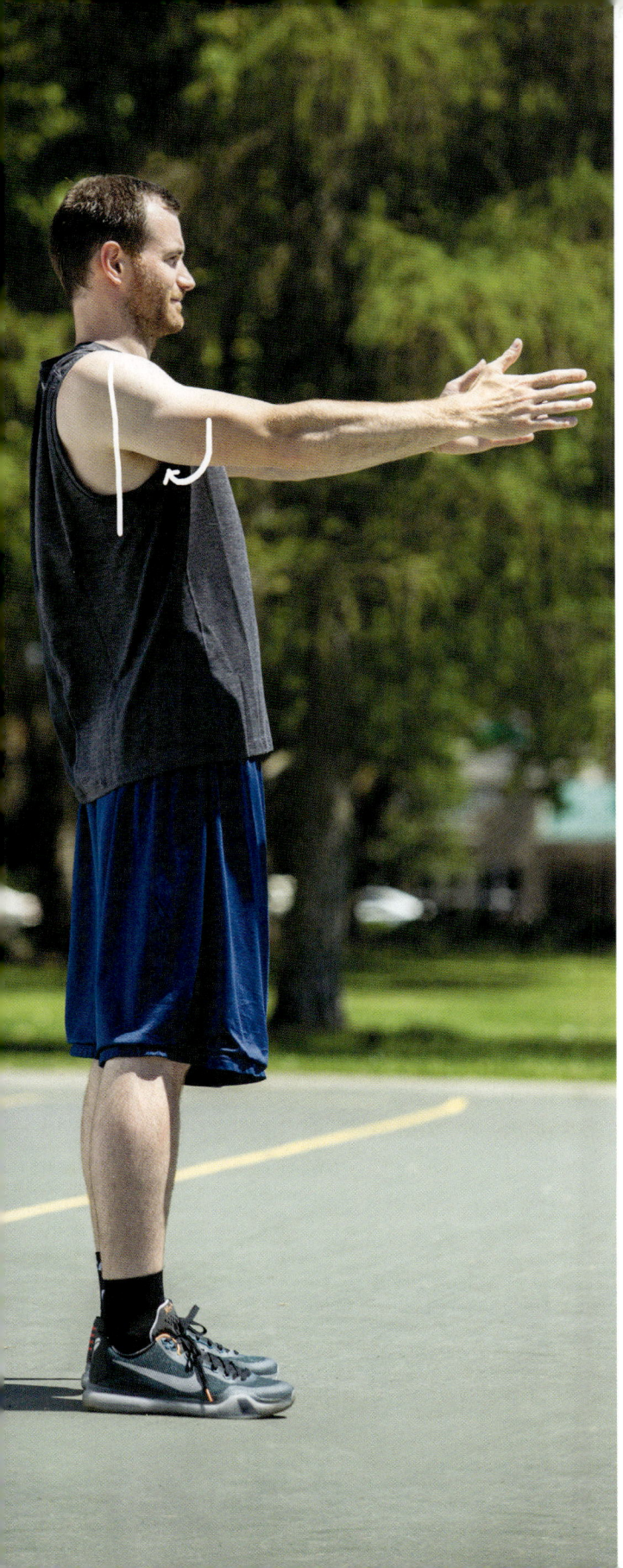

✔ DIE KORREKTUR

Finden Sie die Neutralstellung, in der die Schulterblätter fest am oberen Rücken sitzen, die Schultern nach hinten kommen und der Brustkorb weit wird.

> Lassen Sie die Arme hängen und drehen Sie die Oberarme auswärts (stellen Sie sich vor, Sie würden einen Türknauf drehen). Sie werden die Verankerung der Schulterblätter spüren (S. 149).

> Dies ist die optimale Position, um die Bewegungen der beiden Schultergelenke sicher und effektiv aufeinander abzustimmen.

Machen Sie diese Übung (das Schulterrudern) immer dann, wenn Sie eine Erinnerung an die neutrale Ausrichtung brauchen, wenn Sie Verspannungen in den Schultern und / oder im oberen Rücken haben.

RESET ZUR ENTLASTUNG DER SCHULTERN

ÜBUNGSPROGRAMME

✔ **Die Brust dehnen** (S. 150)
✔ **Den Rücken stärken** (S. 50)
  + Bonusübung (S. 156)

ÜBUNGSZIELE

❯ Den optimalen Bewegungsumfang der Schultern erhalten

❯ Die Schulterstabilität erhöhen

❯ Die Haltung verbessern

❯ Einer Überlastung der Schulter und kompensationsbedingten Verletzungen vorbeugen

❯ Die muskulären Ungleichgewichte lindern

WANN?	Nach dem Training / Zur Regeneration
WIE LANGE?	5–8 Atemzüge bei statischen oder 10+ Wiederholungen / mehrere Sätze bei dynamischen Übungen
WOMIT?	Yogagurt, Krawatte oder Gürtel
WARN-SIGNALE	Schulterverletzungen Kompensationsbewegungen wie Seitwärts- oder Rückwärtsbeugen oder Runden der Wirbelsäule

MEHR WEITE IN DER BRUST = MEHR ENERGIE

Auswärtsdrehung der Oberarme

Denken Sie immer daran, dass Sie die Schulterblätter in die richtige Position bringen müssen, um den vollen Bewegungsumfang der Arme nutzen zu können. Das geht am besten mit einer Auswärtsdrehung der Oberarme und ist besonders wichtig, wenn Sie die Arme über den Kopf heben möchten.

1 Lassen Sie die Arme locker hängen.

2 Drehen Sie die Oberarme auswärts und die Handflächen nach vorne, als würden Sie einen Türknauf drehen. Die Ellenbogen zeigen nun nicht mehr zur Seite, sondern nach hinten.

3 Spüren Sie, wie die Muskeln rund um die Schulterblätter zu arbeiten beginnen und sie nach unten und zueinander ziehen.

4 Spüren Sie auch, dass dadurch mehr Weite in der Brust entsteht.

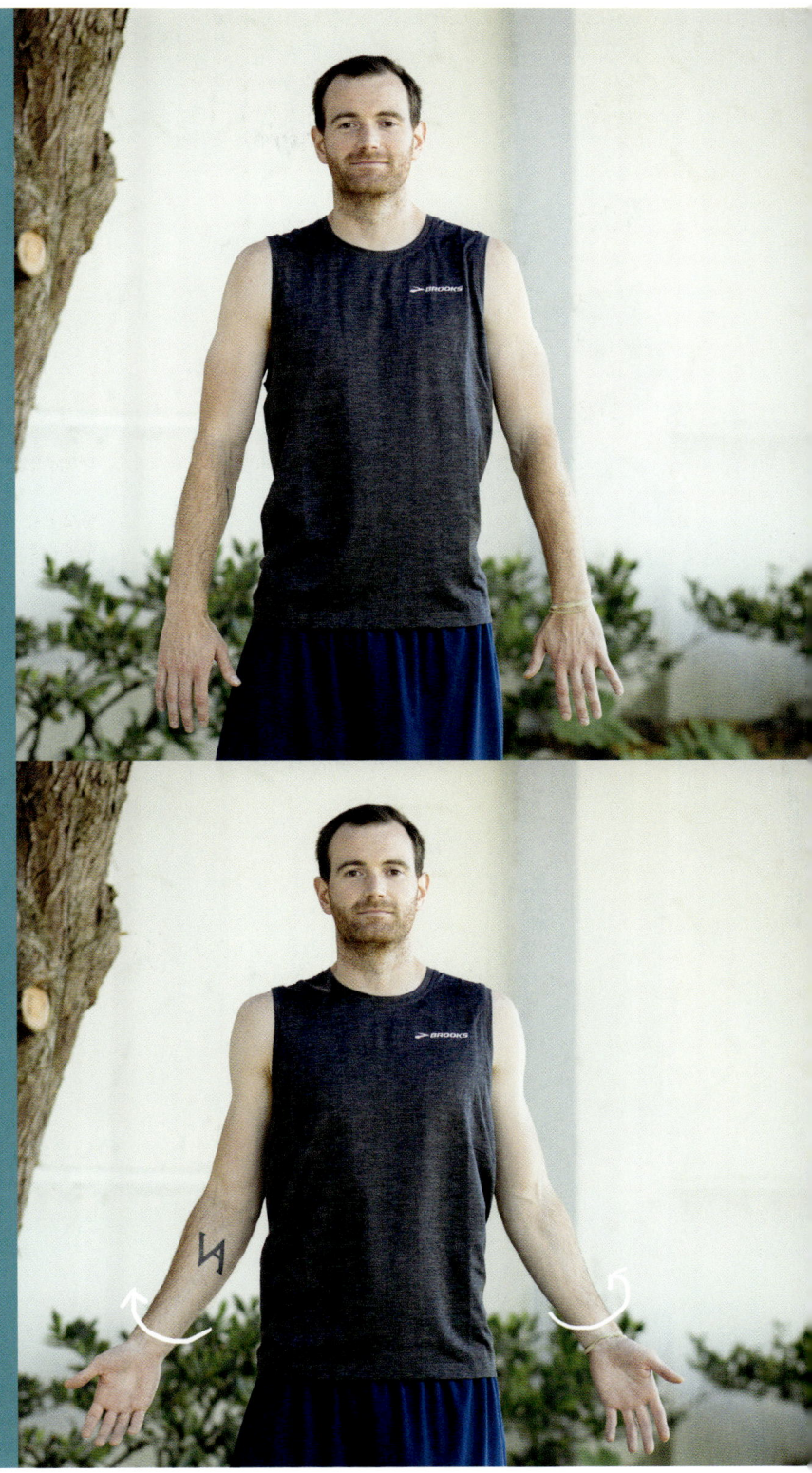

DIE **BRUST** DEHNEN

SCHULTER-KREISEN

1 Sie tun genau das, was der Name andeutet – Sie lassen die Schultern kreisen!

2 Spüren Sie, wie geschmeidig die Schulterblätter über den Rücken gleiten, während die Brust weiter wird.

3 Lassen Sie die Schultern je 5–10 Mal nach vorne und nach hinten kreisen. Der Hals bleibt entspannt.

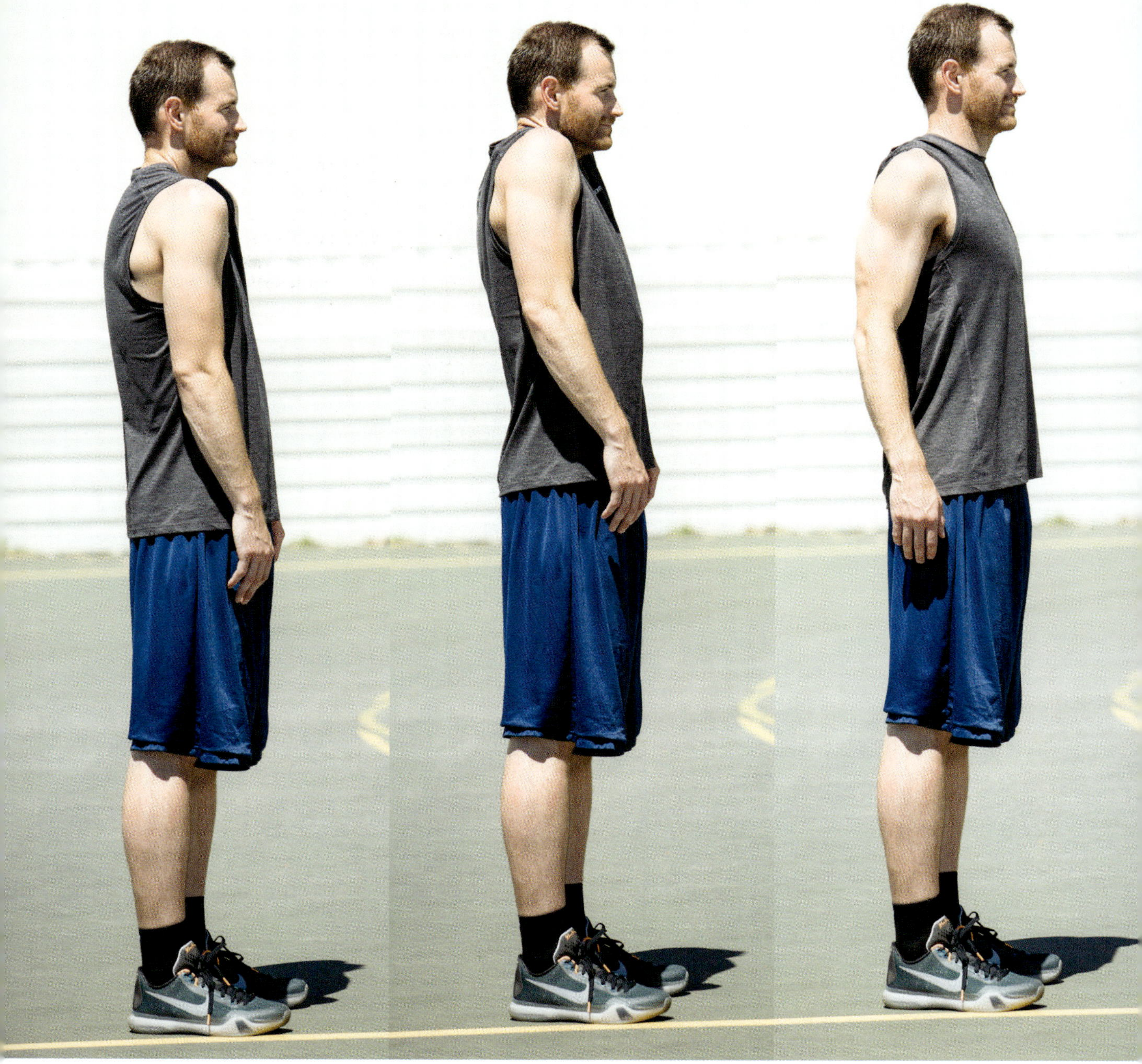

BRUST-ÖFFNER

1 Verschränken Sie die Hände hinter dem Rücken. Wenn das nicht möglich ist, legen Sie sie auf den unteren Rücken, die Fingerspitzen zeigen zum Boden.

2 Ziehen Sie Schulterblätter und Ellenbogen fest zueinander, sodass Sie spüren, wie sich der Brustkorb öffnet.

3 Atmen Sie tief ein und aus, um die Dehnung zu verstärken, als wollten Sie die Brust mit jeder Einatmung noch mehr aufblähen.

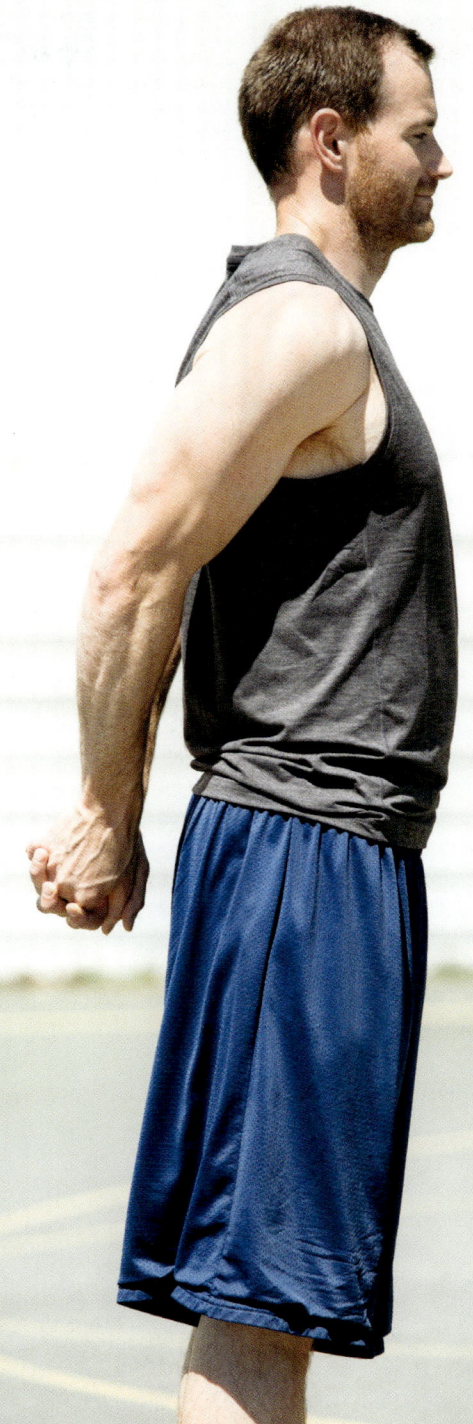

Spüren Sie die Dehnung in der Brust und den Vorderseiten der Schultern, während Sie die Schulterblätter noch näher zueinander ziehen.

BEWEGLICHER TORPFOSTEN

1 Fassen Sie einen Gurt an beiden Enden. Wenn er zu lang ist, falten Sie ihn in der Mitte.

2 Heben Sie die Arme über den Kopf, sodass der Körper ein großes Y bildet. Ist das zu schwierig, halten Sie die Hände weiter auseinander.

3 Ziehen Sie die Hände und den Gurt auseinander, bis Sie die Spannung in Brust und Schultern spüren.

4 Beugen Sie die Ellenbogen und senken Sie den Gurt hinter den Kopf.

5 Spannen Sie die Core-Muskeln an und ziehen Sie die vorderen Rippen zueinander. So bleibt die Wirbelsäule neutral und Sie lehnen sich nicht nach hinten. (Wenn sich der Brustkorb öffnet, ist das ein deutlicher Hinweis.)

6 Strecken Sie die Arme wieder zu einem Y.

7 Fahren Sie auf diese Weise fort.

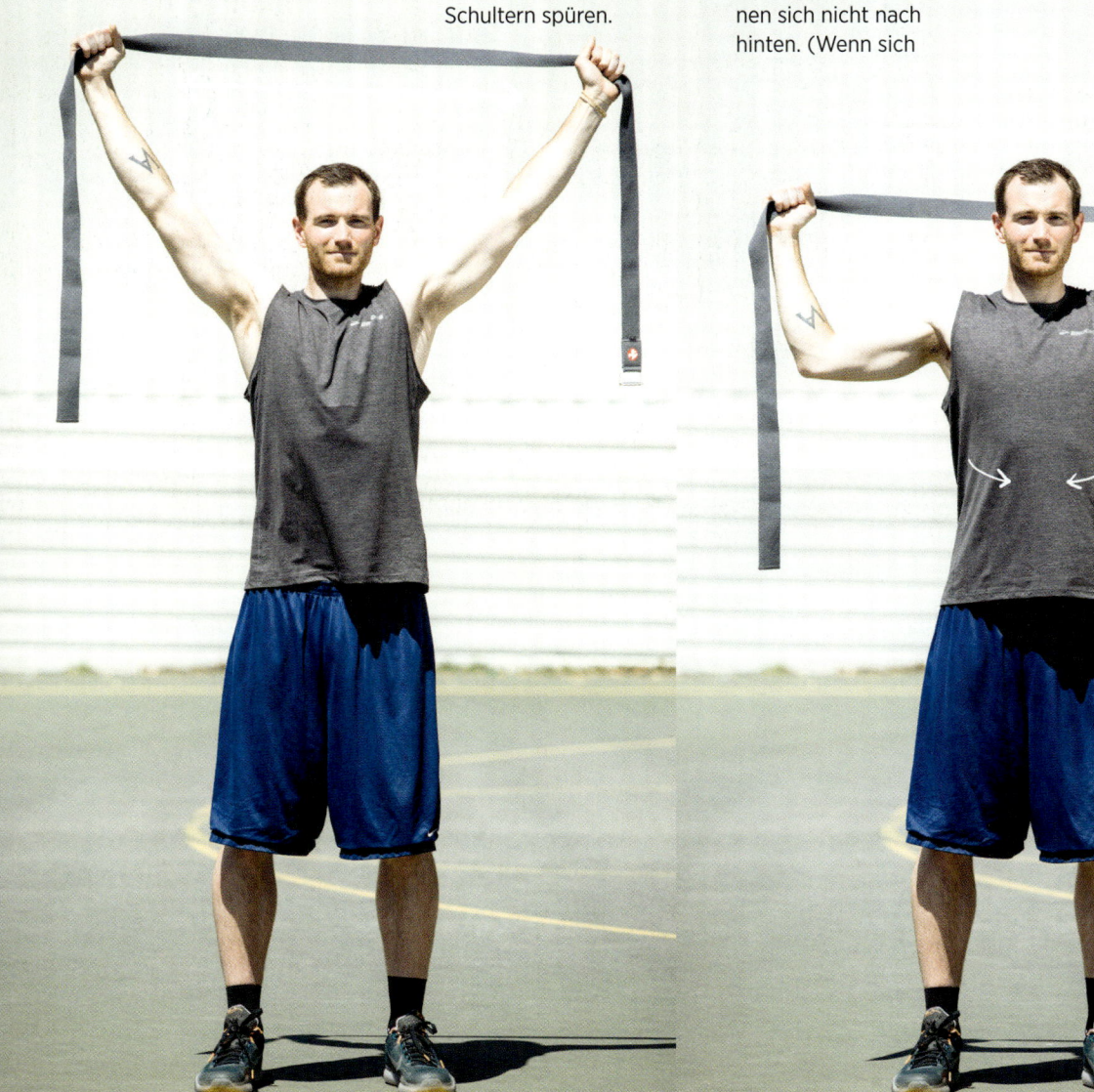

DEHNUNG DER ROTA- TORENMAN- SCHETTE

1 Fassen Sie den Gurt mit der rechten Hand und lassen Sie ihn hinter dem Kopf nach unten hängen. Der Ellenbogen zeigt zur Decke.

2 Greifen Sie den Gurt mit der linken Hand.

3 Ziehen Sie den rechten Arm etwas nach unten, um die Dehnung der Oberarmrückseite zu verstärken.

4 Spannen Sie die Core-Muskeln an, um sich nicht nach hinten zu beugen.

Wechseln Sie die Seite.

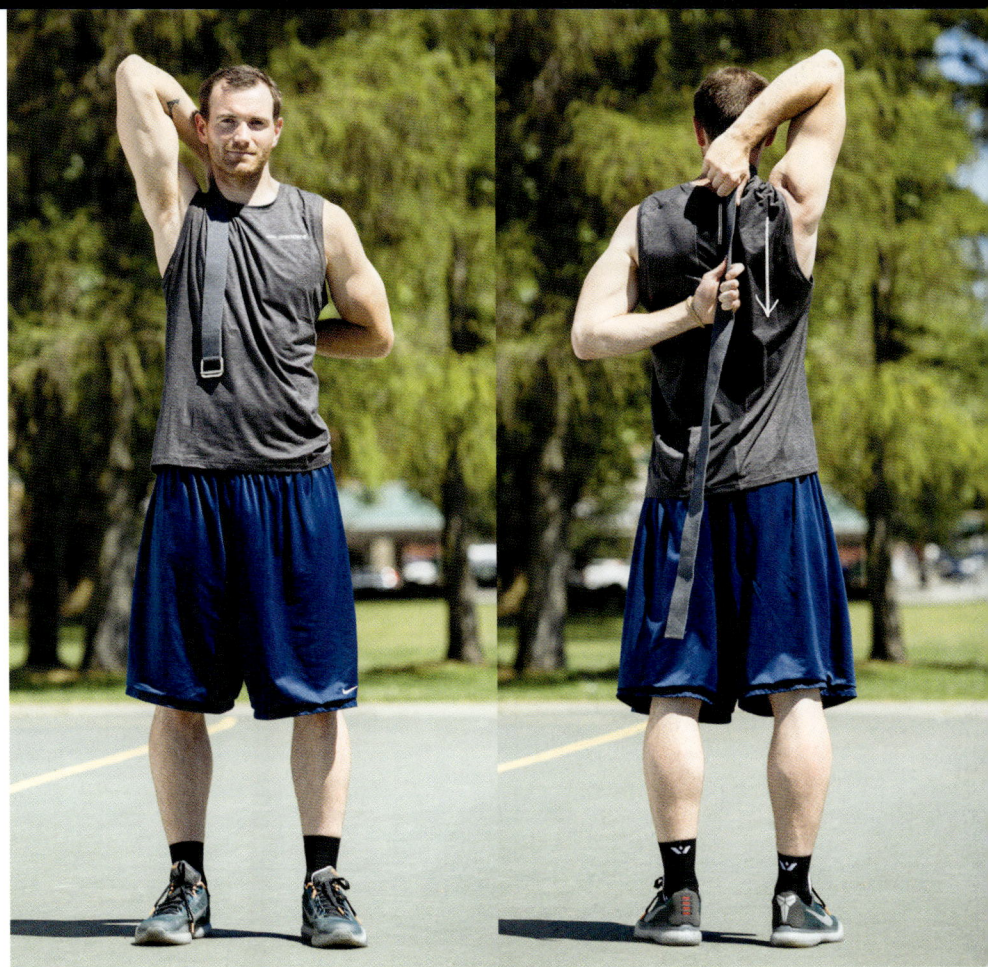

FAQ Wie ist das eigentlich mit der Rotatorenmanschette?

Die berühmte Rotatorenmanschette stiftet einige Verwirrung. Anders, als Sie vielleicht denken, haben wir es nicht mit einem einzelnen Muskel zu tun. Die »Manschette« besteht aus vier Muskeln, die Schulterblatt und Oberarmkopf verbinden:

Obergrätenmuskel (Supraspinatus)
Untergrätenmuskel (Infraspinatus)

Kleiner runder Muskel (Teres minor)
Unterschulterblattmuskel (Subscapularis)

Sicher haben Sie schon vom gefürchteten Rotatorenmanschettenriss gehört. Dabei haben wir es allerdings meist mit einem Riss in dem Knorpelring zu tun, der die Schulterpfanne umgibt. Diese Verletzung ist recht häufig, was nicht überraschen dürfte, wenn man bedenkt, wie viel Kraft beim Schmetterlingsschwimmen oder Tennisaufschlag auf das Gelenk einwirkt. Das kann zu einem schmerzhaften Problem werden. Am besten vermeidet man Beschwerden, indem man die Bewegung von Schulterblättern und Oberarmknochen zu koordinieren lernt – wie wir es in diesem Kapitel tun.

BRUST-DEHNUNG AN DER WAND

1 Stellen Sie sich mit der rechten Schulter zur Wand und bringen Sie das Fundament ins Gleichgewicht (S. 61).

2 Drehen Sie den rechten Oberarm auswärts, als würden Sie einen Türknauf drehen. Dabei sollte das Schulterblatt nach unten und zur Wirbelsäule gleiten.

3 Legen Sie die rechte Hand 30 Zentimeter hinter dem Körper in Schulterhöhe an die Wand. Aktive Core-Muskeln halten die Wirbelsäule neutral.

4 Drücken Sie die Hand gegen die Wand. Der Arm ist gestreckt, aber nicht durchgedrückt.

5 Drehen Sie den Oberkörper nach links, um die Dehnung zu verstärken.

Wechseln Sie die Seite.

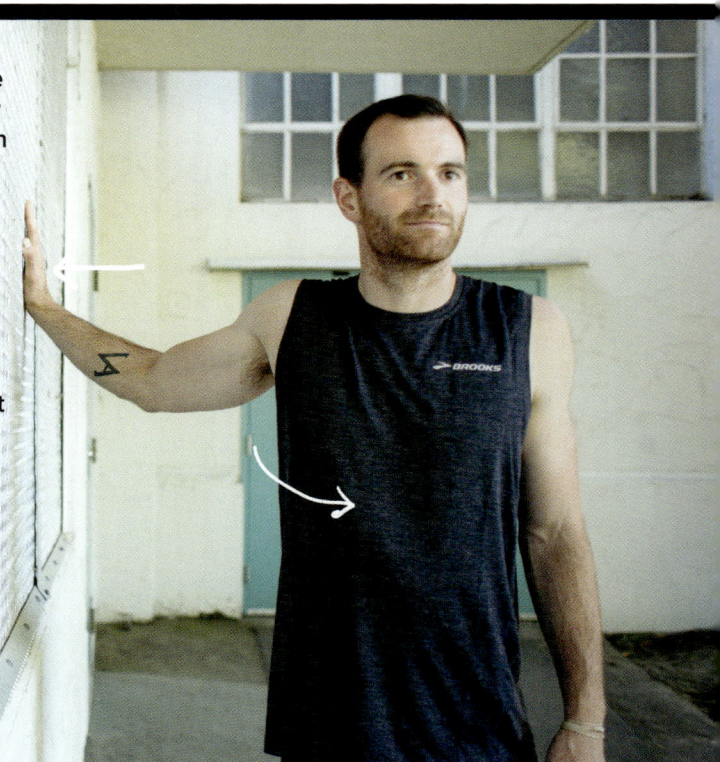

HALBE LIBELLE AN DER WAND

1 Stellen Sie sich mit der rechten Schulter zur Wand und bringen Sie das Fundament ins Gleichgewicht. Führen Sie die linke Hand in Schulterhöhe vor dem Körper zur Wand, Fingerspitzen nach oben.

2 Bringen Sie die rechte Schulter möglichst nah zum linken Arm.

3 Drücken Sie die Hand gegen die Wand und entspannen Sie den Hals.

Wechseln Sie die Seite.

Ziehen Sie das Schulterblatt des gestreckten Arms nach unten und zur Wirbelsäule.

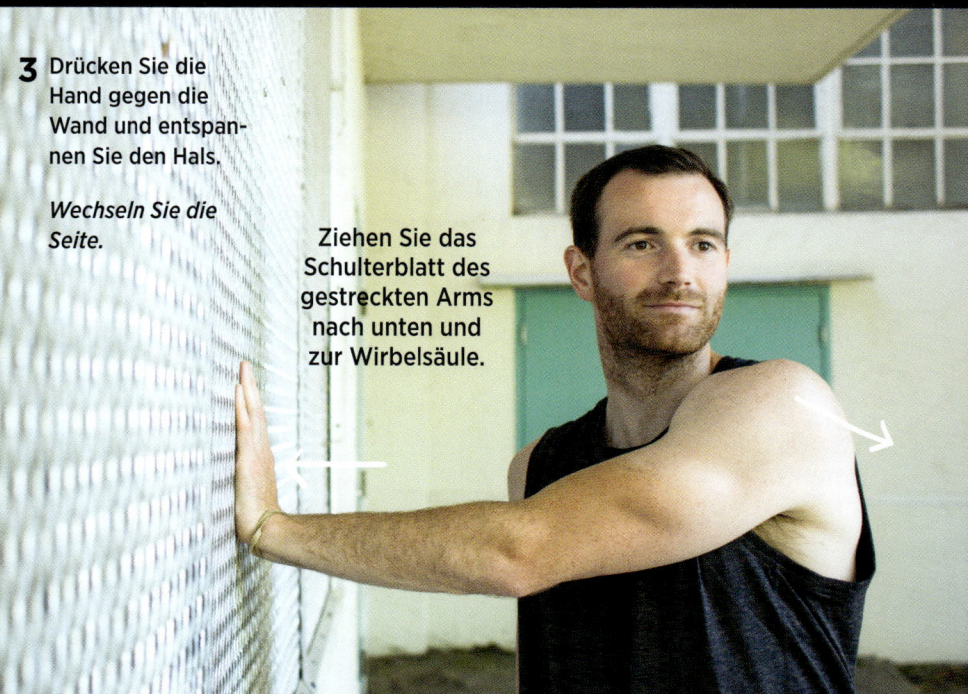

DUSCHE

1 Stellen Sie sich mit dem Gesicht zur Wand. Legen Sie die Hände eine knappe Armlänge oberhalb der Schultern auf, die Finger zeigen zur Decke.

2 Machen Sie mit beiden Beinen einen Schritt zurück und dehnen Sie die Wirbelsäule Richtung Boden.

3 Spannen Sie die Core-Muskeln an, ziehen Sie die vorderen Rippen zueinander und heben Sie den Brustkorb, damit die Wirbelsäule nicht einsinkt.

4 Richten Sie den Blick auf die Kante zwischen Wand und Boden, um den Hals in eine neutrale Position zu bringen.

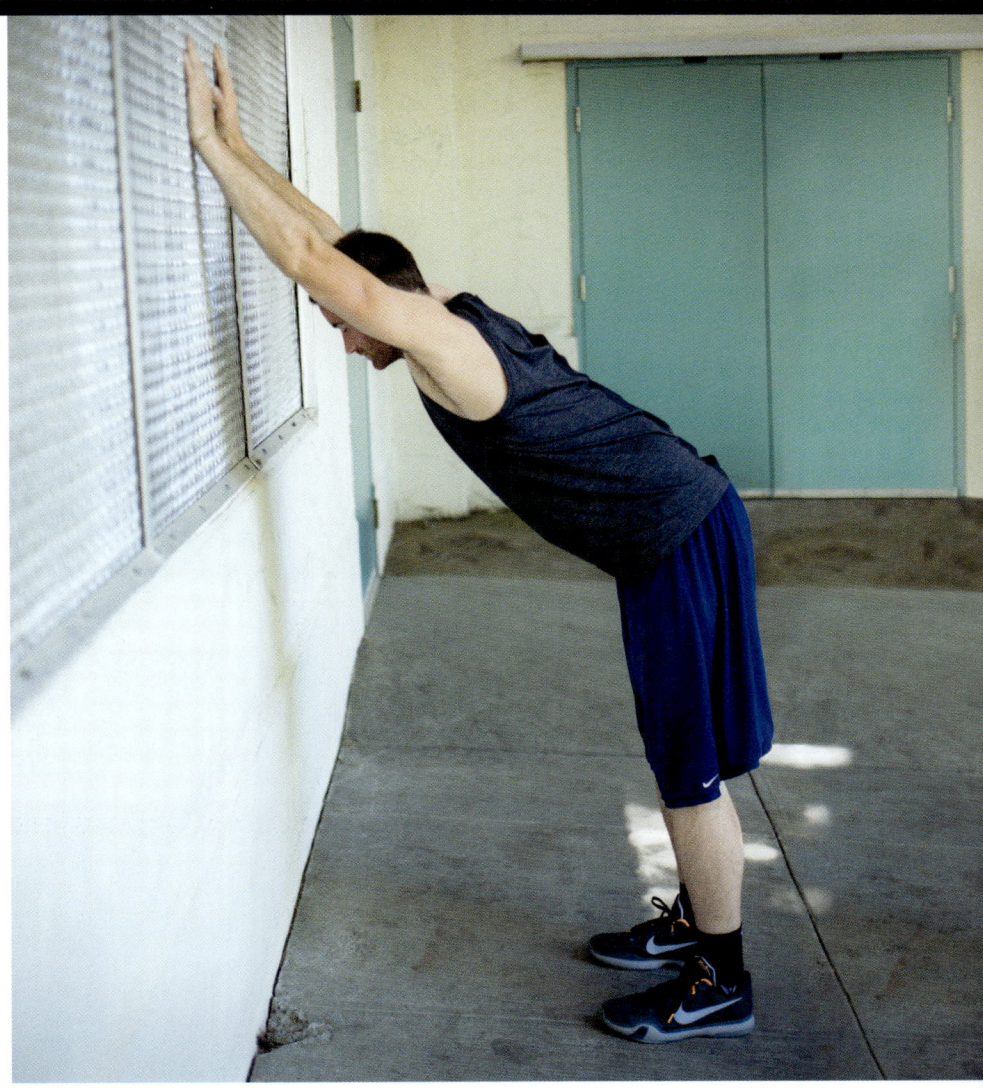

BONUSÜBUNG

SCHULTER-T

1 Bringen Sie das Fundament ins Gleichgewicht und drehen Sie die Oberarme auswärts, die Handflächen nach vorne.

2 Fixieren Sie die Schulterblätter und heben Sie die Arme auf Schulterhöhe, Handflächen nach oben.

3 Konzentrieren Sie sich auf die Muskeln im oberen Rücken. Sie bauen jetzt die Kraft auf, um die Schulterblätter in der korrekten Position zu halten.

4 Spannen Sie die Core-Muskeln an, damit die Wirbelsäule neutral bleibt.

5 2–5 Minuten (oder länger) halten!

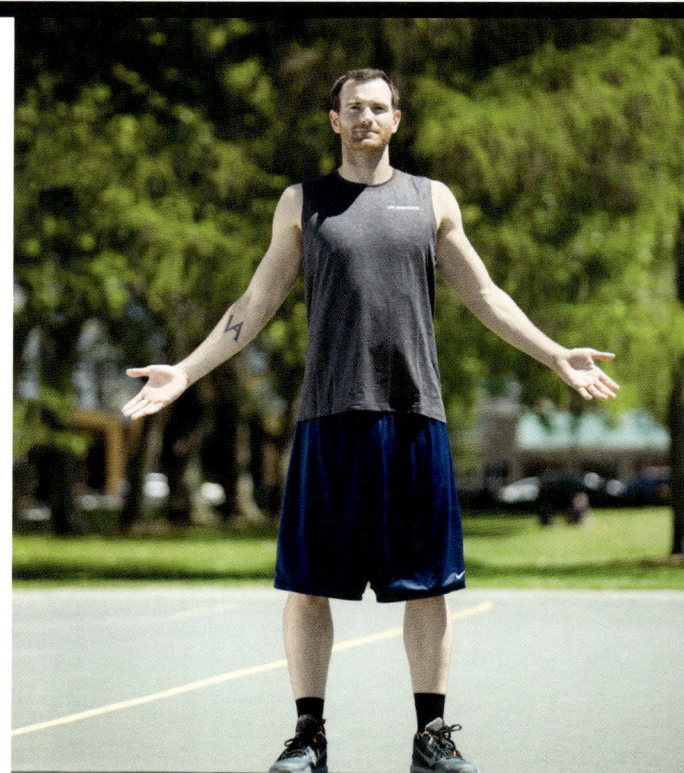

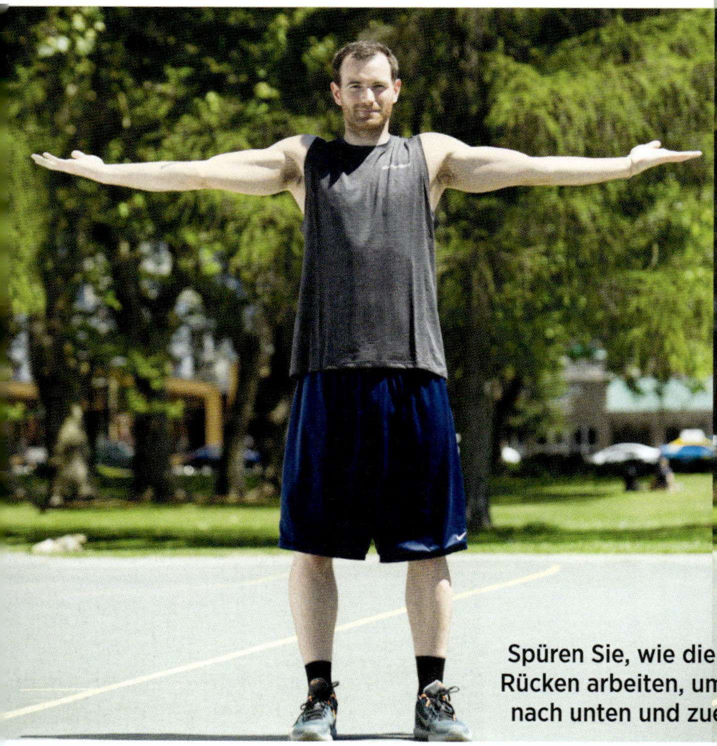

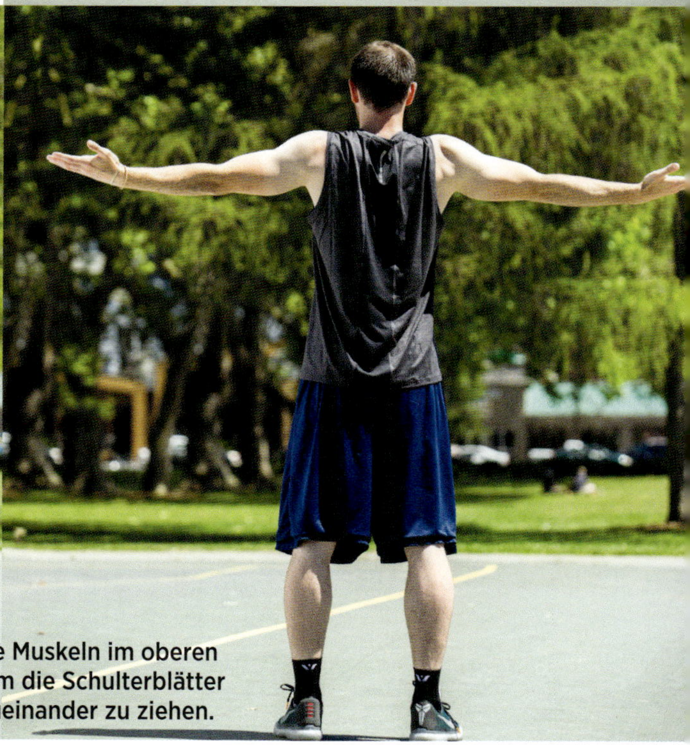

Spüren Sie, wie die Muskeln im oberen Rücken arbeiten, um die Schulterblätter nach unten und zueinander zu ziehen.

ÜBUNGS PLAN

❗ **Das Ungleichgewicht im Schulter-bereich wird am deutlichsten, wenn:**

✔️ **Ich schaffe ein Gleichgewicht aus Weite in der Brust und Kraft im Rücken, indem:**

#reset

✔️ **Was werden Sie heute zur Entlastung der Schultern tun?**

HALTEN SIE DIE SCHULTERN GESCHMEIDIG

ACHTEN SIE AUF DIE **KLEINEN DINGE**

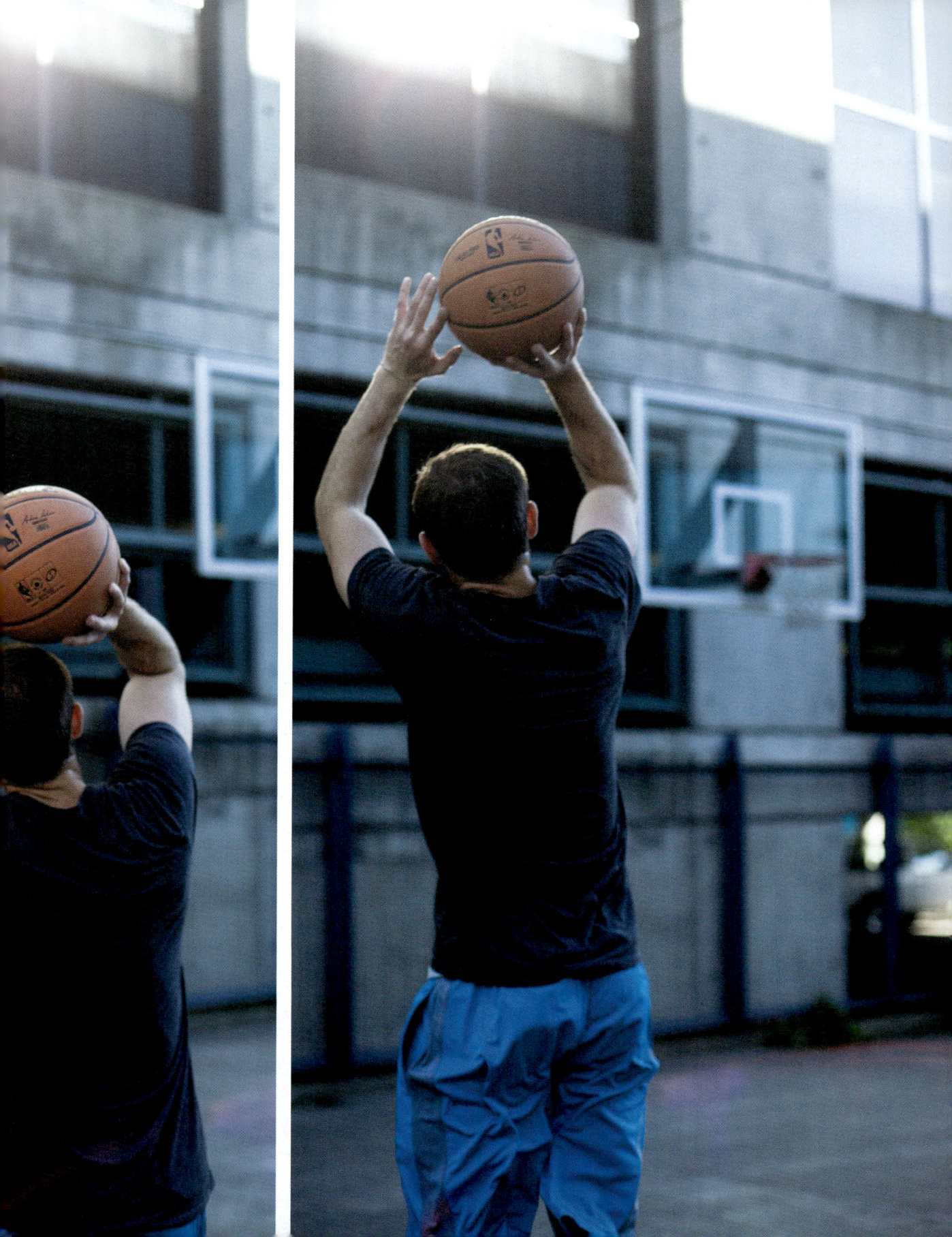

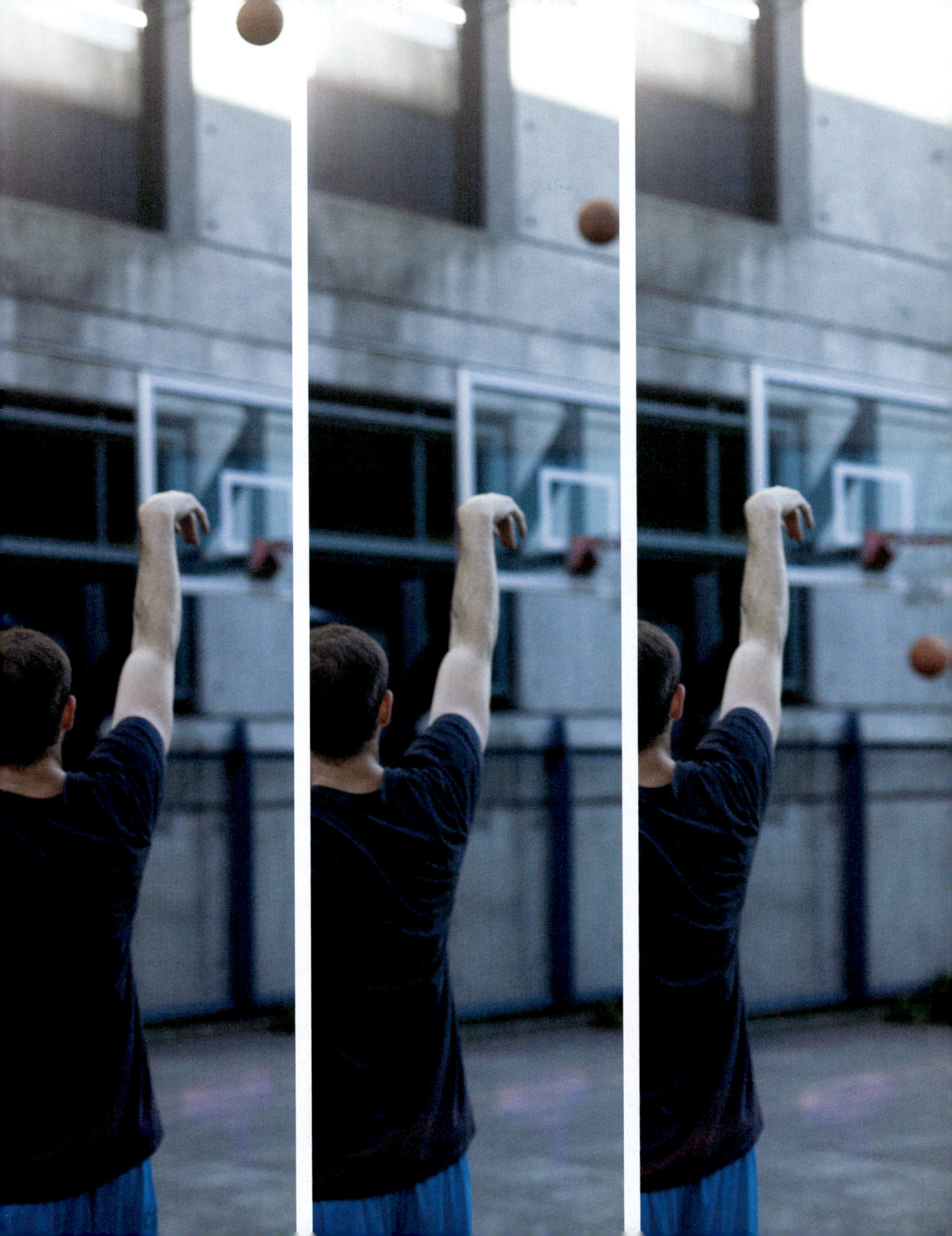

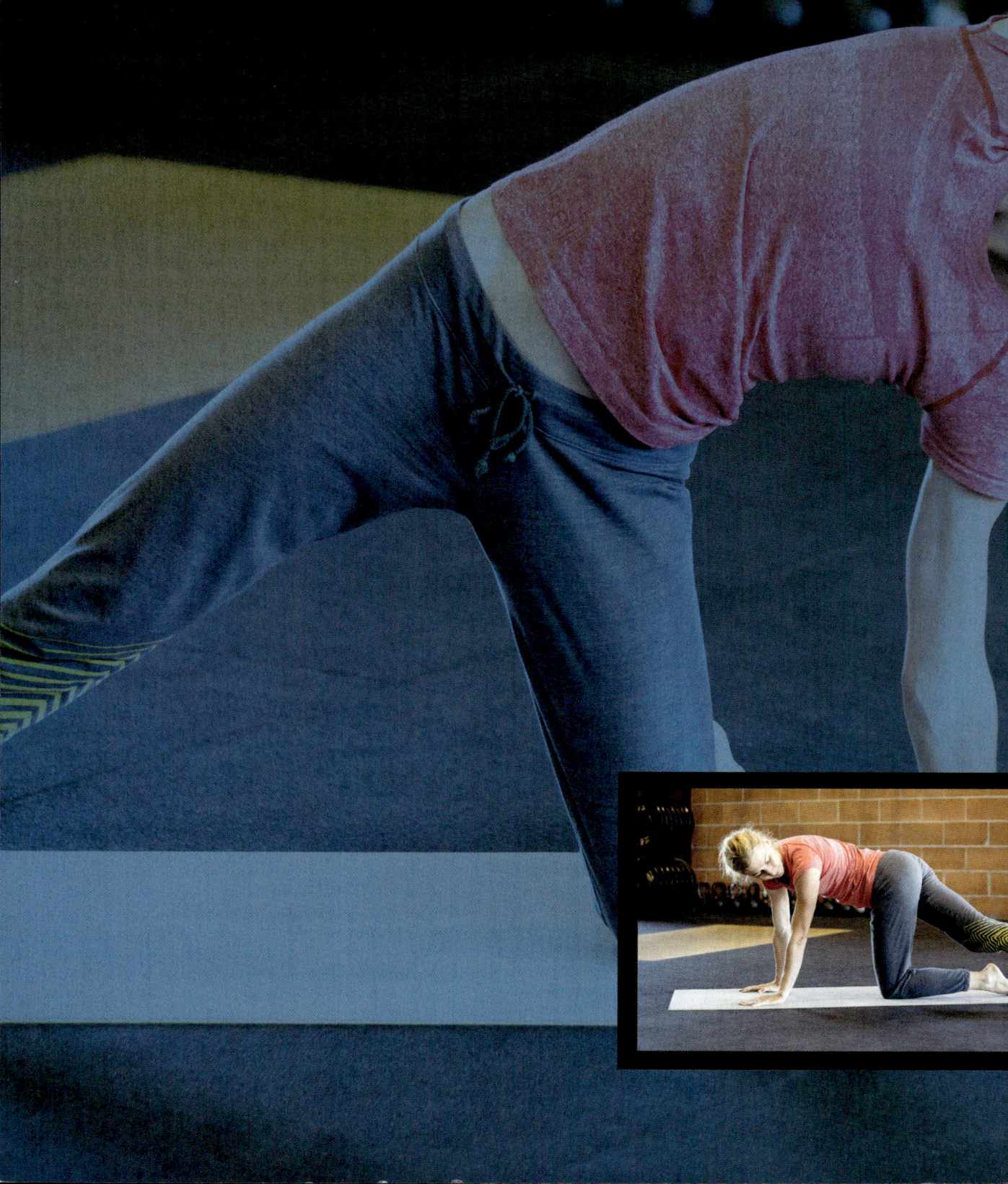

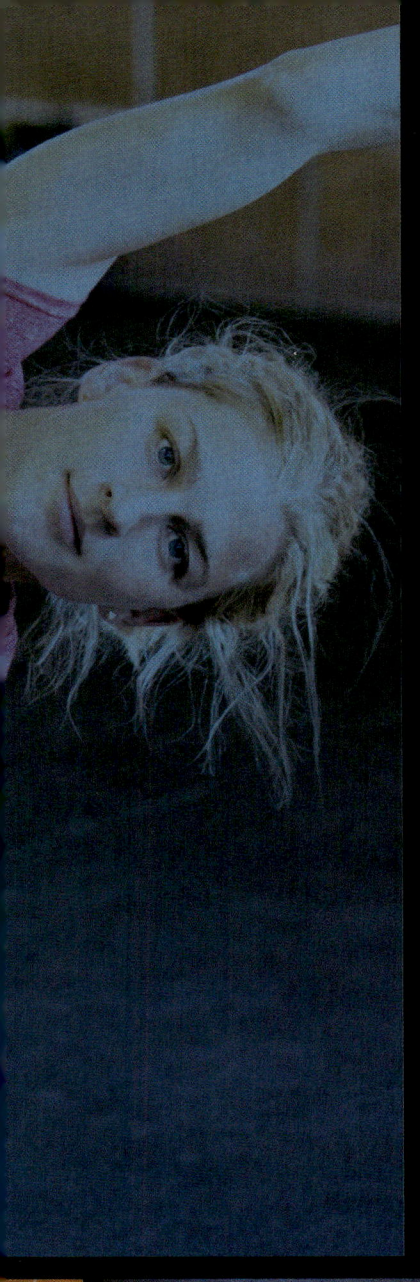

BIEGSAME
SEITEN

Die Seiten sind zwar kein so klar umrissener Bereich wie die Hüften und die hinteren Oberschenkel, brauchen aber ebenso viel Zeit und Aufmerksamkeit.

Da wir in unseren Bewegungen meist stark vorwärtsgerichtet sind, werden diese Muskeln häufig vernachlässigt. Sie verkleben, werden steif.

Während man – im wörtlichen wie im übertragenen Sinn – seinen Zielen entgegenstrebt, kann man das Geschehen im seitlichen Rumpfbereich leicht aus den Augen verlieren. Vergessen Sie alles, was Ihnen spontan dazu in den Sinn kommt (vor allem wenn es dabei um Speckröllchen geht!), und sehen Sie sich an, was wirklich unter der Haut passiert. Dort sitzt eine Gruppe von Muskeln, die wesentlich zu Stabilität und Aufrichtung beitragen und weit über den Bereich der Taille hinausgehen.

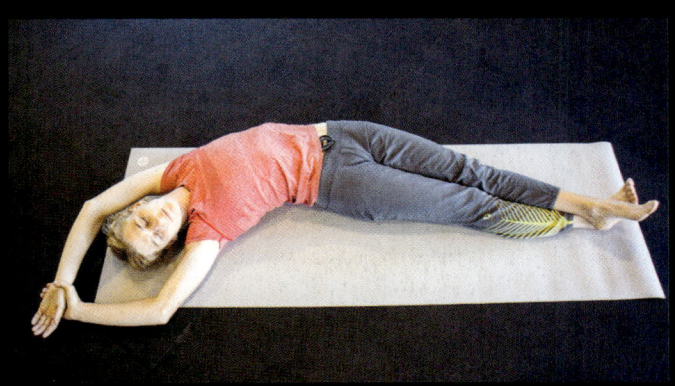

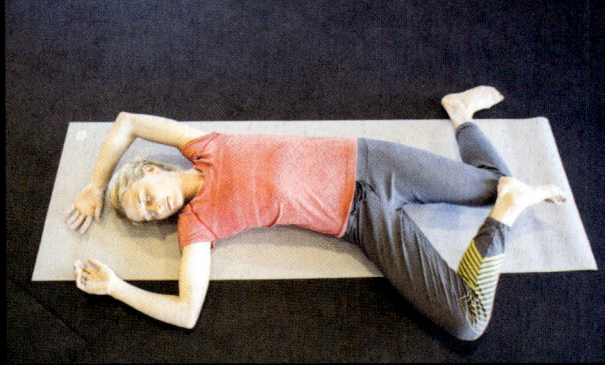

FAQ Was steckt in meiner »Seitentasche«?

Zur »Seitentasche« gehören:

> der quadratische Lendenmuskel (Quadratus lumborum) – er streckt und dehnt die Wirbelsäule

> der äußere schräge Bauchmuskel (Obliquus externus abdominis) – er dreht den Rumpf

> der große Gesäßmuskel (Gluteus maximus) – er ist der Boss der Abdruckphase

> der mittlere Gesäßmuskel (Gluteus medius) – er stabilisiert die Hüfte

> der Schenkelbindenspanner (Tensor fasciae latae) – er beugt und stabilisiert die Hüfte und unterstützt die Einwärtsdrehung der Oberschenkel

> der Lenden-Darmbeinmuskel (Iliopsoas) – er hebt das Bein und unterstützt die Auswärtsdrehung der Oberschenkel

> der äußere breite Muskel (Vastus lateralis) – er gehört zum Quadrizeps und unterstützt die Kniestreckung

Die meisten Bereiche haben wir schon im Rahmen der anderen Übungsprogramme trainiert. Aber jetzt wird es Zeit, uns richtig reinzuhängen. Wer die Seiten biegsam hält, wird sich größer, schlanker und beweglicher fühlen.

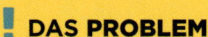

! DAS PROBLEM

Verklebte Seiten sind steif

Die Muskeln der seitlichen Bauchregion sind nicht nur unbeweglich, sie können auch verkleben – wie bei einem Klettverschluss. Eine solche Verhärtung strapaziert die umliegenden Bereiche, schränkt den Bewegungsumfang ein und erhöht das Verletzungsrisiko.

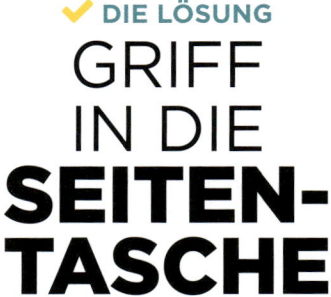

✔ DIE LÖSUNG
GRIFF IN DIE SEITEN-TASCHE

Wer die Folgen seiner starken Vorwärtsorientierung bekämpfen möchte, muss täglich über den gewohnten Bewegungsumfang hinausgehen. Dies lässt sich meist mit Seitbeugen und anderen Seitbewegungen bewerkstelligen. Sie machen das seitliche Bindegewebe geschmeidiger und unterstützen damit alle Bewegungen.

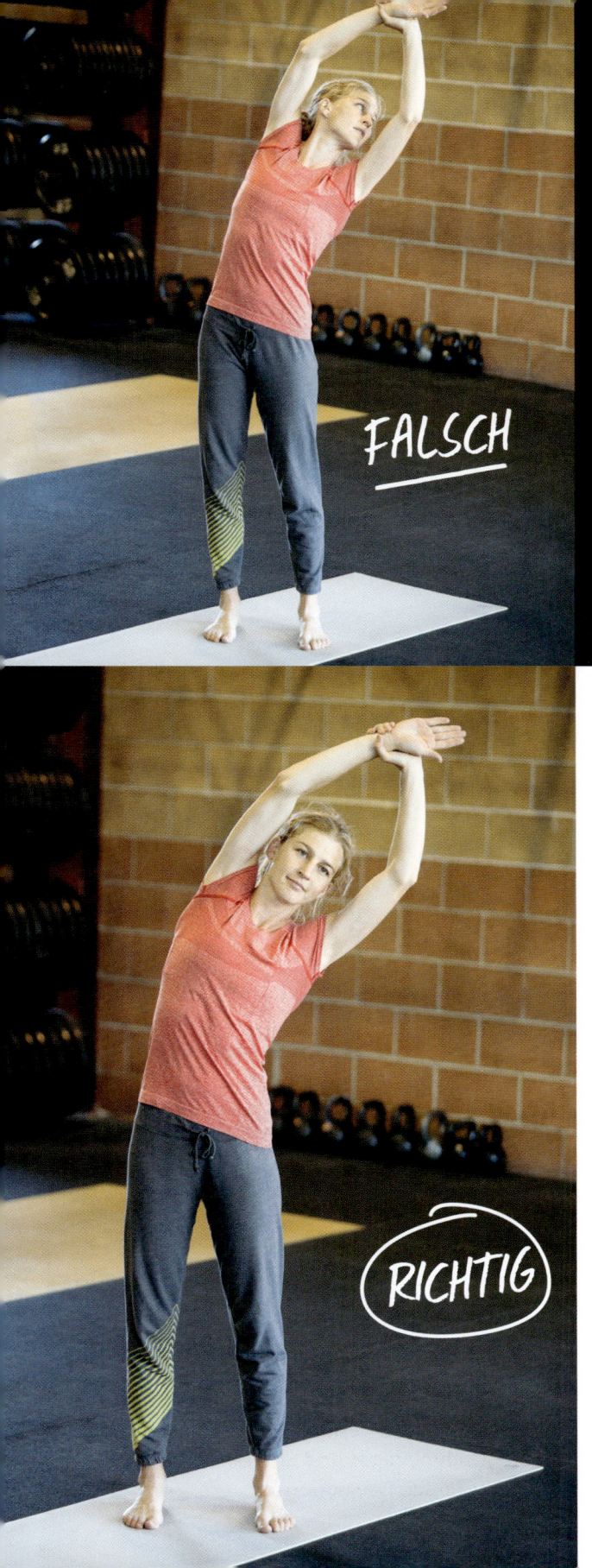

FALSCH

RICHTIG

WO PASSIERT DIE SEITBEUGE?

> Stellen Sie sich vor den Spiegel und bringen Sie das Fundament ins Gleichgewicht (S. 61).

> Strecken Sie die Arme über den Kopf, fassen Sie mit der linken Hand das rechte Handgelenk und beugen Sie sich nach links.

> Beobachten Sie, wo die Seitbeuge passiert:

Sind die Hüften einseitig verschoben?
Öffnet sich der Brustkorb?
Neigen Sie sich nach vorne?

✔ DIE KORREKTUR

> Beugen Sie sich aus der Mitte der Wirbelsäule (der biegsamsten Stelle, wo die Bewegung stattfinden soll). Das ist das untere Ende des Brustkorbs.

> Verhindern Sie, dass sich unterhalb des Brustkorbs etwas verschiebt. Das Fundament muss im Gleichgewicht bleiben.

> Stellen Sie sich vor, zwischen zwei Glasscheiben gepresst zu sein und weder nach vorne noch nach hinten kippen zu können.

Wenn Sie sich eher zurücklehnen, müssen Sie die äußeren schrägen Bauchmuskeln aktivieren, um die Rippen zueinander zu ziehen.

Wenn Sie eher nach vorne kippen und der Oberkörper zum Boden dreht, dürfen Sie sich nur so weit zur Seite beugen, dass die Brust offen bleibt und nach vorne zeigt.

RESET FÜR BIEGSAME SEITEN

ÜBUNGSPROGRAMM
✓ **Griff in die Seitentasche** (S. 165)

ÜBUNGSZIELE
› Die Seiten geschmeidig halten
› Der gewohnten Vorwärtsorientierung entgegensteuern
› Muskuläre Ungleichgewichte lindern

WANN?	Nach dem Training / Zur Regeneration
WIE LANGE?	5–8 Atemzüge bei statischen oder 10+ Wiederholungen / mehrere Sätze bei dynamischen Übungen
WOMIT?	Decke oder Kissen
WARN-SIGNALE	Kompensationsbewegungen wie Rückwärtsbeugen oder Runden der Wirbelsäule

IHR KÖRPER BESITZT EINEN DYNAMISCHEN BEWEGUNGSUMFANG – NUTZEN SIE IHN VOLLSTÄNDIG

FAQ Wie kann ich das Iliotibialband dehnen?

Das Iliotibialband (auch IT-Band) ist ein dicker Bindegewebsstrang, der von der Außenseite der Hüfte zur Außenseite des Knies verläuft. Seine Hauptaufgabe ist die Stabilisierung des Kniegelenks. Das ist richtig: Das IT-Band ist kein Muskel, deshalb ist keine Dehnung vorgesehen.

Beschwerden in diesem Bereich sind durchaus möglich, man wird aber eher bei der umliegenden Flankenmuskulatur ansetzen müssen, da die Hüften von der monotonen Vorwärtsbewegung steif geworden und Verklebungen – dicke Knoten aus Muskelfasern an ungünstigen Stellen – entstanden sind, die auf das IT-Band drücken. Wenn nichts geschieht, verlagert sich das Problem nach dem Gesetz der Kompensation auf das Knie: Der Körper schiebt die Belastung auf dem Weg des geringsten Widerstands durch.

Was tun? Keine Sorge, Sie können das lästige Band zwar nicht dehnen, aber dafür das umliegende Gewebe. Und Sie können die Durchblutung der Seiten verbessern. Verklebungen werden gelöst, das IT-Band fühlt sich wohler und kann seine Aufgabe als Kniestabilisator besser erfüllen. Außerdem wird das allgemeine körperliche Gleichgewicht gefördert.

GRIFF IN DIE **SEITENTASCHE**

SEITBEUGE IM LIEGEN

1 Kommen Sie in die Rückenlage, die Arme über den Kopf gestreckt.

2 Fassen Sie mit der rechten Hand das linke Handgelenk und beugen Sie sich nach rechts.

3 Kreuzen Sie den linken Fuß über den rechten und versetzen Sie beide Beine nach rechts. Der Körper beschreibt einen Bogen.

Wechseln Sie die Seite.

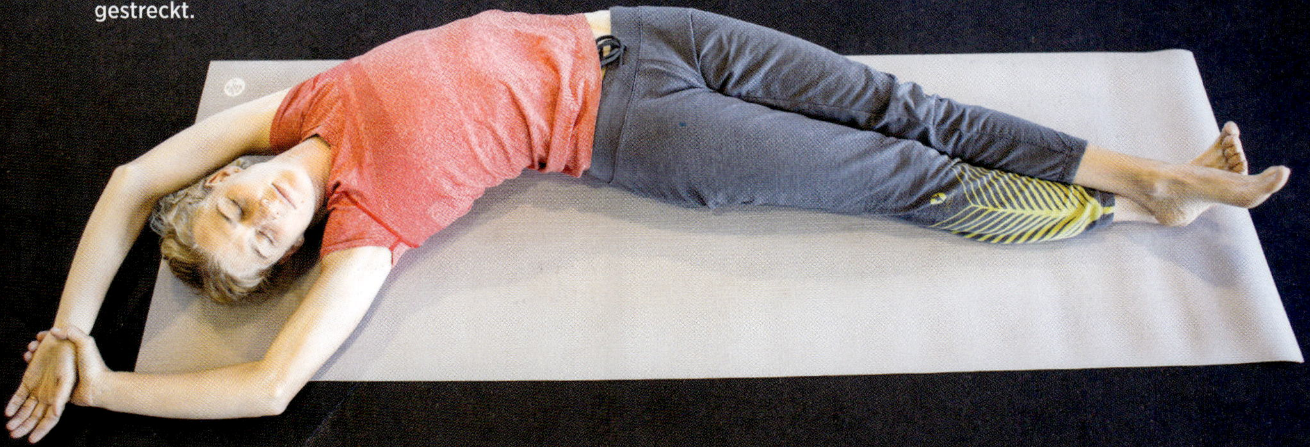

FLANKEN-DEHNUNG

1 Kommen Sie in die Rückenlage, Arme seitlich ausgestreckt, Handflächen nach oben.

2 Stellen Sie die Beine mehr als hüftbreit auf und lassen Sie beide Oberschenkel nach rechts sinken.

3 Legen Sie den rechten Fuß auf den linken Oberschenkel.

Das Gewicht des Beins unterstützt die Rotation im Hüftgelenk und das Absenken zum Boden.

4 Wenn es zu schwierig oder für eines der Knie unangenehm ist, den rechten Fuß auf den linken Oberschenkel zu bringen, lassen Sie ihn auf dem Boden.

5 Ziehen Sie die Zehen beider Füße an.

Wechseln Sie die Seite.

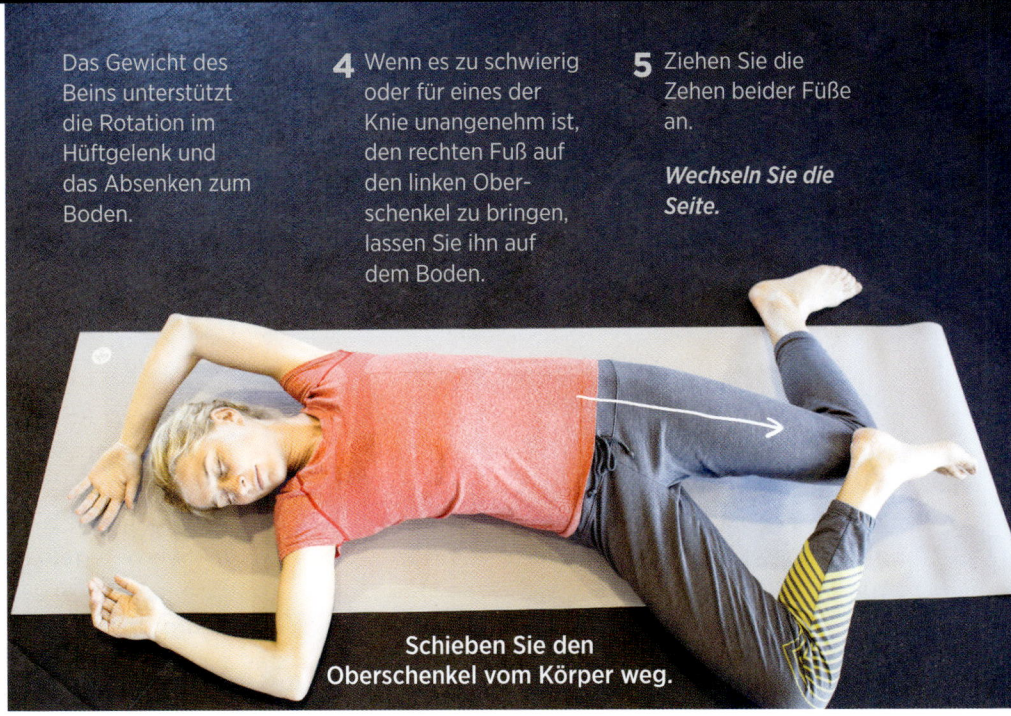

Schieben Sie den Oberschenkel vom Körper weg.

Machen Sie die Übungsfolge zuerst mit dem einen Bein. Halten Sie inne, spüren Sie den Unterschied und wiederholen Sie sie mit dem anderen Bein.

SEITBEUGE IM VIERFÜSSLERSTAND

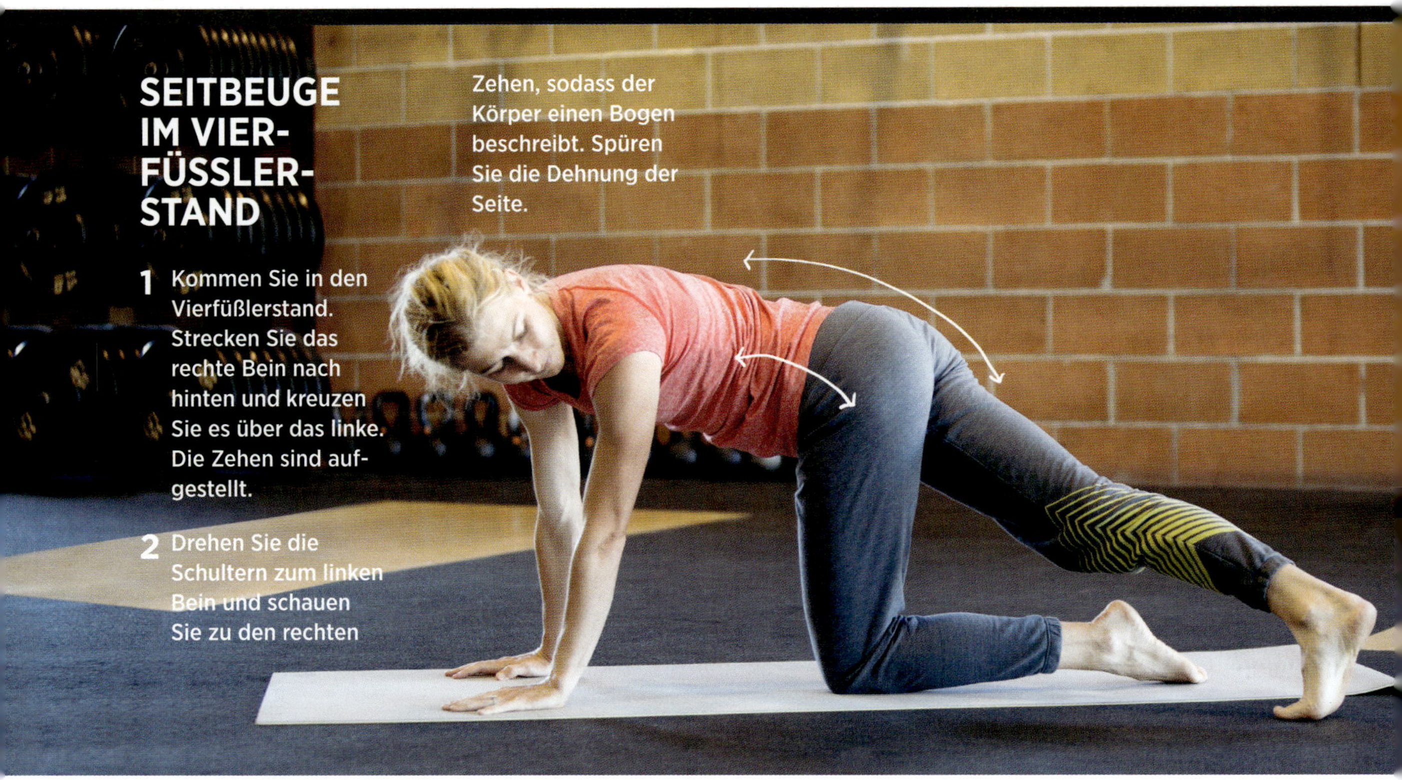

1 Kommen Sie in den Vierfüßlerstand. Strecken Sie das rechte Bein nach hinten und kreuzen Sie es über das linke. Die Zehen sind aufgestellt.

2 Drehen Sie die Schultern zum linken Bein und schauen Sie zu den rechten

Zehen, sodass der Körper einen Bogen beschreibt. Spüren Sie die Dehnung der Seite.

SEITBEUGE IN RADSTÄNDERHALTUNG

1 Strecken Sie im Vierfüßlerstand das rechte Bein wie einen Radständer zur Seite, rechter Fuß und linkes Knie auf einer Linie.

2 Richten Sie sich auf, strecken Sie die Arme über den Kopf. Fassen Sie mit der rechten Hand das linke Handgelenk, neigen Sie den Oberkörper nach rechts.

3 Spüren Sie die Dehnung vom IT-Band über die Seite nach oben.

Der Fuß des gestreckten Beins steht flach auf dem Boden.

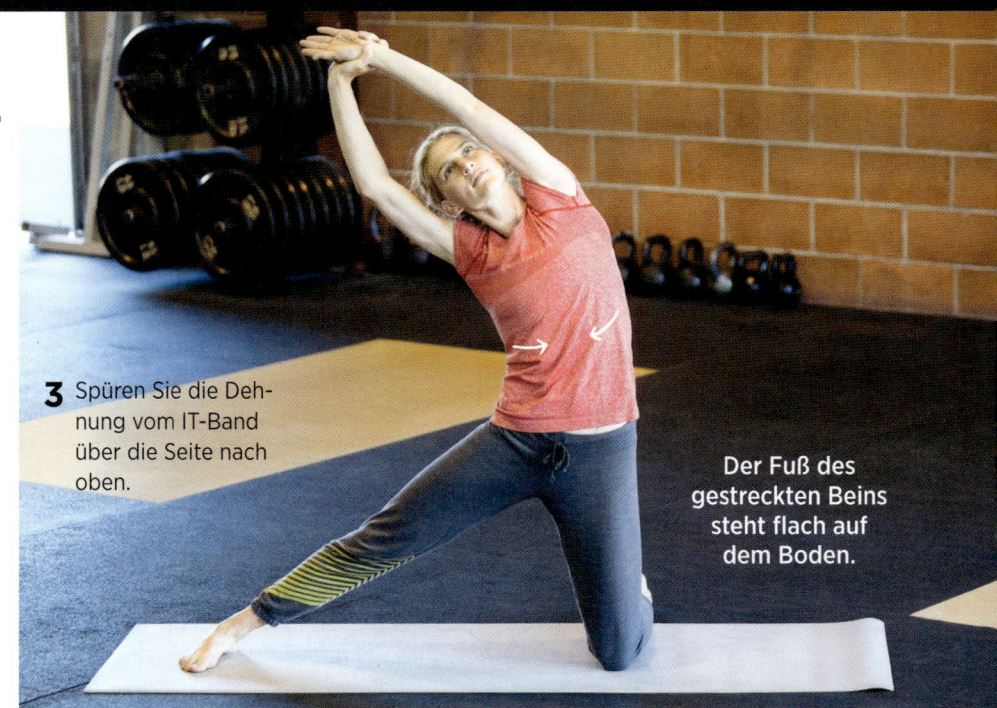

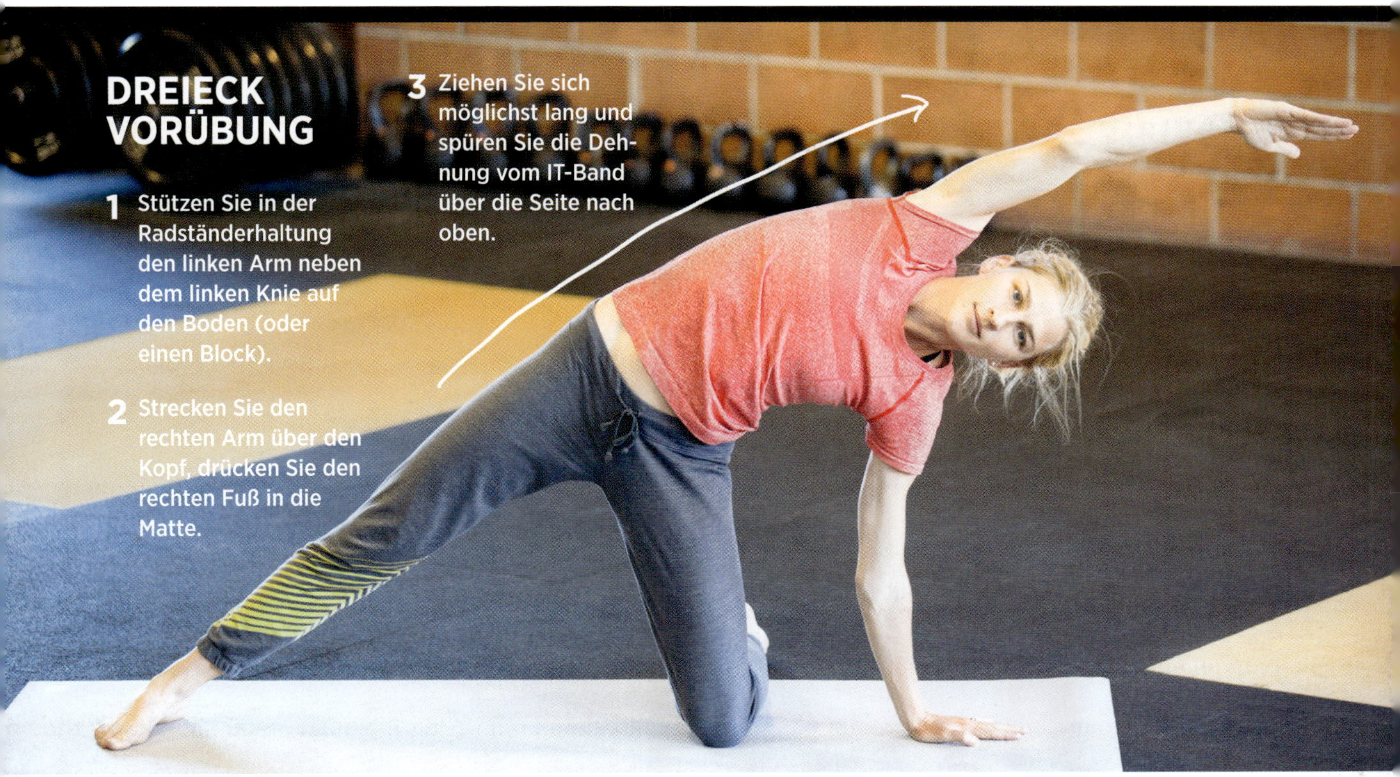

DREIECK VORÜBUNG

1 Stützen Sie in der Radständerhaltung den linken Arm neben dem linken Knie auf den Boden (oder einen Block).

2 Strecken Sie den rechten Arm über den Kopf, drücken Sie den rechten Fuß in die Matte.

3 Ziehen Sie sich möglichst lang und spüren Sie die Dehnung vom IT-Band über die Seite nach oben.

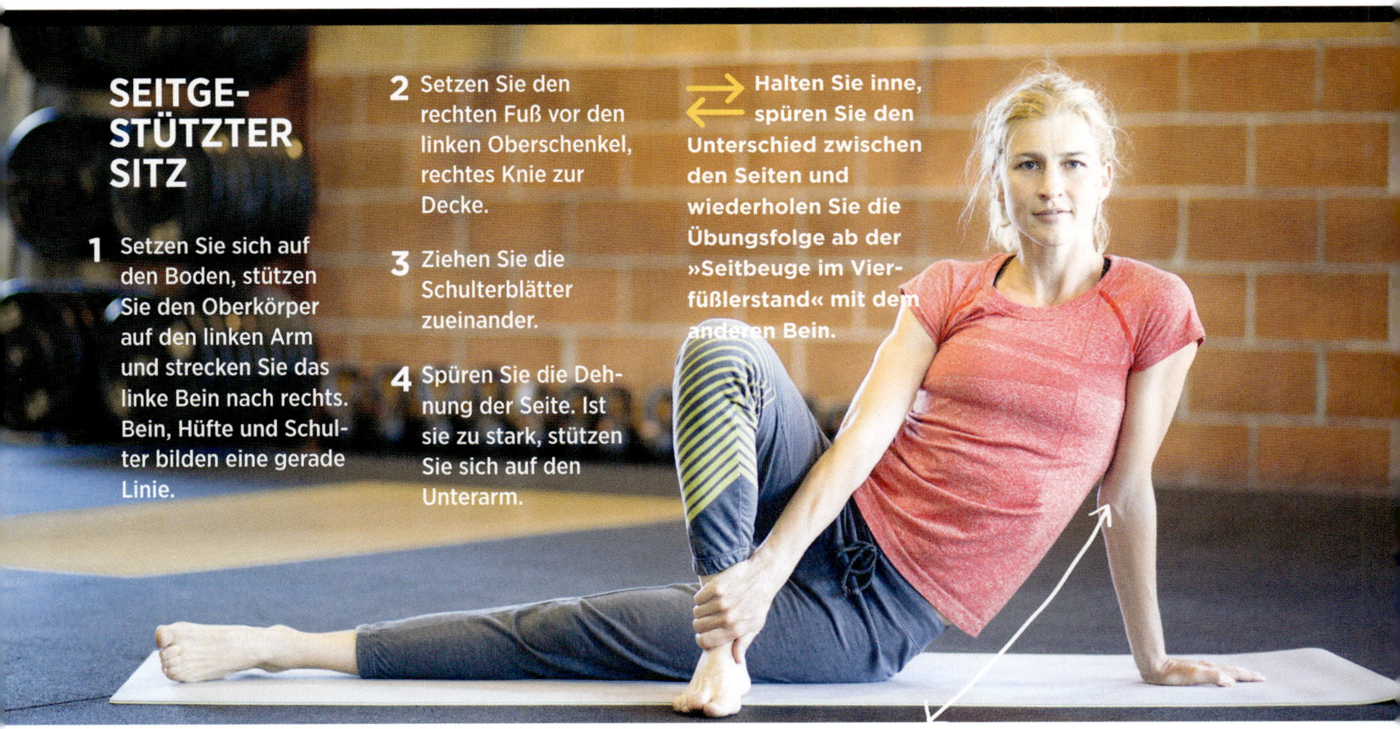

SEITGE-STÜTZTER SITZ

1 Setzen Sie sich auf den Boden, stützen Sie den Oberkörper auf den linken Arm und strecken Sie das linke Bein nach rechts. Bein, Hüfte und Schulter bilden eine gerade Linie.

2 Setzen Sie den rechten Fuß vor den linken Oberschenkel, rechtes Knie zur Decke.

3 Ziehen Sie die Schulterblätter zueinander.

4 Spüren Sie die Dehnung der Seite. Ist sie zu stark, stützen Sie sich auf den Unterarm.

Halten Sie inne, spüren Sie den Unterschied zwischen den Seiten und wiederholen Sie die Übungsfolge ab der »Seitbeuge im Vierfüßlerstand« mit dem anderen Bein.

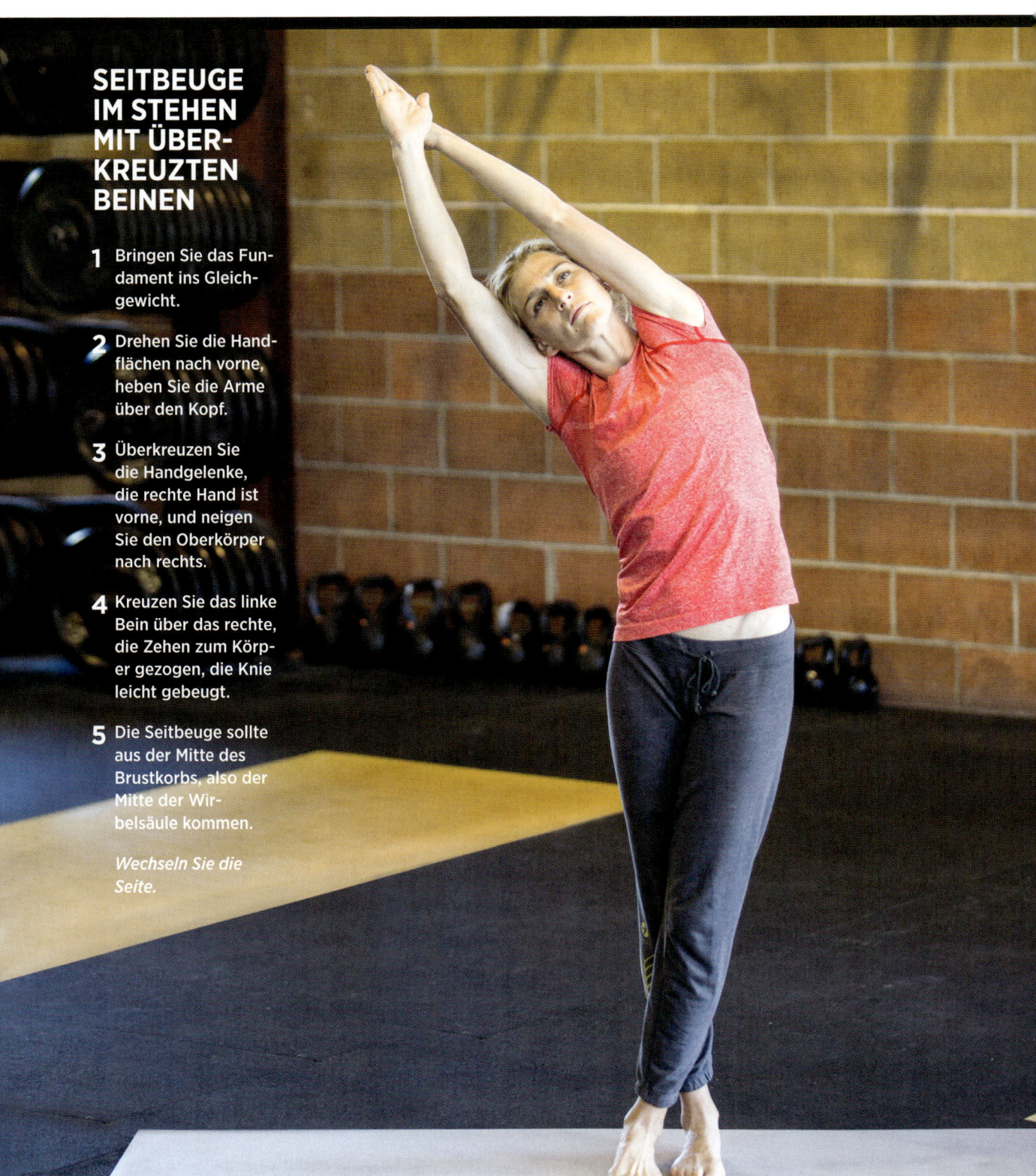

SEITBEUGE IM STEHEN MIT ÜBER-KREUZTEN BEINEN

1 Bringen Sie das Fundament ins Gleichgewicht.

2 Drehen Sie die Handflächen nach vorne, heben Sie die Arme über den Kopf.

3 Überkreuzen Sie die Handgelenke, die rechte Hand ist vorne, und neigen Sie den Oberkörper nach rechts.

4 Kreuzen Sie das linke Bein über das rechte, die Zehen zum Körper gezogen, die Knie leicht gebeugt.

5 Die Seitbeuge sollte aus der Mitte des Brustkorbs, also der Mitte der Wirbelsäule kommen.

Wechseln Sie die Seite.

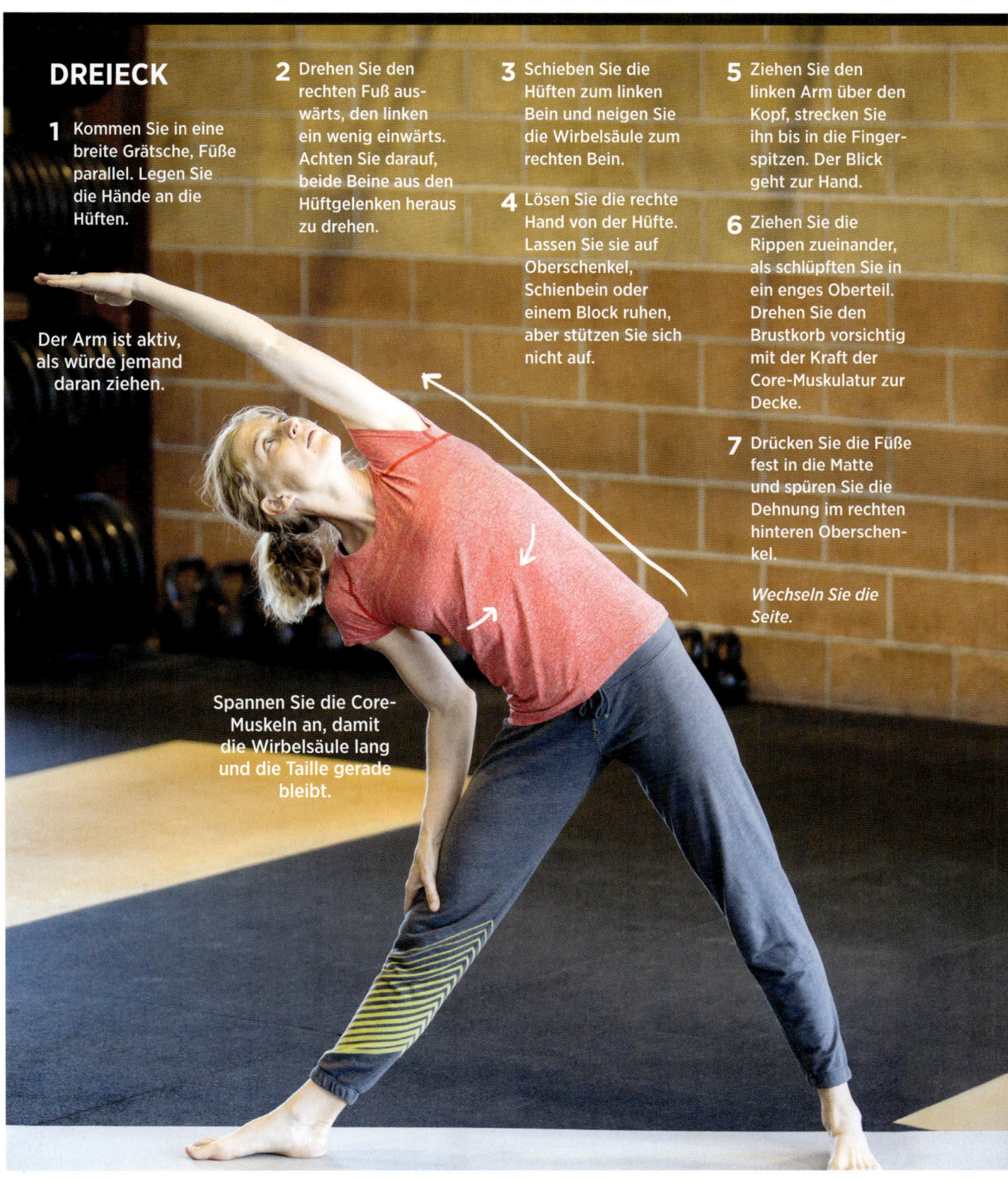

DREIECK

1 Kommen Sie in eine breite Grätsche, Füße parallel. Legen Sie die Hände an die Hüften.

2 Drehen Sie den rechten Fuß auswärts, den linken ein wenig einwärts. Achten Sie darauf, beide Beine aus den Hüftgelenken heraus zu drehen.

3 Schieben Sie die Hüften zum linken Bein und neigen Sie die Wirbelsäule zum rechten Bein.

4 Lösen Sie die rechte Hand von der Hüfte. Lassen Sie sie auf Oberschenkel, Schienbein oder einem Block ruhen, aber stützen Sie sich nicht auf.

5 Ziehen Sie den linken Arm über den Kopf, strecken Sie ihn bis in die Fingerspitzen. Der Blick geht zur Hand.

6 Ziehen Sie die Rippen zueinander, als schlüpften Sie in ein enges Oberteil. Drehen Sie den Brustkorb vorsichtig mit der Kraft der Core-Muskulatur zur Decke.

7 Drücken Sie die Füße fest in die Matte und spüren Sie die Dehnung im rechten hinteren Oberschenkel.

Wechseln Sie die Seite.

Der Arm ist aktiv, als würde jemand daran ziehen.

Spannen Sie die Core-Muskeln an, damit die Wirbelsäule lang und die Taille gerade bleibt.

ÜBUNGS PLAN

! Am wenigsten biegsam sind meine Seiten hier, weil:

✔ Ich werde folgende Seitbewegungen ausführen:

#reset
✔ Was werden Sie heute für biegsame Seiten tun?

BEUGEN SIE SICH ZUR SEITE

ACHTEN SIE AUF DIE **KLEINEN DINGE**

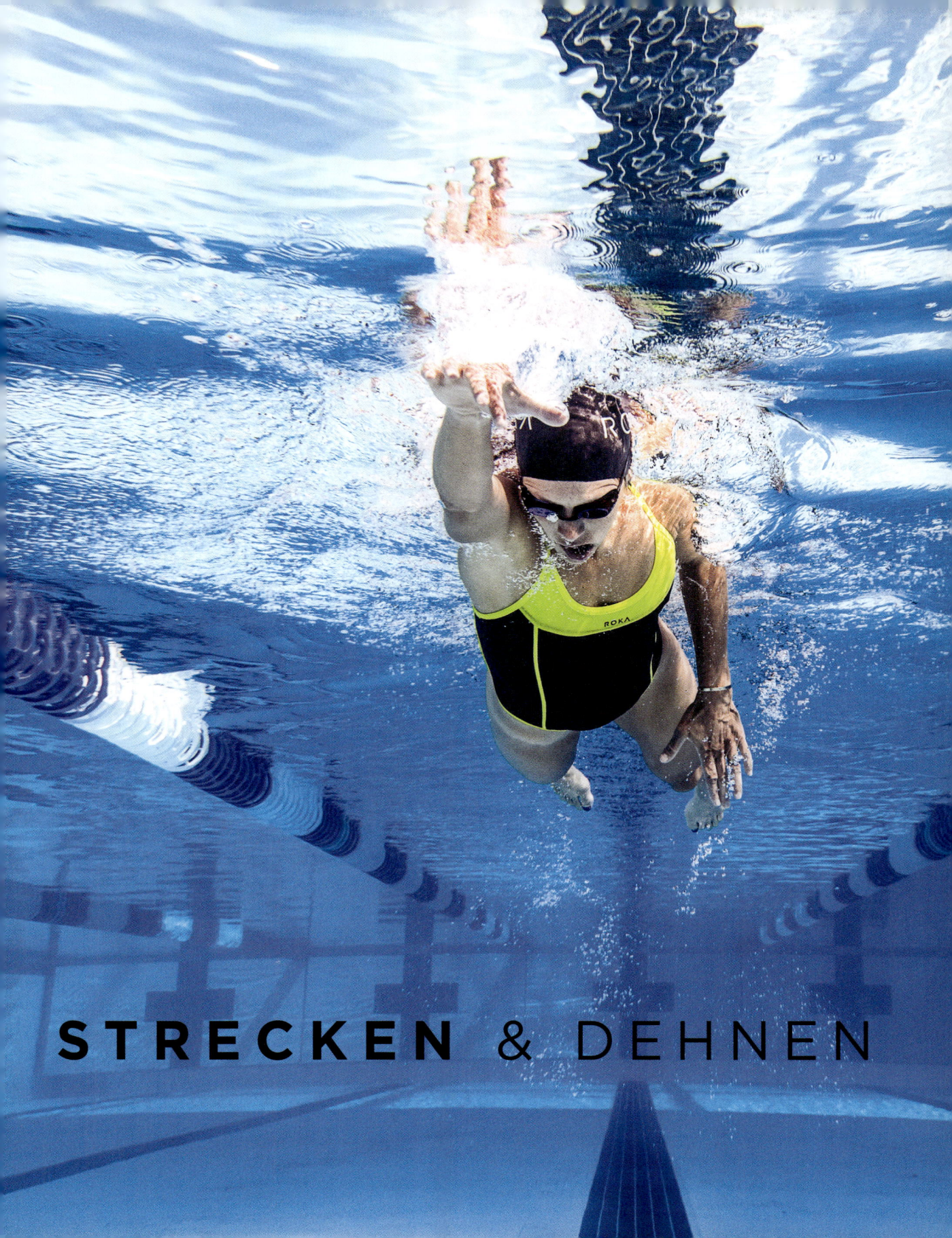

STRECKEN & DEHNEN

ES GEHT NICHT NUR DARUM, DASS MAN YOGA MACHT. ES GEHT AUCH DARUM, WIE MAN ES MACHT.

NACHWORT

WERDEN SIE AKTIV

Es geht nicht nur darum, dass man Yoga macht. Es geht auch darum, wie man es macht. Schon wenige Übungen können viel bewirken und das Training optimieren, statt es zu sabotieren. Aber nur wenn Sie das Richtige tun. Die Selbsttests und Informationen in diesem Buch rüsten Sie mit dem Wissen über muskuläre Ungleichgewichte und zeigen Ihnen, wie man sie beseitigt. Achtsamkeit ist der erste Schritt. Aber reden Sie nicht lang und breit darüber, in Zukunft mehr auf Ihren Körper zu hören. Der zweite Schritt ist, die Probleme aktiv und systematisch mit den gezeigten Lösungen anzugehen.

Machen Sie sich bewusst, wo Sie derzeit stehen, und seien Sie vor allen Dingen bereit, entsprechende Maßnahmen zu ergreifen.

GENIESSEN SIE DEN PROZESS

Balance ist kein Endziel, sondern eine Lebenseinstellung. Es ist die Entscheidung, aufmerksam zu beobachten, wo man steht, und bewusst wahrzunehmen, was man im Augenblick tun muss, um sich so wohl wie möglich zu fühlen und am Ende auch Bestleistungen zu erbringen. Zuweilen wird es den Anschein haben, das Gleichgewicht sei mal mehr, mal weniger leicht zu finden. Akzeptieren Sie, dass es sich ständig verändert und deshalb der regelmäßigen Prüfung und Feinabstimmung bedarf.

Jede Trainingseinheit, jeder Wettkampf ist eine Reise und sollte Anfang, Mitte und Ende haben. Training und Wettkampf sind lediglich die Mitte. Ohne Anfang (Vorbereitung) und Ende (Regeneration) ist die Reise unausgewogen. Unvollständig.

Den Anfang macht die Vorbereitung auf das Workout, ob Tempolauf oder Schwimmeinheit im offenen Gewässer:

> Sie aktiviert die Muskeln, die der Motor der sportarttypischen Bewegung sind.

> Sie lenkt die Konzentration auf die bevorstehende Aufgabe.

Das Ende bildet die Regeneration, ob während der Woche oder am Ruhetag:

> Sie entspannt überanstrengte Muskeln und setzt überall dort an, wo Überlastungen spürbar sind.

> Sie bringt den Körper bewusst wieder in seine Mitte.

Diese Phasen vor und nach dem Workout optimieren das Training – und wenn man dabei auf Balance achtet, helfen sie kontinuierlich, Verletzungen vorzubeugen.

Nutzen Sie die Informationen und Instrumente in diesem Buch täglich, um jede Trainings-

	MONTAG	DIENSTAG	MITTWOCH
VOR DEM TRAINING / ZUM AUFWÄRMEN	**Sie haben Ihr Ziel erreicht** *Habe meditiert, um das Ziel und die Stimmung für die Woche vorzugeben.*	**Wadenpumpe im Vierfüßlerstand** *Hatte Muskelkater in den Waden von gestern und habe sie aufgewärmt!*	**Den Transversus aktivieren** **Gleichgewicht fürs Gesäß** **Die Hüfthelfer stärken**
TRAINING	**Laufen**	**Laufen**	**Ruhetag** *Hatte mehr Zeit, weil ich nicht beim Laufen war: Drei Übungsprogramme für einen kraftvollen Schritt.*
NACH DEM TRAINING / ZUR REGENERATION	**Die Po-Blockade lockern** *Habe mehr mit der stärker verspannten Seite (rechts) gearbeitet.*	**Wadenpumpe in der Hocke** *Hatte immer noch steife Waden und habe sie im aufgewärmten Zustand kräftig gedehnt.*	

reise ausgewogen zu gestalten. Sie müssen weder alle Übungen in einer Woche noch ganze Übungsfolgen machen, um etwas zu bewirken. Überlegen Sie, was Sie tun und warum. Nehmen Sie sich vor, jeden Tag zu üben – und sei es nur eine Stellung. Weil Sie wissen: Alles ist besser als nichts, und Konsequenz ist der Schlüssel.

Nicht vergessen: Der Körper strebt nach Gleichgewicht und wird auf jede noch so kleine Anregung und Anstrengung reagieren, seine Mitte wiederzufinden. Wenn Sie die Wirkung am eigenen Leib spüren, werden Sie die konsequente Praxis als Priorität und festen Lebensbestandteil, nicht als weiteren Punkt auf der To-do-Liste betrachten.

Darüber hinaus sollten Sie die Selbsttests und Übungstechniken regelmäßig wiederholen, da Sie zu verschiedenen Zeitpunkten der Saison oder des Trainingszyklus unterschiedlich reagieren. Betrachten Sie die einzelnen Körperregionen als zusammenhängende Systeme, und Sie werden beim Durcharbeiten der Resets allmählich immer mehr über ihre Funktionsweise und auch ihr Zusammenspiel erfahren – damit der Körper wie vorgesehen als Einheit arbeiten kann.

Die Praxis dient als deutliche Erinnerung, wo Sie stehen und worauf Sie hinarbeiten.

WER IM GLEICHGEWICHT BLEIBT, GEWINNT

DONNERSTAG	FREITAG	SAMSTAG	SONNTAG
Gleichmäßige Atmung	**Rückenmuskelisolation dynamisch**	**Vorbeuge mit »Beugen & strecken«**	
Harter Arbeitstag. Habe mich vor dem Laufen beim Umziehen auf den Atem konzentriert.	*Wollte die Core-Muskeln trainieren und habe mich so aufgewärmt ... heftig!*	*Habe verschlafen und brauchte etwas zum Wachwerden.*	
Laufen	**Laufen**	**Langer Lauf**	**Ruhetag**
Scheibenwischer im Liegen	**Brustdehnung an der Wand**	**Den Bewegungsumfang erweitern**	**Die Mitte finden**
Hatte Muskelkater in den Hüften und keine Lust zum Dehnen. Das ist besser als nichts.	*Fühlte mich krumm nach Schreibtischarbeit – besonders beim Laufen. Deshalb Brustdehnung.*	*Hatte Muskelkater in den Oberschenkelrückseiten und keine Kraft fürs aktive Dehnen.*	*Um die Mitte wiederzufinden und die Regeneration zu fördern.*

ÜBUNGSPROGRAMME

VOR DEM TRAINING
ODER ALS CROSS-
TRAINING

5–8 Atemzüge bei statischen oder 10+ Wiederholungen/mehrere Sätze bei dynamischen Übungen

» Die Übungsprogramme für Atem & Aufmerksamkeit (S. 24–29) können jederzeit absolviert werden.

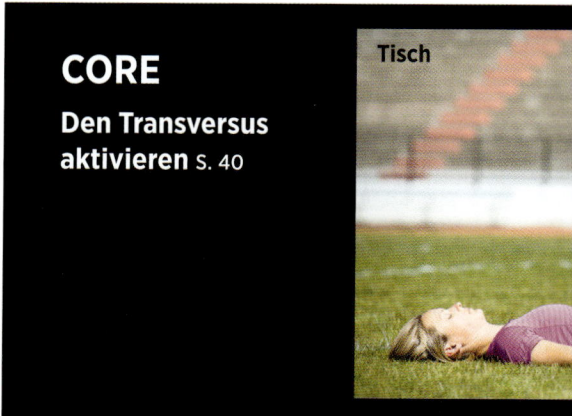

CORE
Den Transversus aktivieren S. 40

Tisch

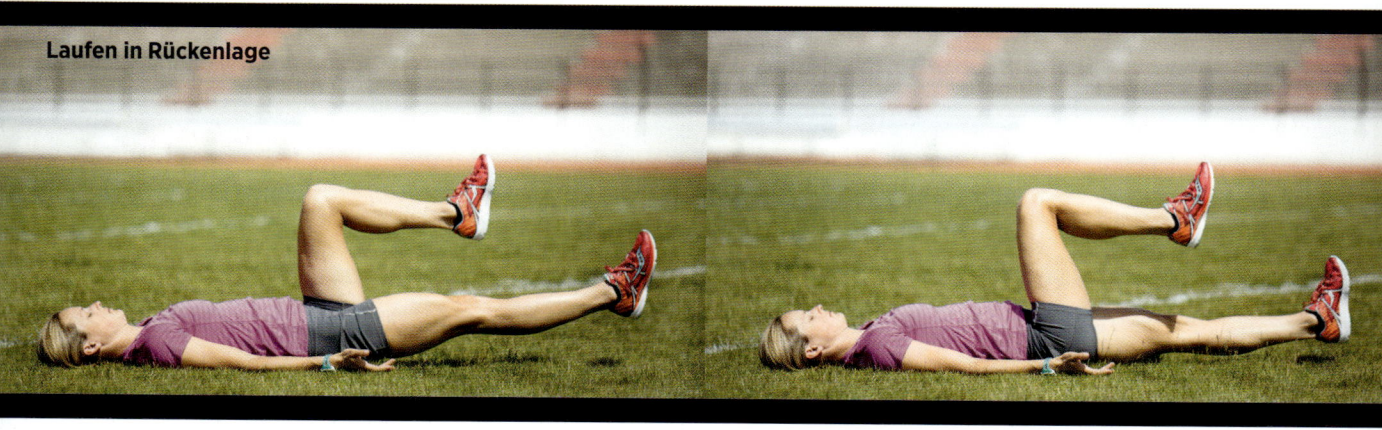

Laufen in Rückenlage

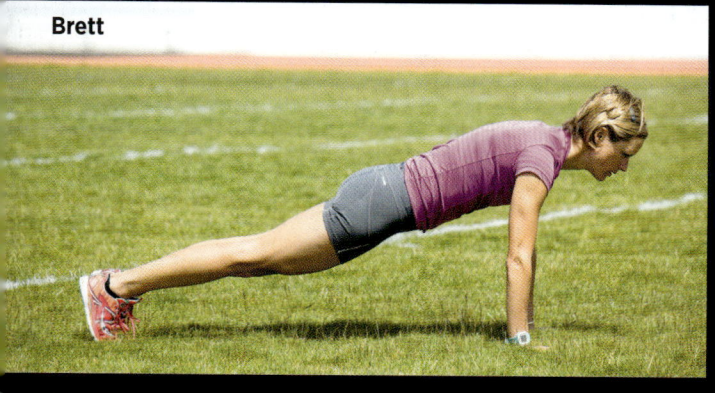

Brett

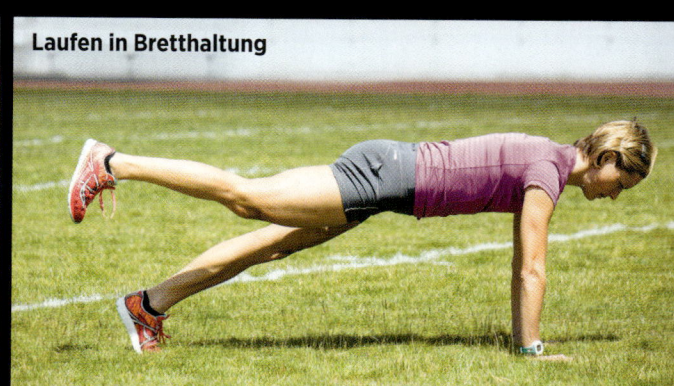

Laufen in Bretthaltung

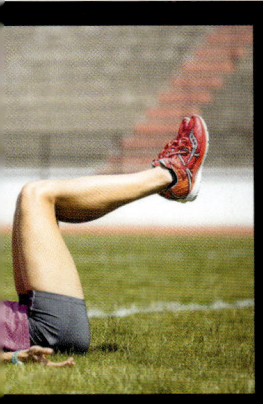
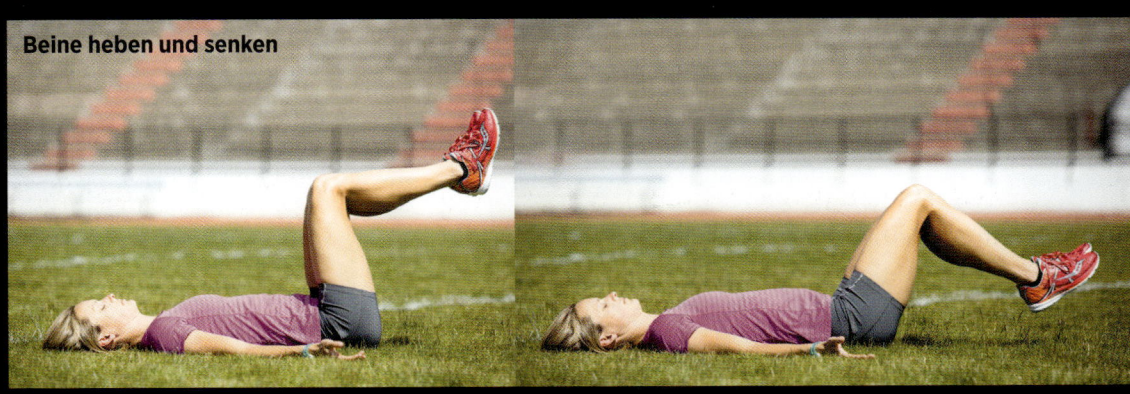

Beine heben und senken

Laufen in Diagonalstreckung

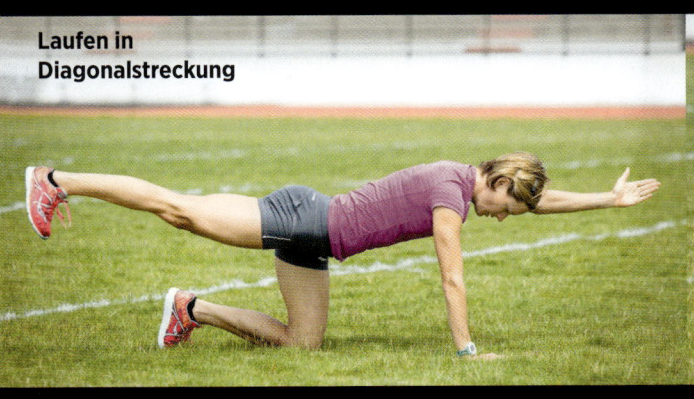
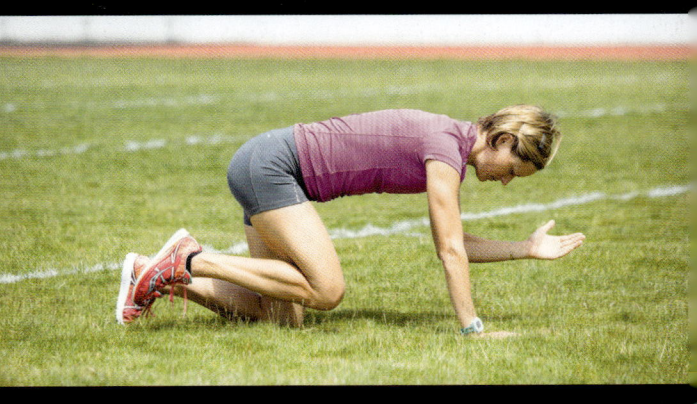

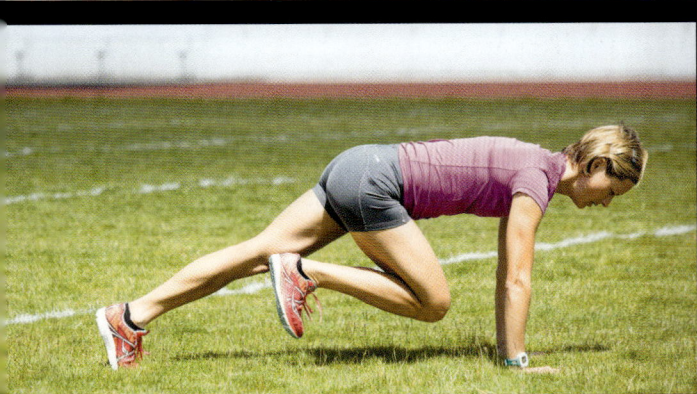

CORE

Stabilisieren & drehen S. 46

Drehen im Sitzen

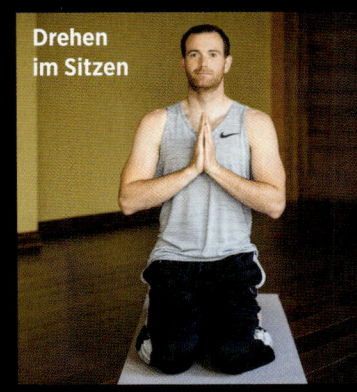

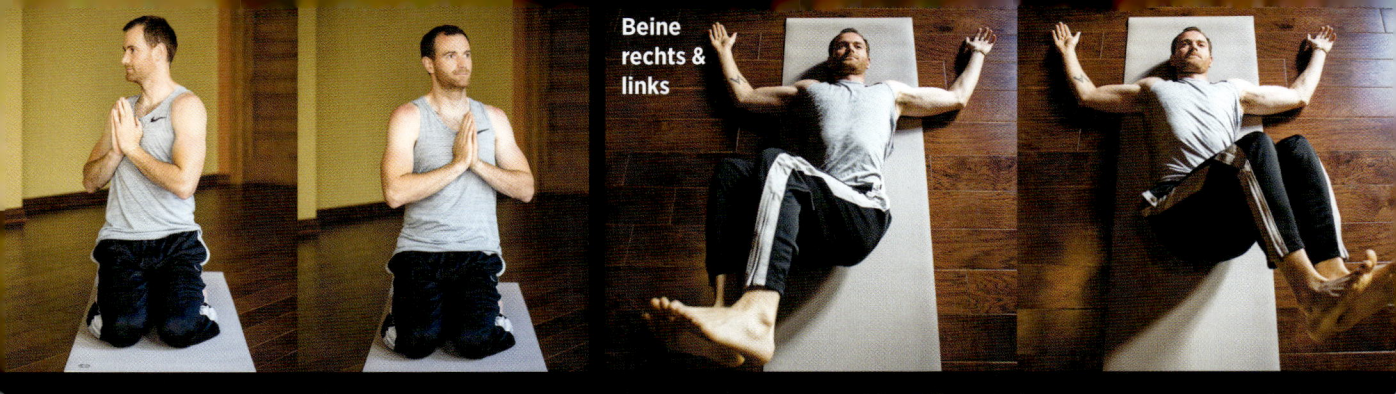

Beine
rechts &
links

CORE

**Den Rücken
stärken** S. 50

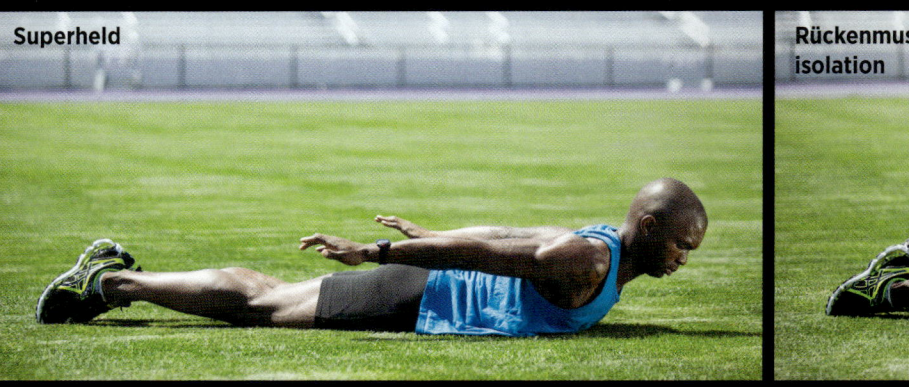

Superheld

Rückenmuskel-
isolation

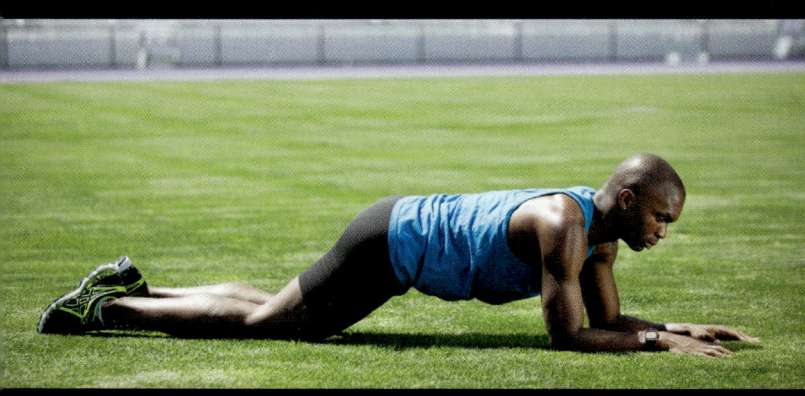

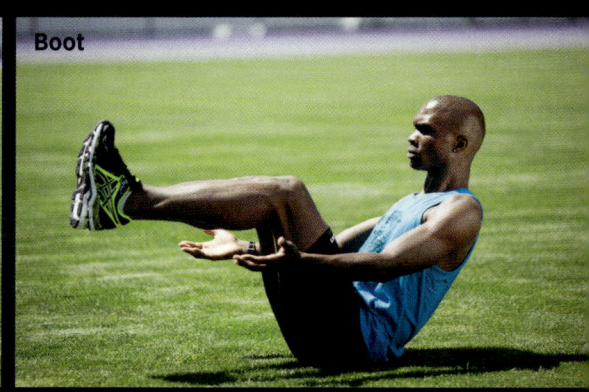

Boot

FUNDAMENT

**Fitness für die
Füße** S. 63

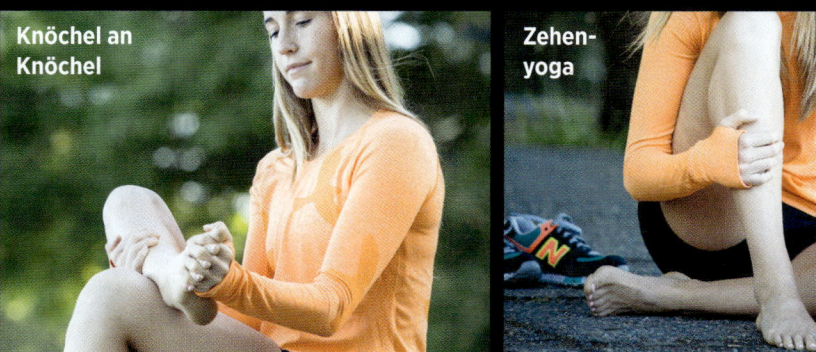

Knöchel an
Knöchel

Zehen-
yoga

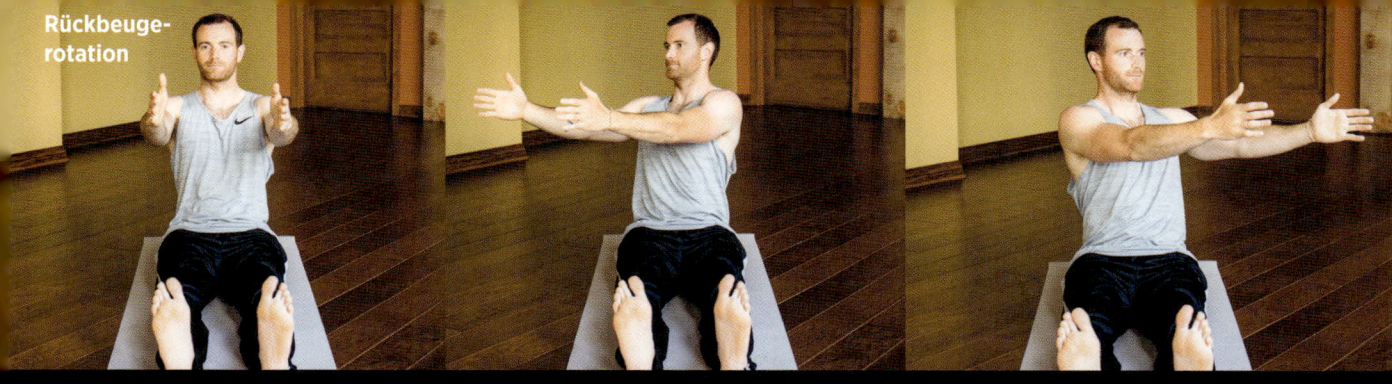

Rückbeuge-rotation

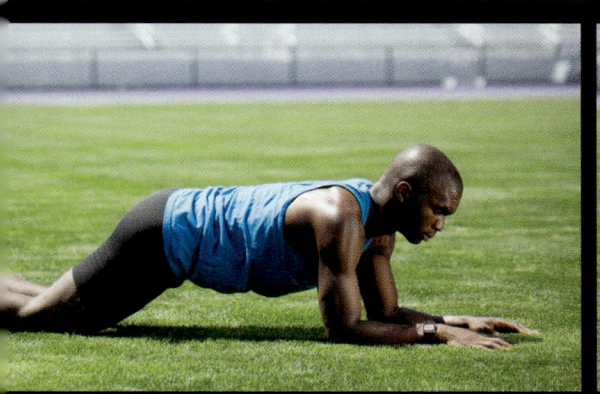

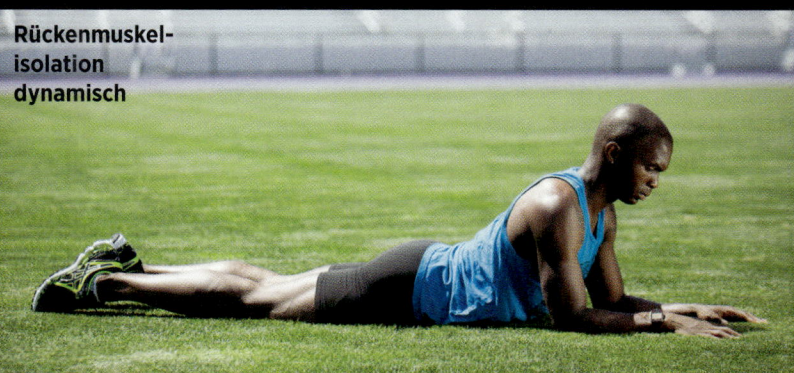

Rückenmuskel-isolation dynamisch

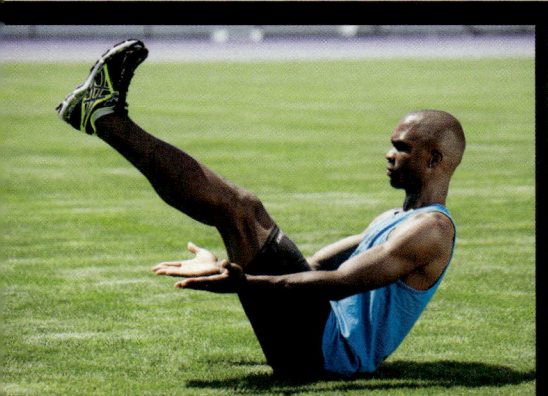

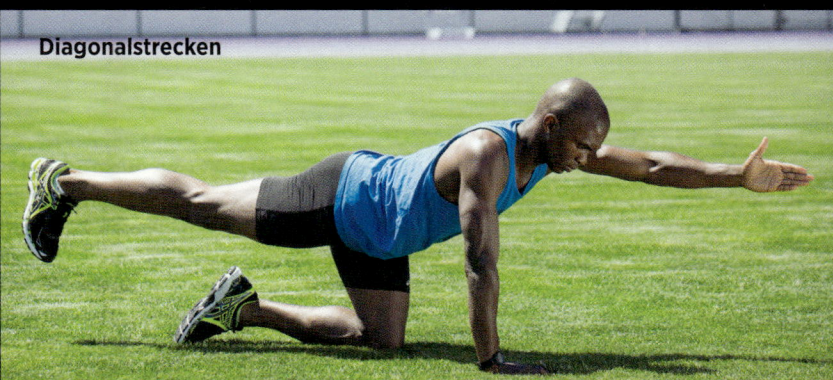

Diagonalstrecken

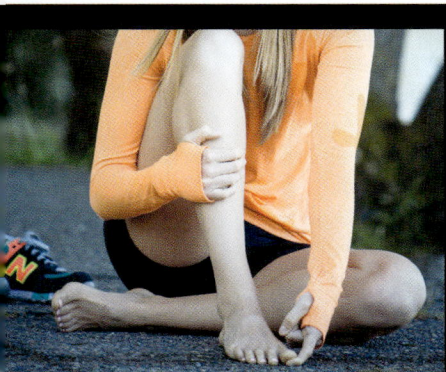

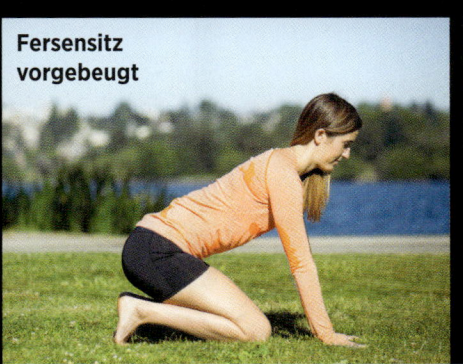

Fersensitz vorgebeugt

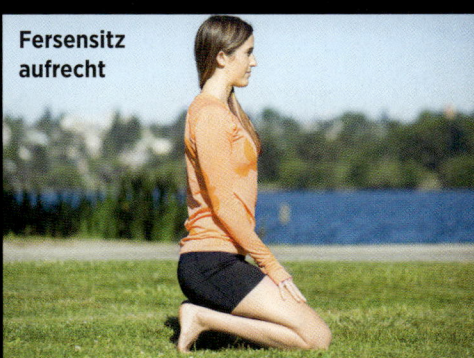

Fersensitz aufrecht

FUNDAMENT

Die Wadenpumpe

S. 66

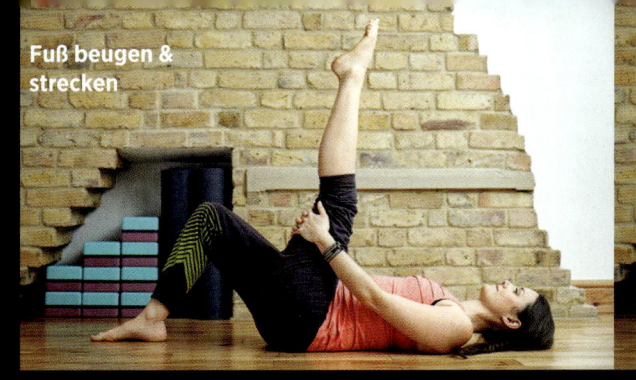

Fuß beugen & strecken

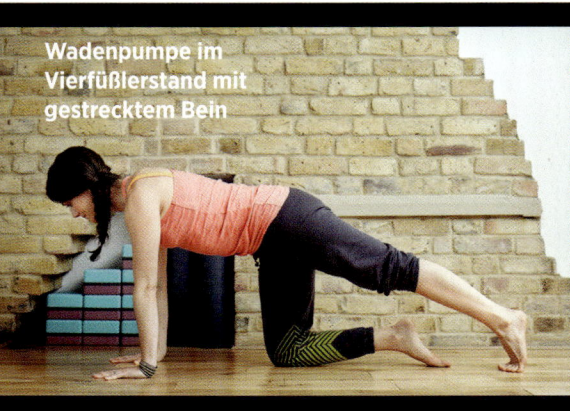

Wadenpumpe im Vierfüßlerstand mit gestrecktem Bein

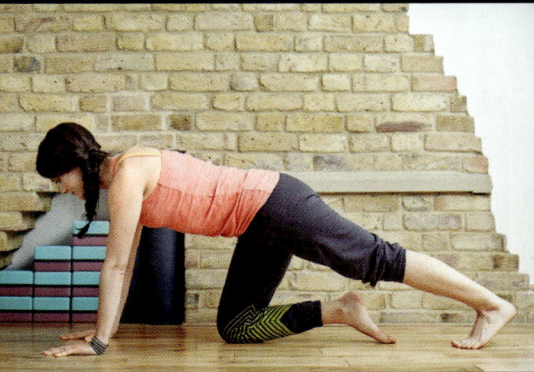

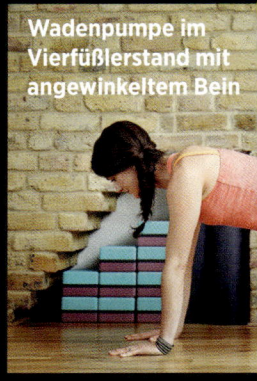

Wadenpumpe im Vierfüßlerstand mit angewinkeltem Bein

KNIE

Den Schritt aus- richten S. 79

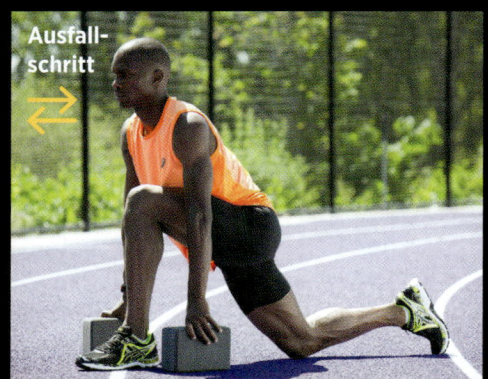

Ausfall- schritt

Sprinter

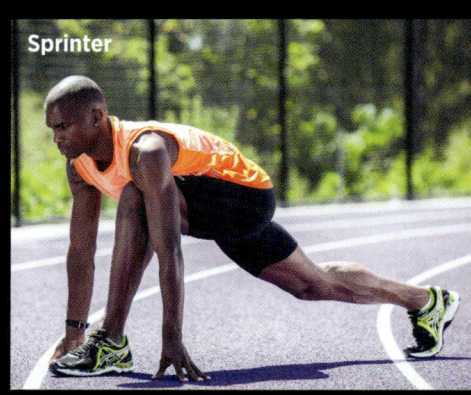

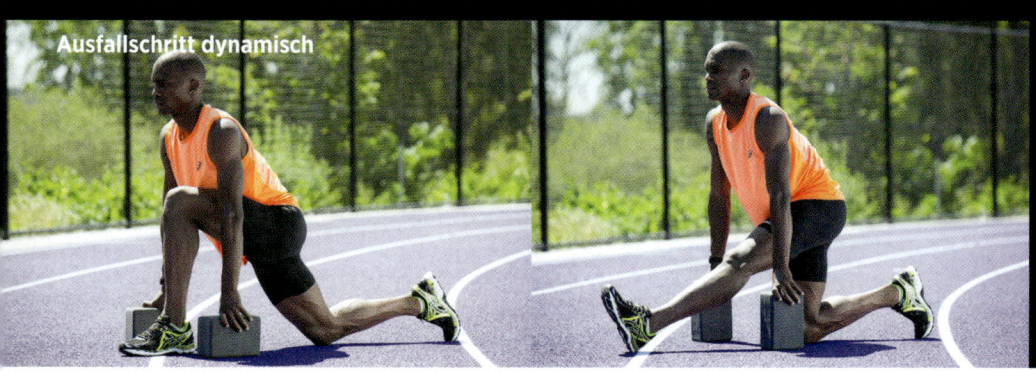

Ausfallschritt dynamisch

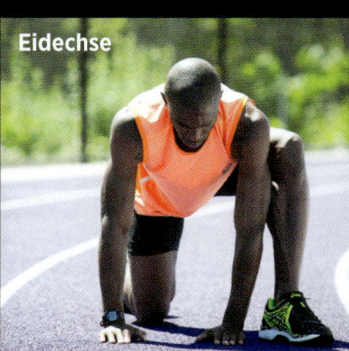

Eidechse

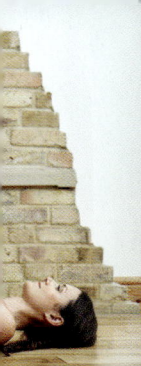

Wadenpumpe in der Hocke

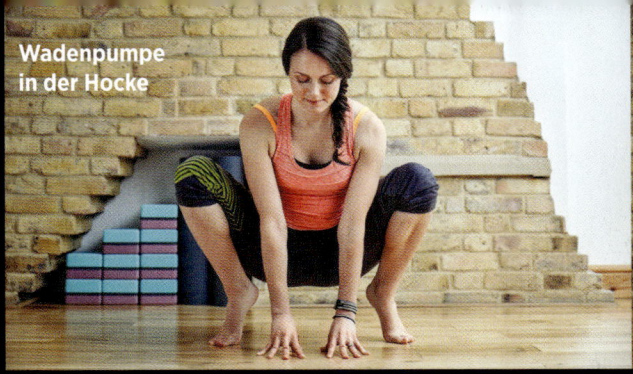

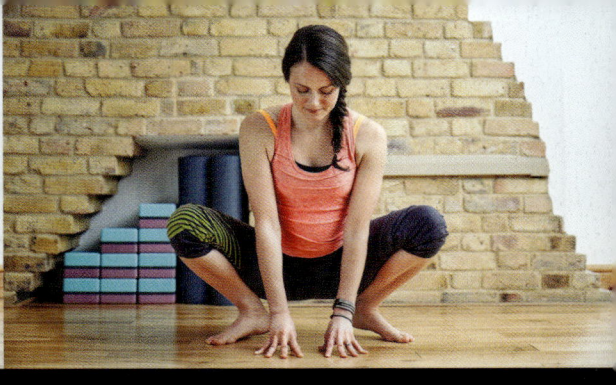

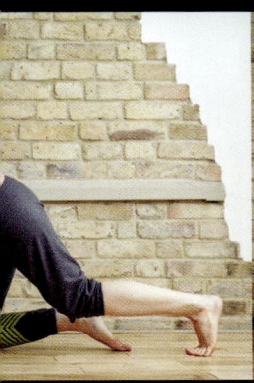

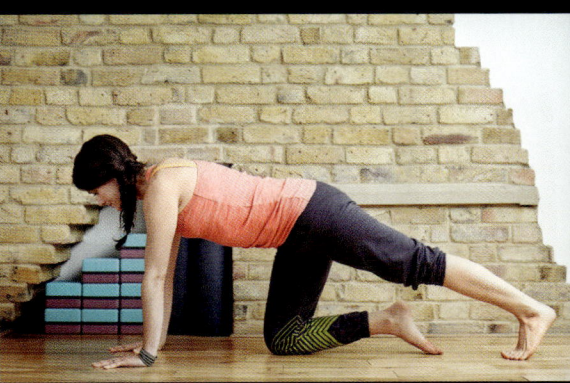

Waden-heben

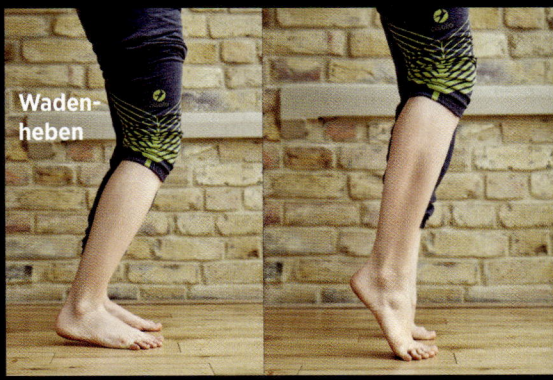

Halb-mond

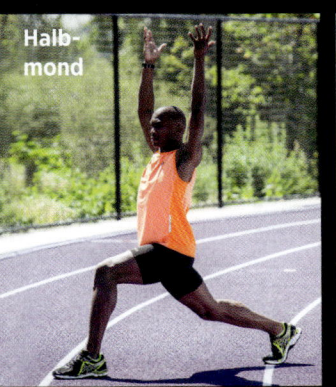

Halber Spagat

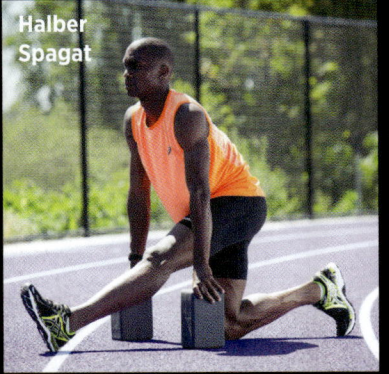

Oberschenkel-rotation

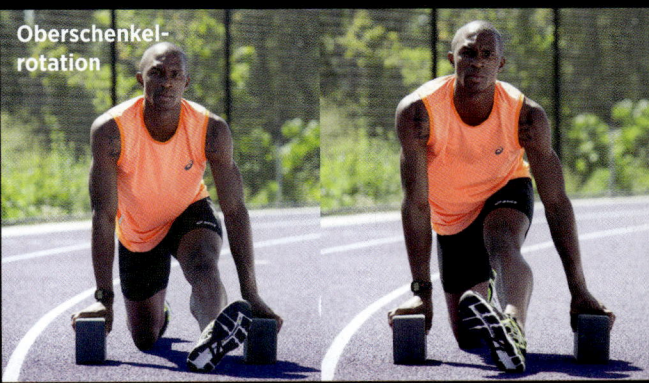

Eidechse dynamisch

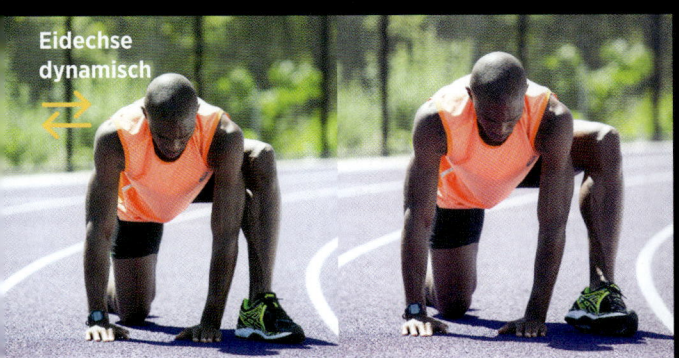

HINTERE OBERSCHEN-KELMUSKELN

Geschmeidigkeit gewinnen S. 92

Vorbeuge aus dem Stand

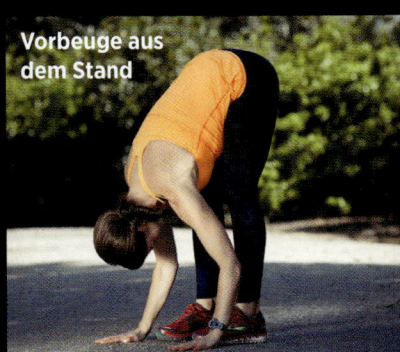

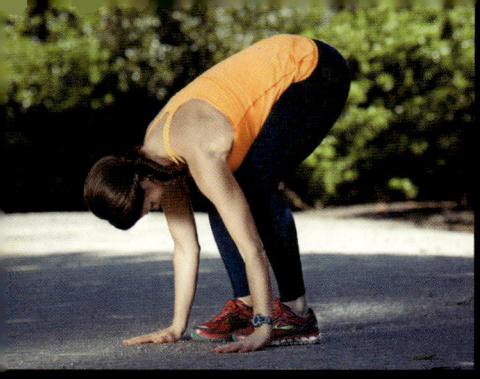

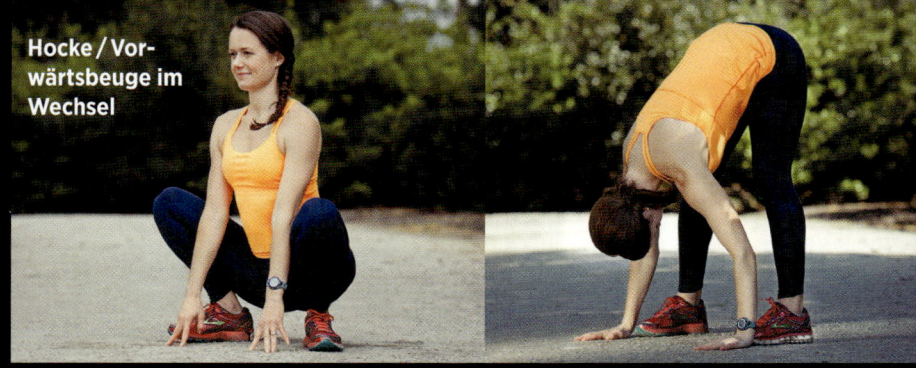

Hocke / Vor-wärtsbeuge im Wechsel

GESÄSS

Gleichgewicht fürs Gesäß S. 111

Brücke

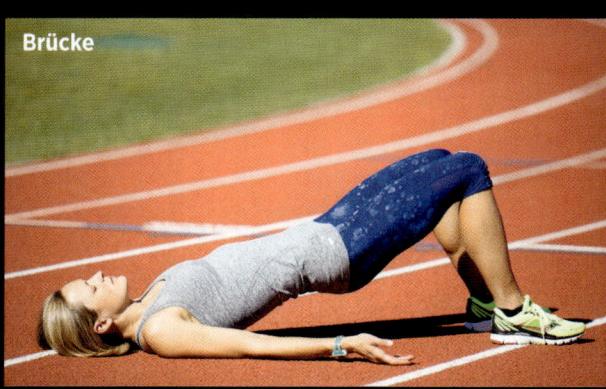

Brücke dynamisch

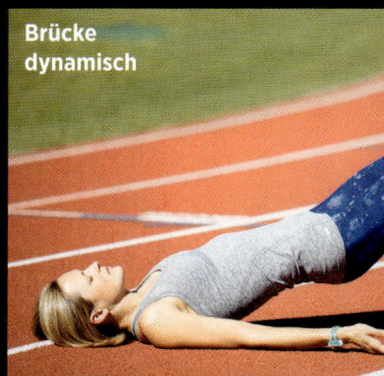

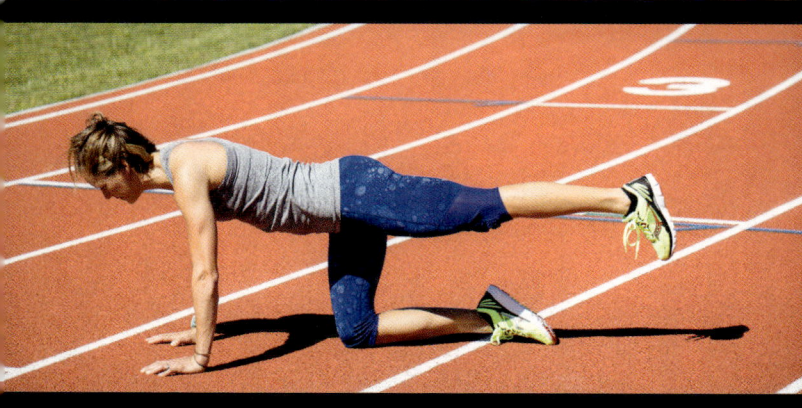

Stuhl

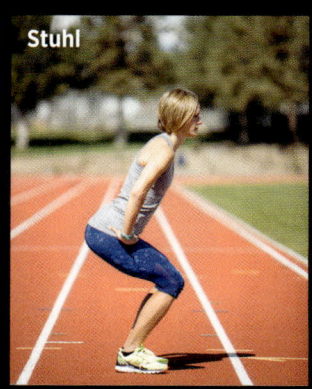

Stuhl dynamisch

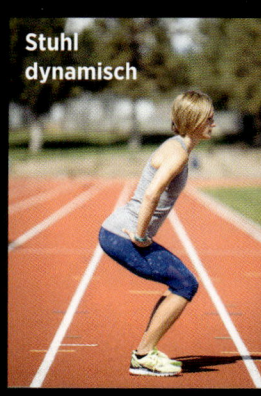

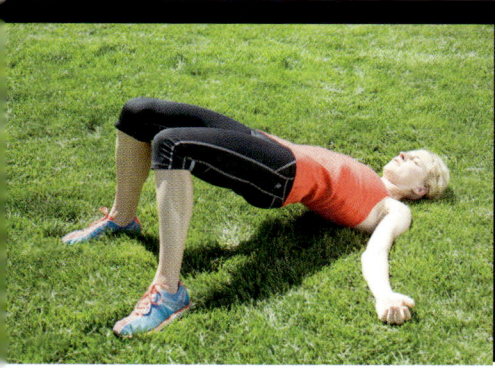

Krieger 2 Vorübung

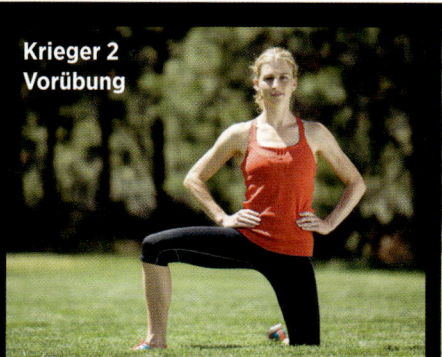

Halbmond Vorübung

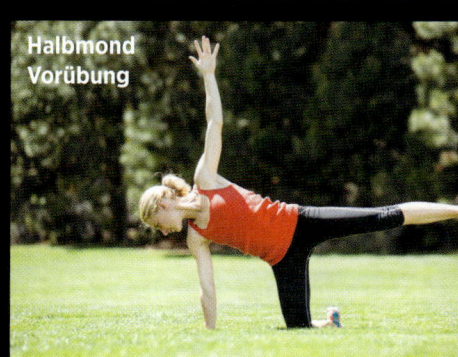

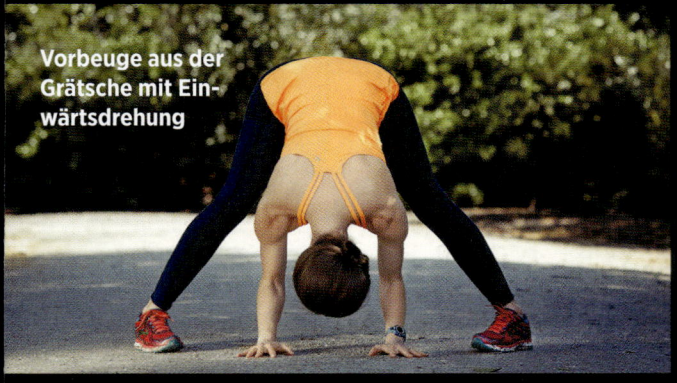

Vorbeuge aus der Grätsche mit Einwärtsdrehung

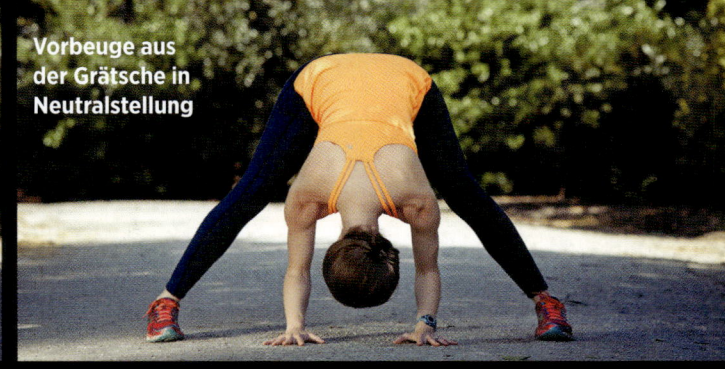

Vorbeuge aus der Grätsche in Neutralstellung

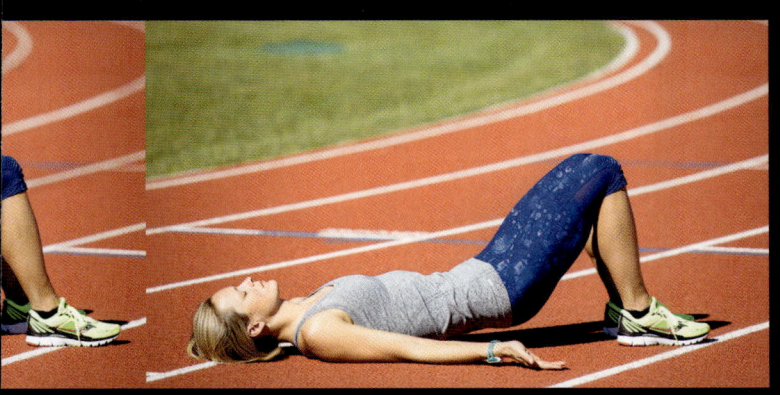

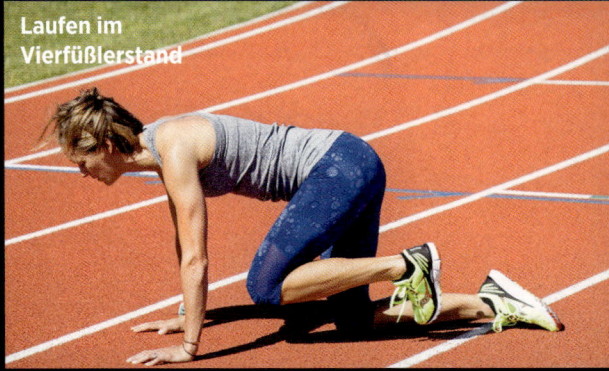

Laufen im Vierfüßlerstand

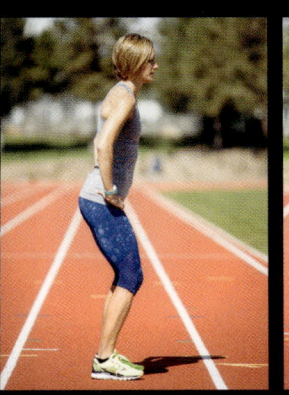

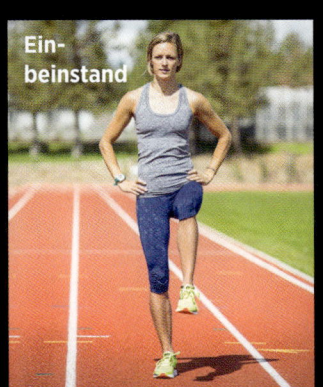

Einbeinstand

HÜFTEN

Die Hüfthelfer stärken S. 132

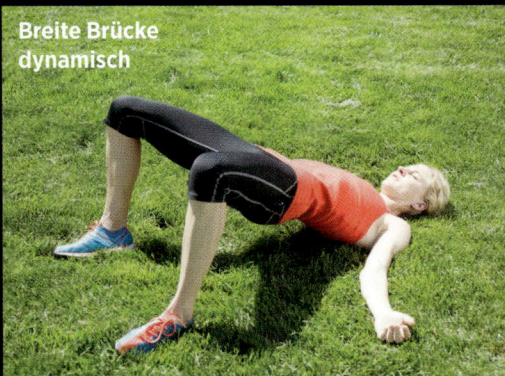

Breite Brücke dynamisch

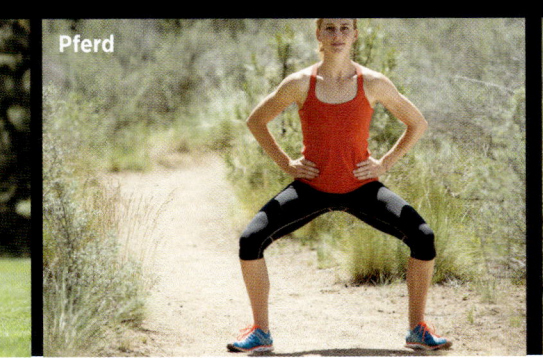

Pferd

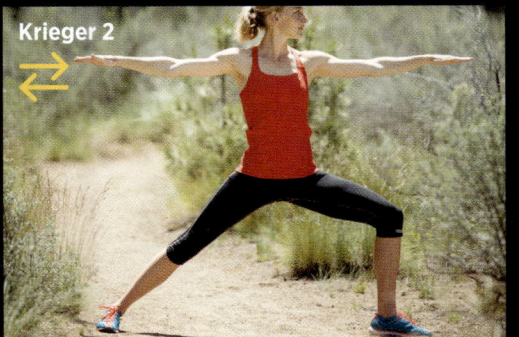

Krieger 2

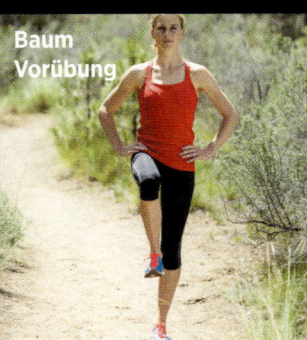

Baum Vorübung

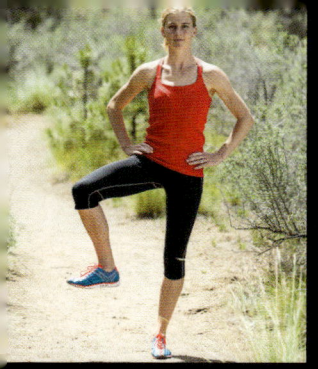

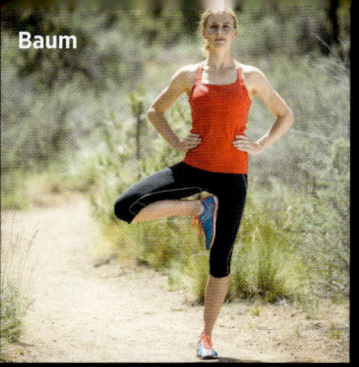

Baum

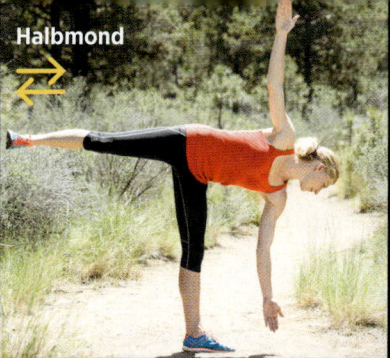

Halbmond

SCHULTERN
Den Rücken stärken S.50

BONUSÜBUNG S. 156

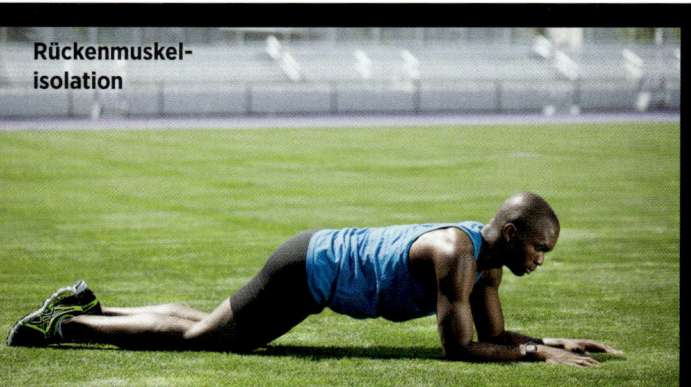

Rückenmuskel-isolation

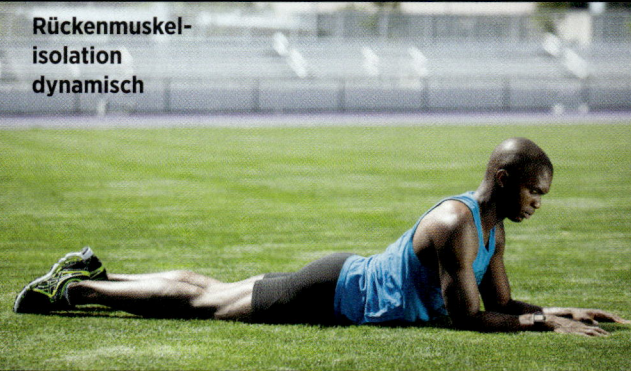

Rückenmuskel-isolation dynamisch

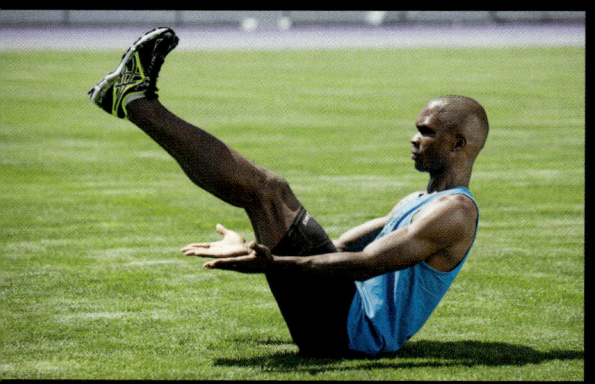

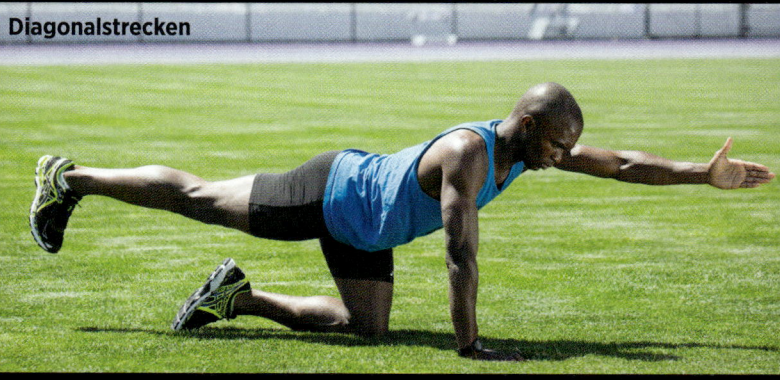

Diagonalstrecken

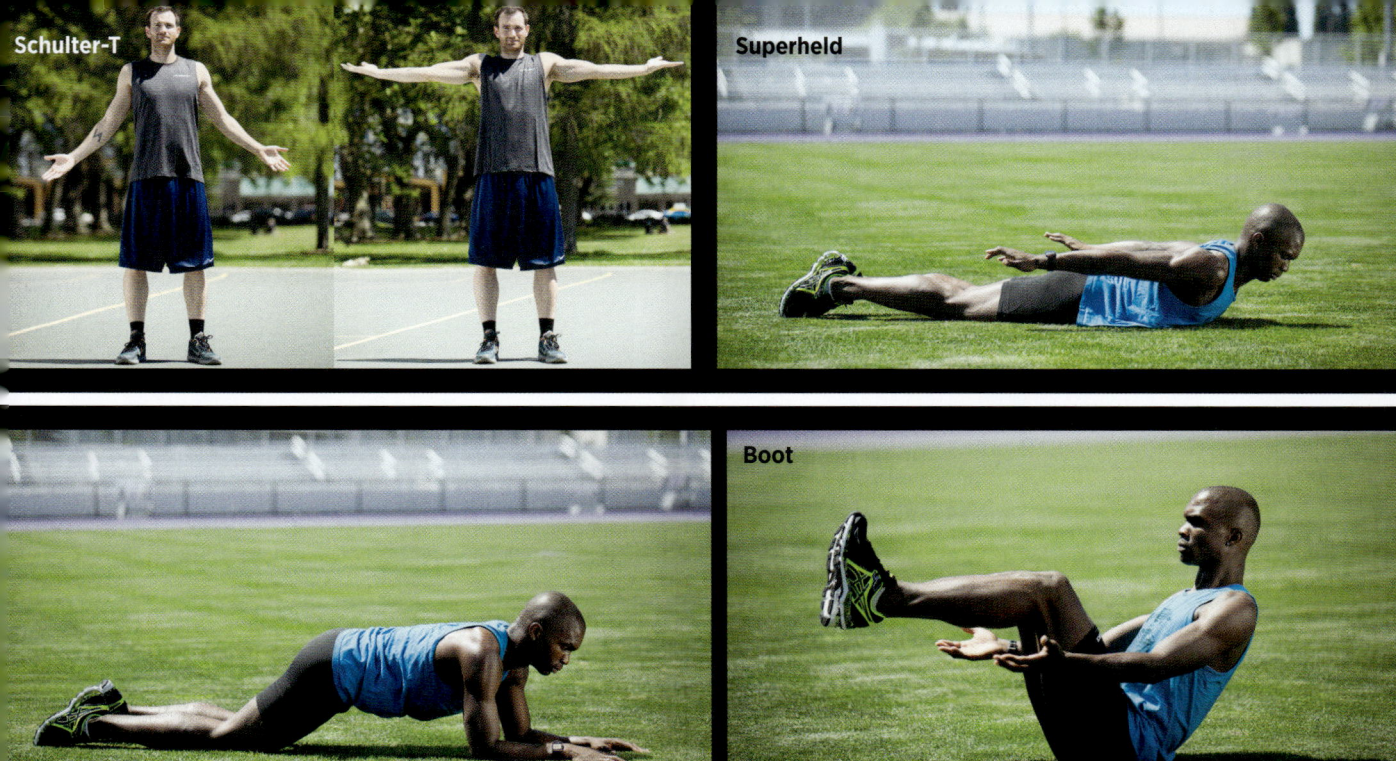

Schulter-T

Superheld

Boot

ÜBEN SIE JEDEN TAG EIN WENIG

NACH DEM TRAINING ODER ZUR REGENERATION

5–8 Atemzüge bei statischen oder 10+ Wiederholungen/mehrere Sätze bei dynamischen Übungen

GLEICH-GEWICHT

Die Mitte finden S. 9

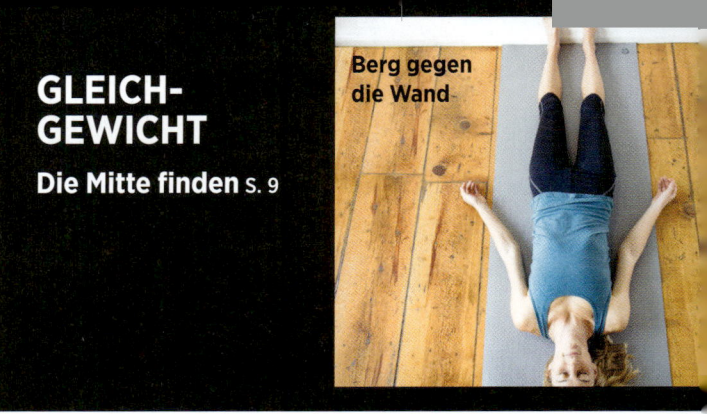

Berg gegen die Wand

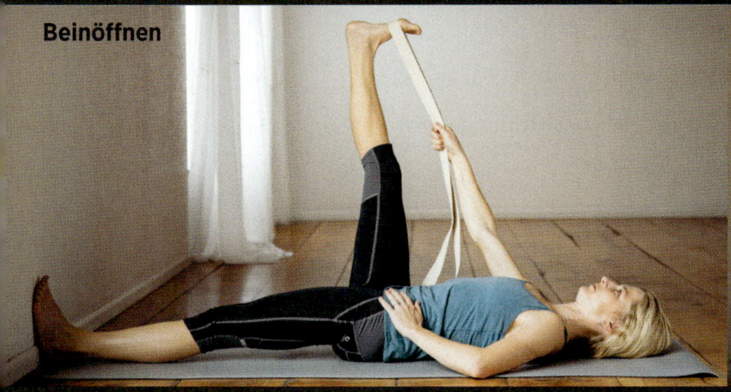

Beinöffnen

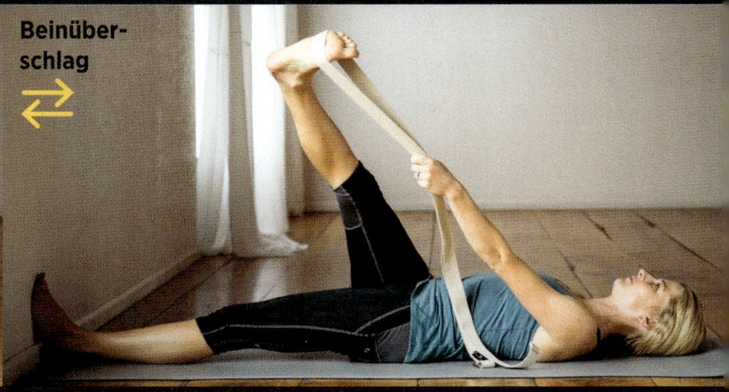

Beinüberschlag

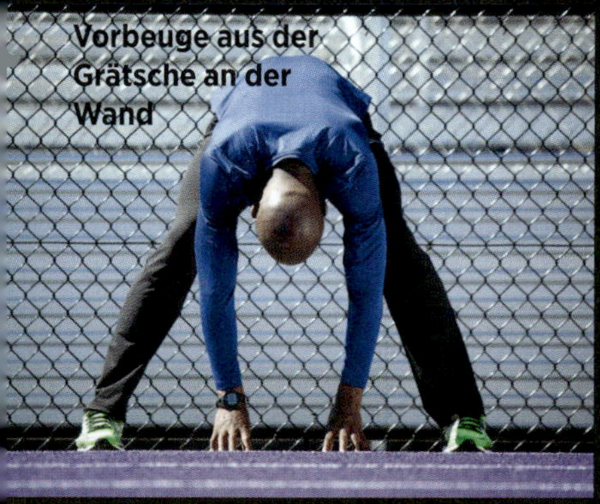

Vorbeuge aus der Grätsche an der Wand

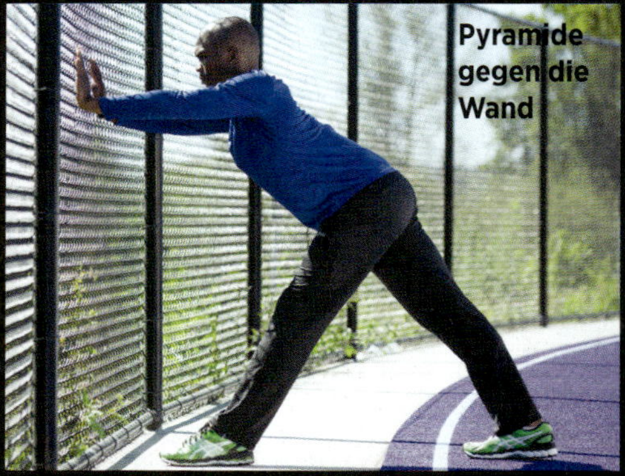

Pyramide gegen die Wand

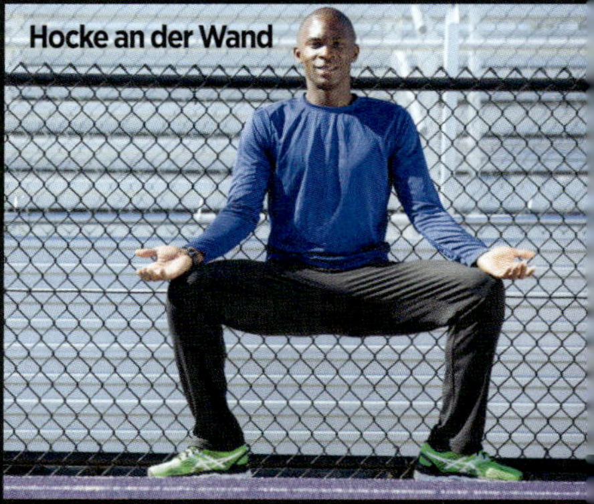

Hocke an der Wand

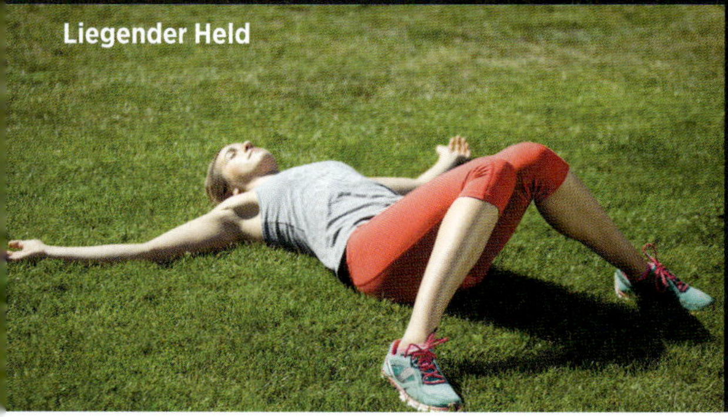

Liegender Held

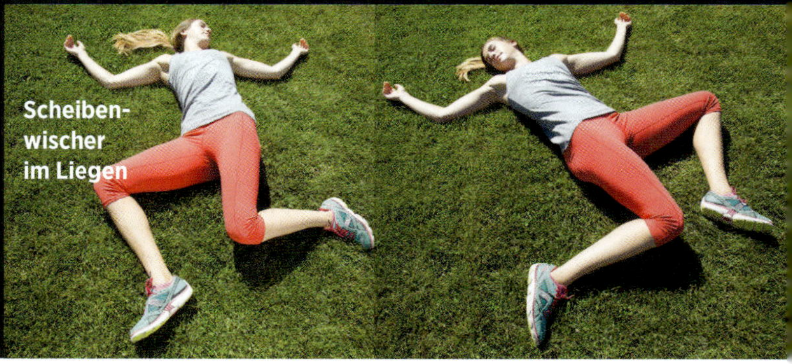

Scheibenwischer im Liegen

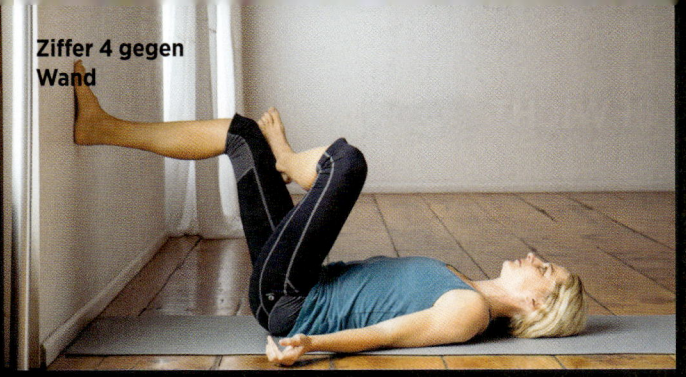
Ziffer 4 gegen Wand

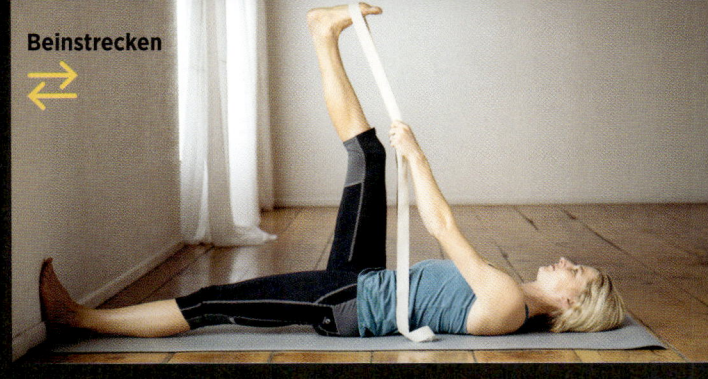
Beinstrecken
⇄

HINTERE OBERSCHEN-KELMUSKELN

Den Bewegungs-umfang erweitern
S. 98

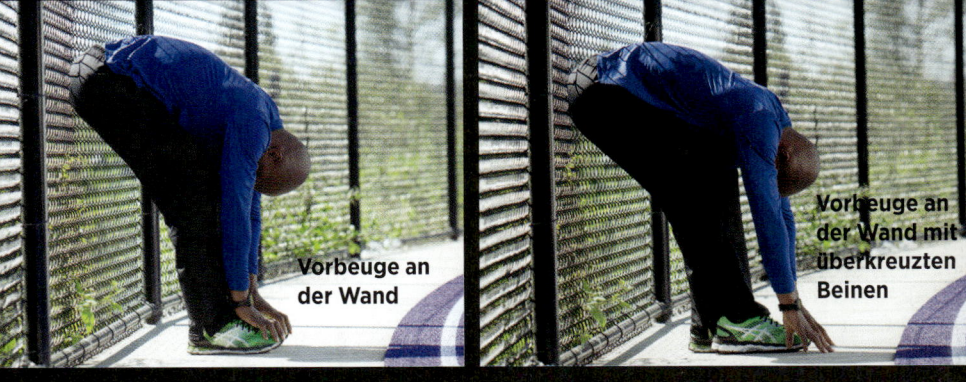
Vorbeuge an der Wand

Vorbeuge an der Wand mit überkreuzten Beinen

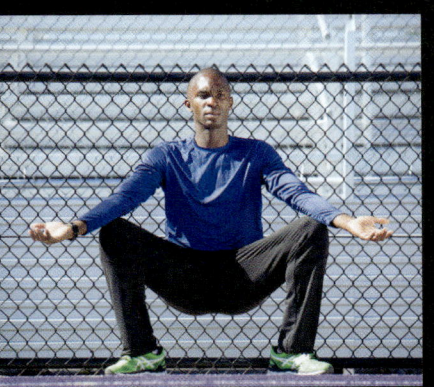

HÜFTEN

Die Po-Blockade lockern S. 123

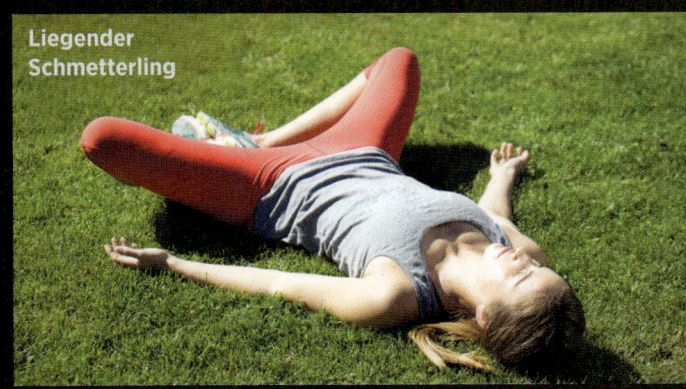
Liegender Schmetterling

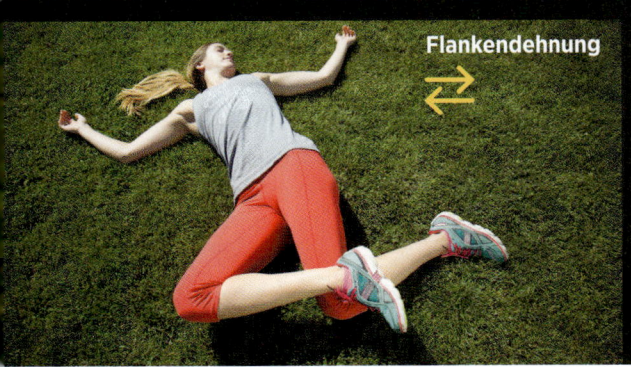
Flankendehnung
⇄

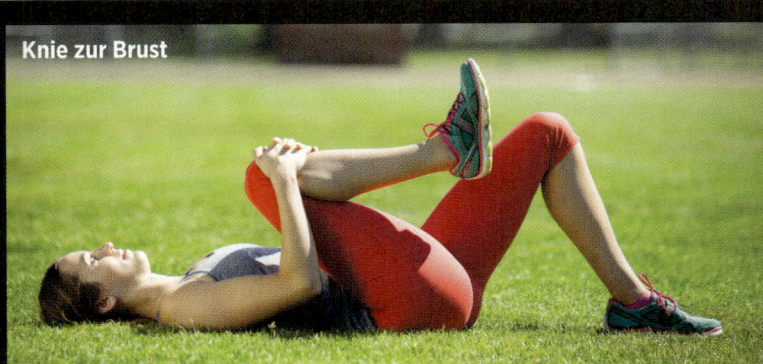
Knie zur Brust

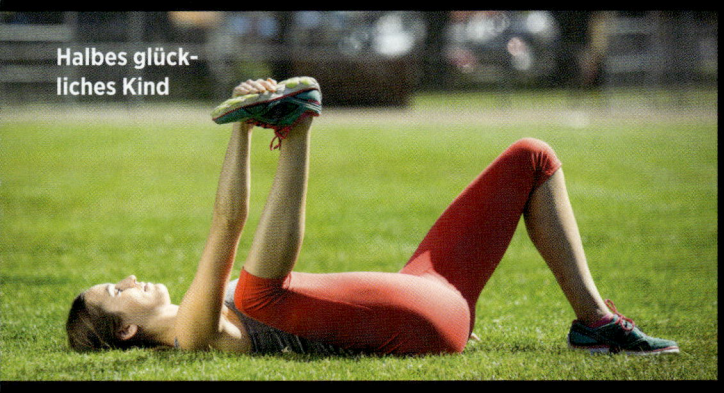
Halbes glück-
liches Kind

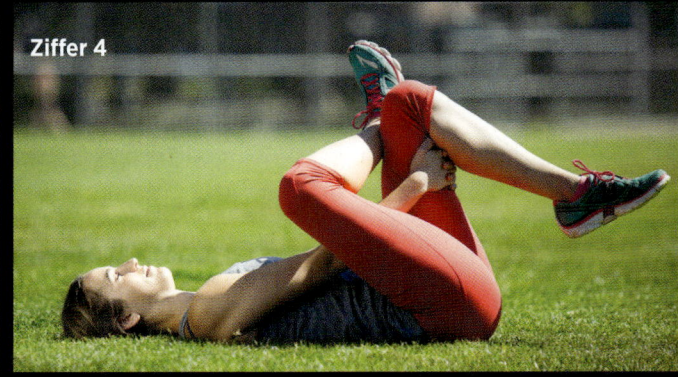
Ziffer 4

SCHULTERN
Die Brust dehnen
S. 150

Schulter-
kreisen

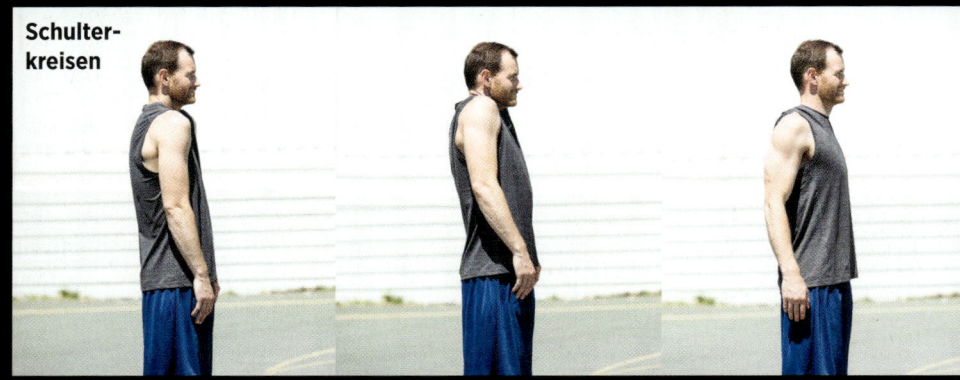

Brustdeh-
nung an der
Wand

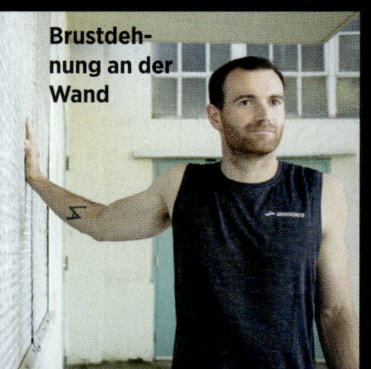

Halbe
Libelle an
der Wand

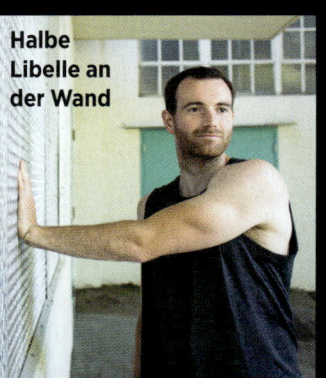

Dusche

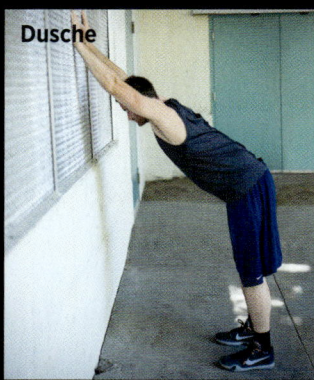

SEITEN
Griff in die Seiten-
tasche S. 165

Seitbeuge im
Vierfüßler-
stand

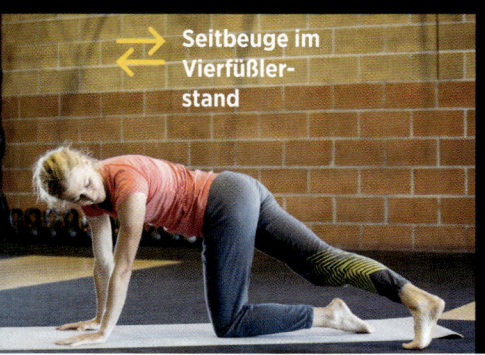

Dreieck
Vorübung

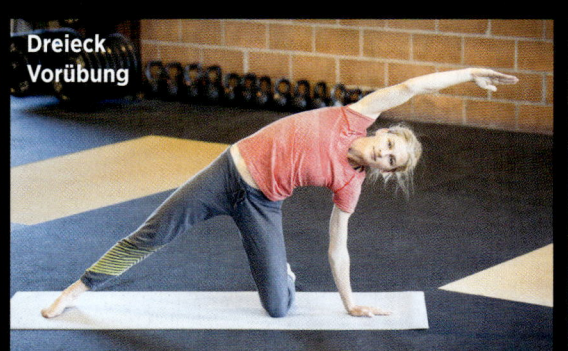

Seitbeuge
in Radstän-
derhaltung

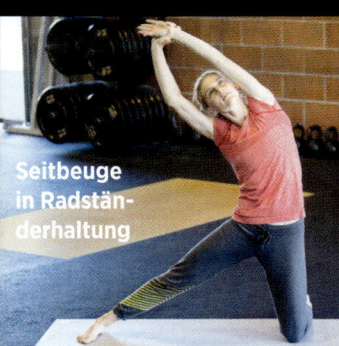

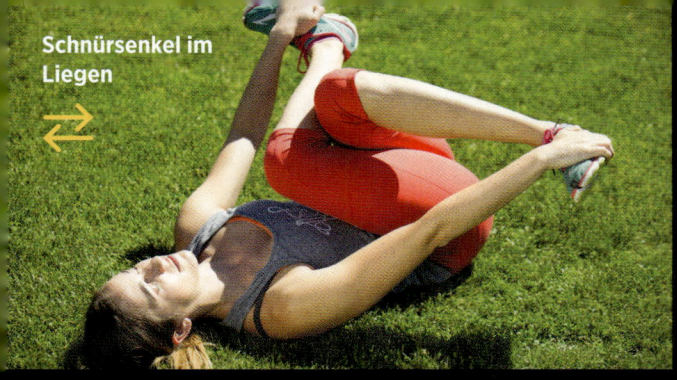

Schnürsenkel im Liegen
⇄

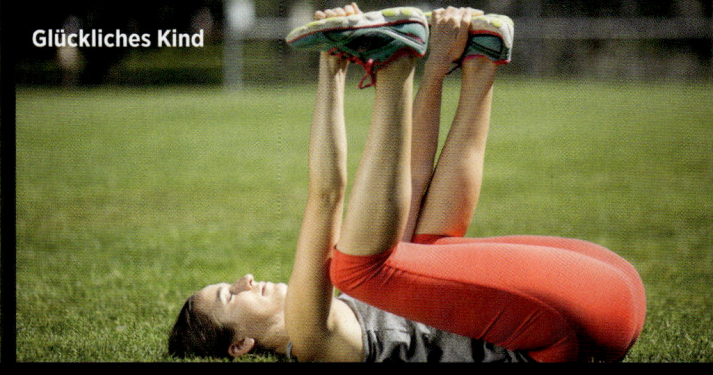

Glückliches Kind

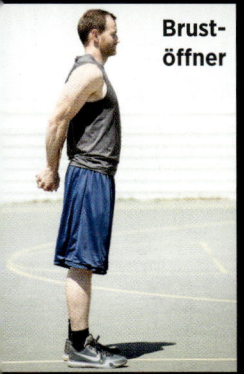

Brust-öffner

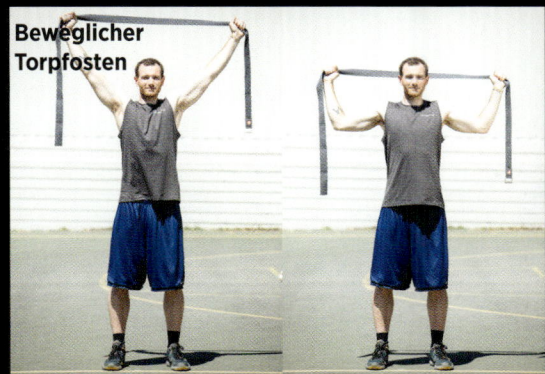

Beweglicher Torpfosten

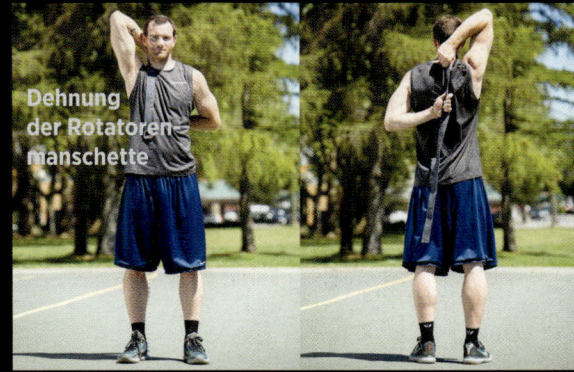

Dehnung der Rotatoren-manschette

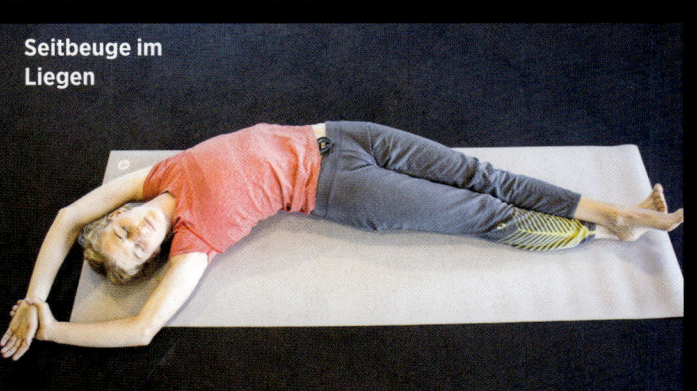

Seitbeuge im Liegen

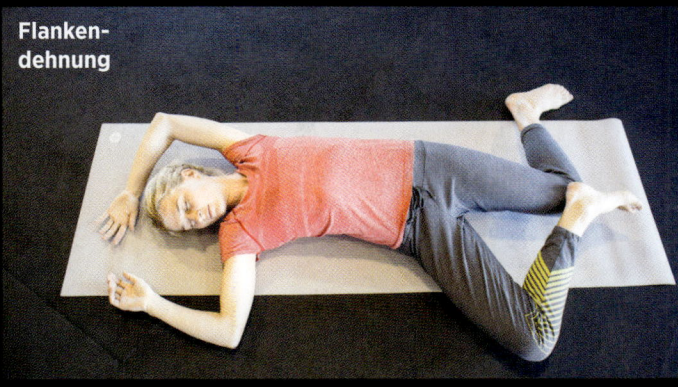

Flanken-dehnung

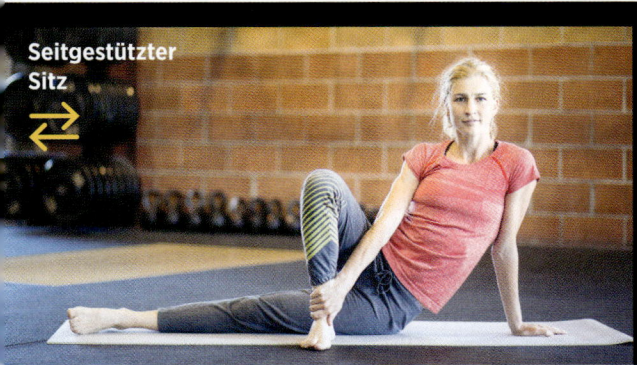

Seitgestützter Sitz
⇄

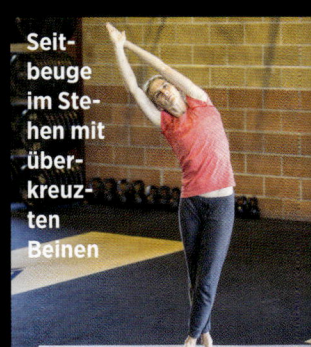

Seit-beuge im Stehen mit über-kreuz-ten Beinen

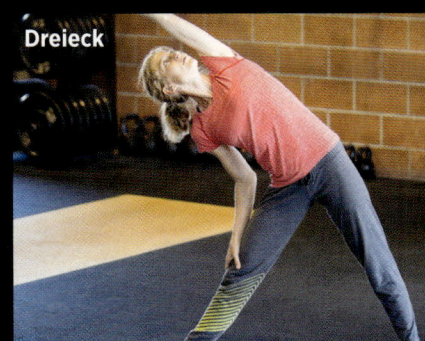

Dreieck

GLOSSAR

ADHÄSION Muskeln bestehen aus unzähligen Fasern, umhüllt von Schichten tiefer Faszien. Sie sollen gleich ausgerichtet sein und aneinander vorbeigleiten können. Wenn die Faszien Probleme machen, können feste Knoten an ungünstigen Stellen und eine Reihe von Problemen entstehen.

BEWEGLICH-KEIT Die Fähigkeit, den vollen Bewegungsumfang eines Gelenks zu nutzen.

BEWEGUNGSUM-FANG Ausmaß der möglichen Bewegung eines Gelenks.

BINDEGEWEBE Faszien, Bänder, Membranen, Blutgefäße und vieles mehr, was die Elemente im Körper miteinander verbindet.

EINWÄRTSDREHUNG Es werden zum Beispiel die Beine so gedreht, dass die Zehen zueinander zeigen, oder die Arme so rotiert, dass die Handflächen nach hinten schauen.

EXZENTRISCHE KRAFT Das Gewebe wird in der Kontraktion gedehnt.

FASZIEN/TIEFE FASZIEN Der Stoff, der die Zellen zusammenhält. Die tiefen Faszien halten die Muskelzellen zusammen und fassen sie zu Muskelbäuchen zusammen.

AKTIVES DEHNEN
Diese Übungen sind dynamisch, steigern die Durchblutung und erzeugen Länge im Gewebe. Man kann die Intensität selbst erhöhen. Sie sind vor dem Training am wirkungsvollsten, können sich aber auch daran anschließen.

AUSWÄRTSDRE-HUNG
Es werden zum Beispiel die Beine so gedreht, dass die Zehen nach außen zeigen, oder die Arme so rotiert, dass die Handflächen nach vorne schauen.

BALANCE
Gleichgewicht.

BINNENMUSKELN
Diese Helfer sorgen für Stabilität – sie unterstützen die Ausrichtung der Gelenke, damit diese von den großen Muskeln gefahrlos und effektiv bewegt werden können.

BIOMECHANIK
Die Art und Weise, wie alle Teile – einschließlich Knochen, Bindegewebe und Muskeln – zusammenspielen.

CORE-MUSKELN
Die gesamte Rumpfmuskulatur zwischen Zwerchfell und Hüfte.

FUNKTIONAL
Zweckmäßig.

GESCHMEIDIGKEIT
Die Fähigkeit, sich mit optimaler Kraft und minimaler Kompensation zu bewegen.

GESETZ DER KOMPENSA-TION
Wird eine Bewegung auf irgendeine Weise eingeschränkt, überträgt sich die Kraft auf den Punkt des geringsten Widerstands.

KOMPENSATION Der automatische und unbewusste Versuch des Körpers, trotz einer Funktionsstörung Balance zu finden.

LANGSAM ZUCKENDE MUSKELN Diese Muskeln sorgen für Stabilität und Ausdauer – zum Beispiel bei Langstreckenläufern.

LOCKER Maximale Wirkung bei minimaler Belastung.

RESET
Ein Yogaprogramm zur Linderung von Ungleichgewichten.

SCHNELL ZUCKENDE MUSKELN Diese Muskeln sind für die Explosivkraft zuständig – zum Beispiel bei Sprintern und Springern.

SPANNUNG Ineffizientes Energienutzungsmuster.

MUSKELBAUCH
Die fleischige Mitte!

PASSIVES DEHNEN
Diese Übungen sind eher regenerativ. Sie nutzen äußere Kräfte wie die Schwerkraft oder Hilfsmittel, um das umgebende Bindegewebe zu lockern und so die hart arbeitende Muskulatur zu entspannen. Sie sind nach dem Training wichtig.

PO-BLOCKADE
Das, wonach es sich anhört: Ein superempfindlicher Po und eine eingeschränkte Hüftmobilität infolge einer verspannten Hüft- und Gesäßmuskulatur.

SPORTLER Alle, die ein aktives und gesundes Leben zu schätzen wissen und sich bewusst für ein Ziel im Bereich Sport oder Fitness entschieden haben.

VERSTAUCHUNG
Bänderdehnung oder Bänderriss.

ZERRUNG / MUSKELZERRUNG Der Muskel wird so stark überlastet, dass das Gewebe schließlich reißt.

DANK

»Namaste« ist einer der wenigen Sanskrit-Begriffe, die ich im Unterricht verwende. Er stammt aus der uralten Sprache des Yoga, lässt sich mit den Worten »Das Licht in mir ehrt das Licht in dir« übersetzen und ist eine Art Yoga-Faustcheck.

Ich unterrichtete schon seit Jahren, da fragte mein Vater, der regelmäßig in meine Kurse kam: »Warum sagst du am Ende der Stunde eigentlich immer: ›Have a nice day‹?« Ich wiederholte seine Worte noch einmal und lachte. Ich begriff, dass er »Namaste« missverstanden hatte. Wenn ich daran denke, muss ich immer noch schmunzeln. Ich muss meinem Vater danken, dass er mich daran erinnert hat, meine Botschaft in einer Sprache zu verkünden, die mein Publikum auch versteht. Während ich die lange Entstehungszeit dieses Buchs Revue passieren lasse, schicke ich einen Yoga-Faustcheck – ein dickes Dankeschön – an die vielen Menschen, deren Unterstützung und Führung es erst möglich gemacht haben:

An meine Mama, die mich als Erste ermunterte, meinem Herzen und meiner Leidenschaft für Yoga zu folgen: Danke, dass du mir geholfen hast, meinen Weg als Sportlerin zu finden.

An meine bessere Hälfte Mark: Danke, dass du mich ermutigst, mir hohe Ziele zu stecken und mir hilfst, die Zusammenhänge zu verstehen, um diese Ziele zu erreichen. Und mich jeden Tag dabei unterstützt, das Gleichgewicht neu zu definieren und zu finden.

An meine Tochter Rose, mit der ich bei der Produktion von *Yoga für Sportler* schwanger war: Danke, dass du mich als Mama gewählt hast und mich lehrst, dass es die höchste Form von Meditation ist, für dich zu sorgen.

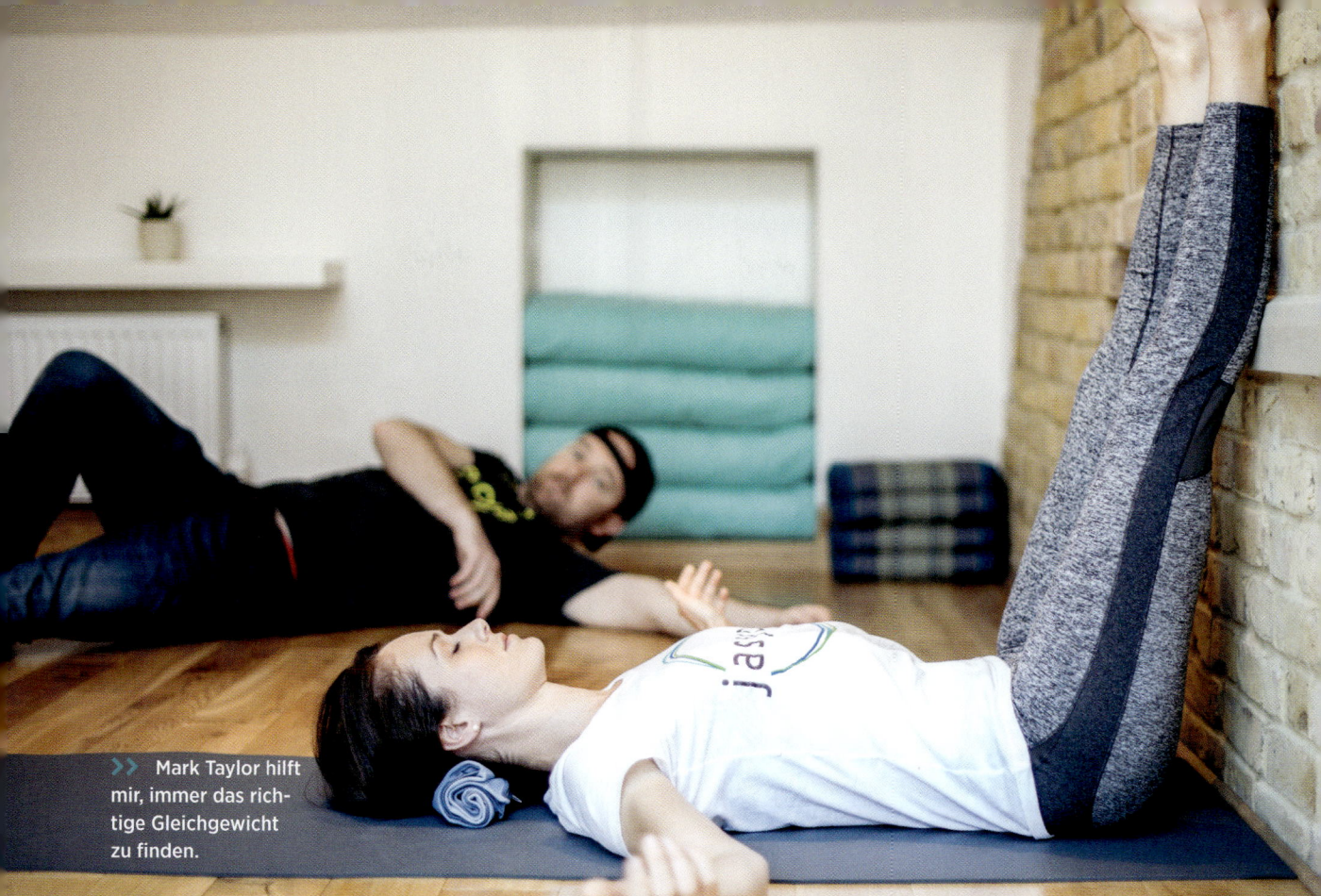

>> Mark Taylor hilft mir, immer das richtige Gleichgewicht zu finden.

An meine Kolleginnen und Kollegen, Team Jasyoga: Danke, dass ihr die Fahne der Reset-Revolution so meisterhaft hochhaltet.

An alle meine Lehrerinnen und Lehrer. Danke, Richelle Ricard (*The Yoga Engineer*), für die feste Verankerung in der funktionellen Anatomie.

An die Sportlerinnen und Sportler auf diesen Seiten: Lauren, du bist meine Heldin. Linsey, Norris, Casey und Brianna, ich bin euer größter Fan. Danke für euer Vertrauen und eure Mitarbeit.

An meinen Bekleidungssponsor und die Frauen von Oiselle: Danke, dass ihr mich inspiriert, meine Frau zu stehen und meine Flügel zu spreizen – und für den #flystyle.

An meine Lektorin Renee Jardine und Velo-Press: Danke für euren Glauben an das umwälzende Potenzial dieses Buchs.

An die Fotokünstler Claire Pepper, Justin Bailie, Hilary Dahl und James Finlay: Danke für das künstlerische Können und das Herzblut, das ihr in diese Seiten gesteckt habt.

Und vor allem an euch, die Sportler der Reset-Revolution: Ihr seid meine Musen und ich hoffe, dass ihr die Übungen nutzt, um euch jeden Tag ausgeglichener und lockerer zu fühlen – und euren Zielen jedes Mal, wenn ihr an die Matte tretet, ein Stück weit näher kommt.

Namaste.

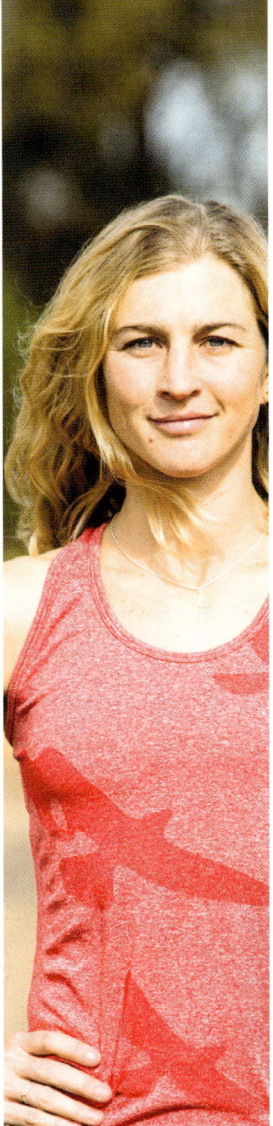
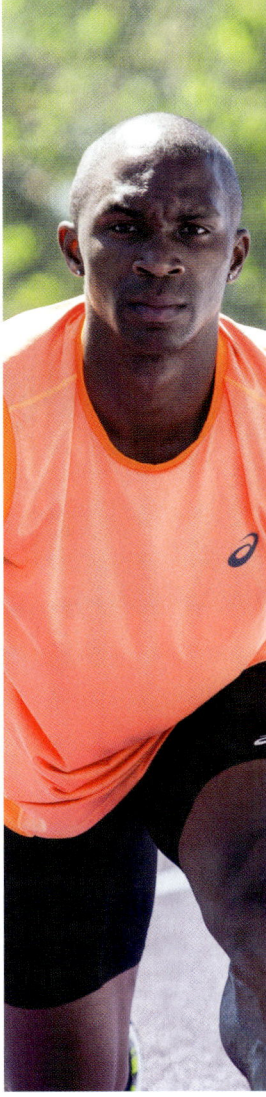
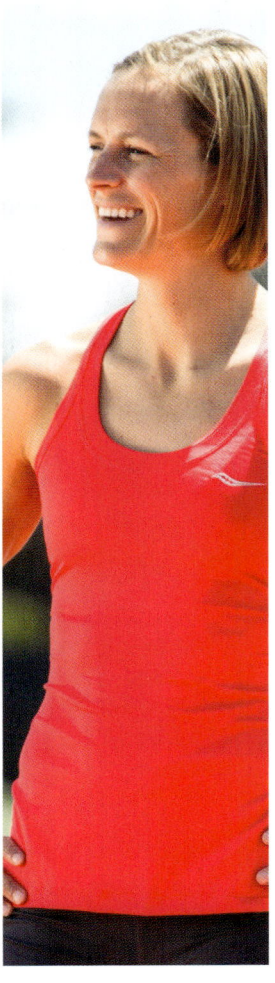

DIE
SPORT-
LERINNEN
UND
SPORTLER

In diesem Buch weisen echte Sportlerinnen und Sportler den Weg zum Gleichgewicht.

Lauren Fleshman

Lauren, alias Fleshman Flyer, ist Profiläuferin. Sie ist zweimalige US-Meisterin im 5000-Meter-Lauf, läuft und schreibt für den Sportbekleidungshersteller Oiselle, ist Mitbegründerin der Firma Picky Bars und hat ein Trainingstagebuch entwickelt. Sie liebt Seitbeugen.

www.asklaurenfleshman.com

Norris Frederick

Als Weltklasse-Weitspringer kann Norris buchstäblich fliegen.

www.norrisfrederick.com

Linsey Corbin

Linsey ist Profi-Triathletin, fünfmalige Ironman-Siegerin und schnellste US-Sportlerin auf der Ironman-Distanz. Sie hält das Brett wie ein Champion.

www.linseycorbin.com

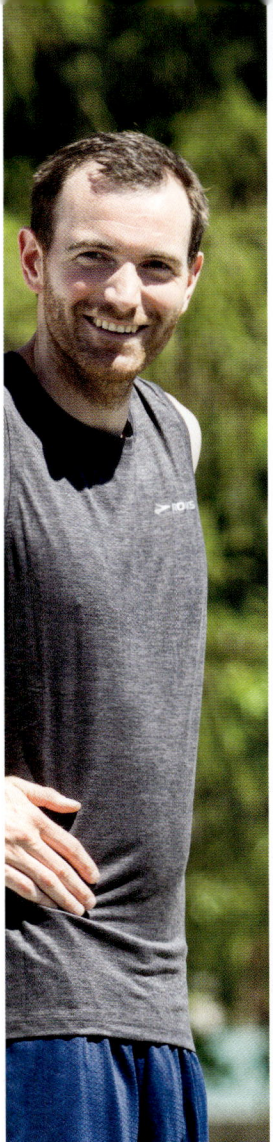

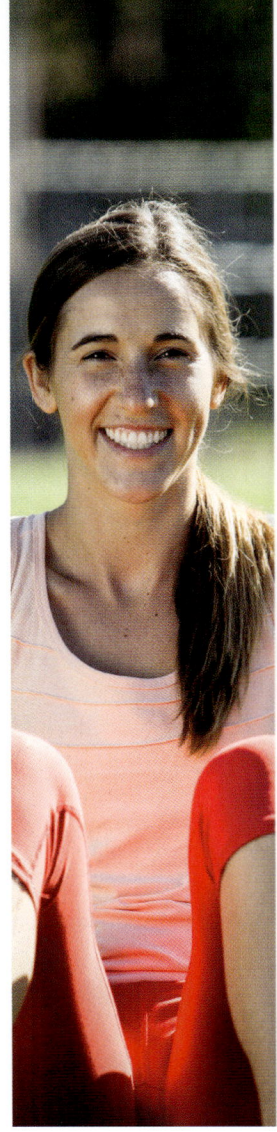

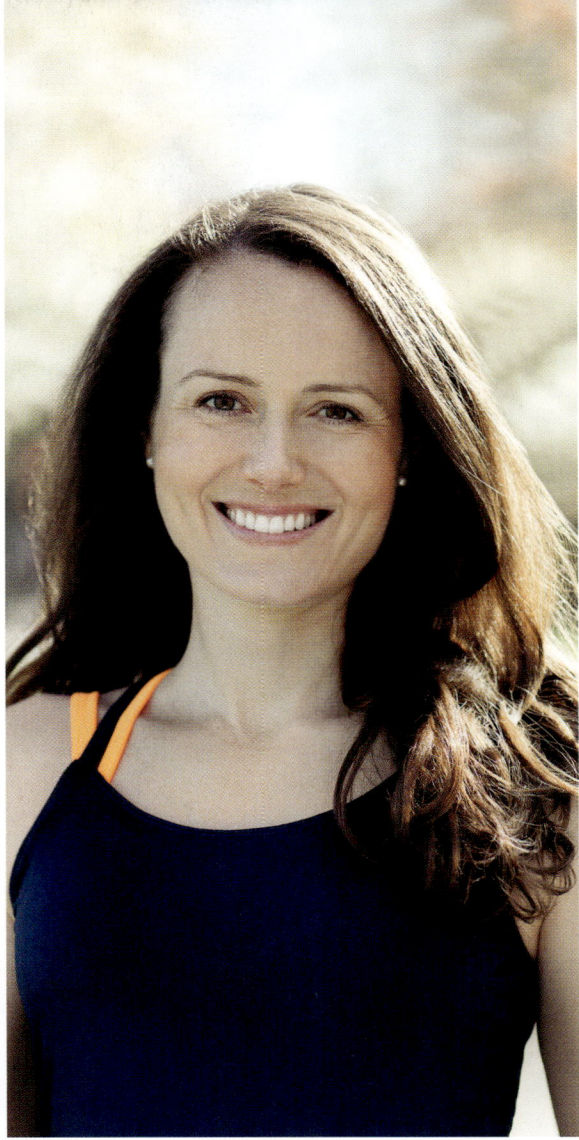

Casey Pursell

Casey ist ehemaliger College-Basketballer. Yoga hat ihm geholfen, sich von seinen Knie-verletzungen zu erholen. Inzwischen hält er mit regelmäßigen Resets seine Muskelberge in Schach.

Brianna Sweeney

Brianna ist ehemalige College-Fußballerin. Sie unterrichtet Jasyoga, reist durch die Welt und ermuntert ihre Schüler stets, sich nach dem Reset Donuts oder ein Bier zu gönnen.

Erin Taylor

Erin spielte im College Basketball, führt die Reset-Revolution an und verhilft Sportlerinnen und Sport ern mit Yoga zu umwälzenden Veränderungen. Erin ist begeisterte Läuferin – und legt hinterher immer irgendwo die Beine an die Wand. www.jasyoga.com

DIE
AUTORIN

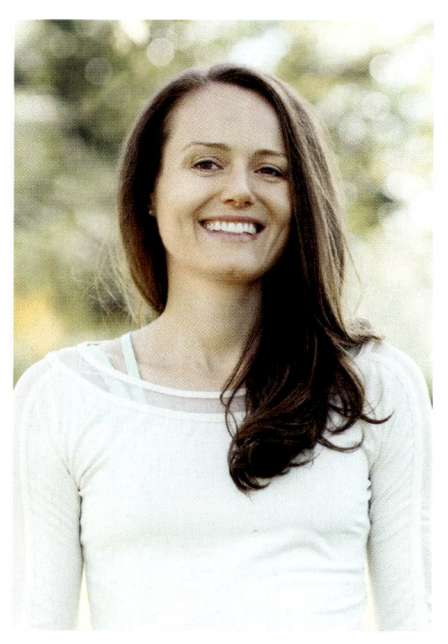

Erin Taylor ist im Bereich Yoga für Sportler international führend. Als College-Basketballerin musste sie wegen einer Verletzung pausieren und erfuhr am eigenen Leib, dass Yoga ein Reset sein und Sportler wieder ins Gleichgewicht bringen kann.

Sie gründete Jasyoga mit dem Ziel, möglichst vielen Menschen praktische Yogalösungen anzubieten. Jasyoga gibt Sportlern das Rüstzeug, mit dem sie Verletzungen vorbeugen, die Regeneration beschleunigen und ihre sportliche wie allgemeine Leistungsfähigkeit optimieren können. Die Jasyoga-Lehrer in den USA und Großbritannien kehren dem traditionellen Studioumfeld den Rücken und holen die Sportler dort ab, wo sie trainieren. Seit zehn Jahren lässt Erin Elemente aus Meditation, funktioneller Anatomie und Physiotherapie in ihre Praxis einfließen. Dank ihrer Videoplattform ist ihr Angebot jederzeit und überall abrufbar. Es wird von einem breiten Publikum vom Freizeit- bis zum Spitzensportler genutzt, und jeder kann es so gestalten, dass es ihm hilft, seine Ziele zu erreichen.

Erin schreibt regelmäßig Beiträge für bekannte Zeitschriften und Blogs aus dem Gesundheits- und Fitnessbereich. Sie trainiert Mannschaften und Einzelsportler, bietet Lehrerausbildungsprogramme und eine Zertifizierung für Yoga für Sportler. Sie lebt mit ihrem Mann und ihrer Tochter in London.

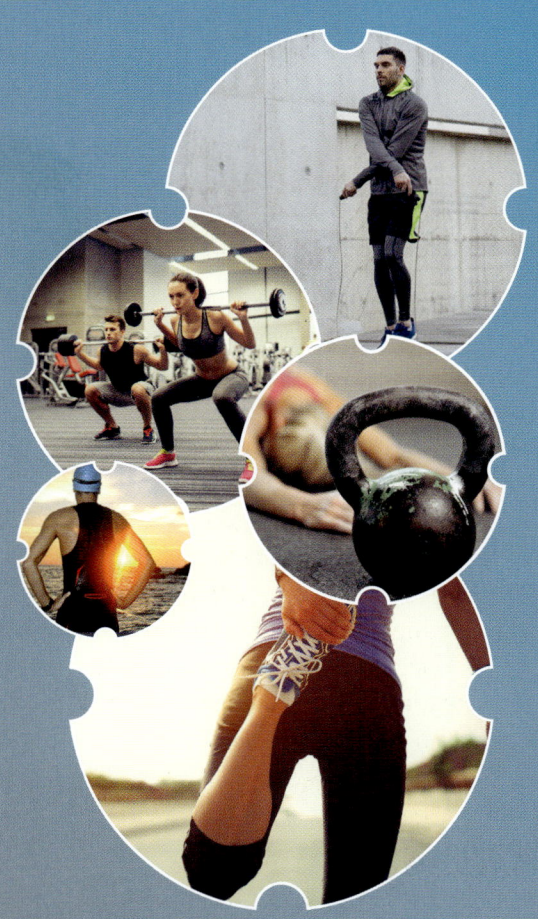
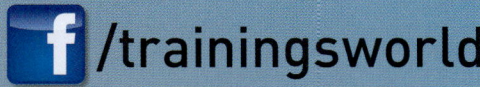
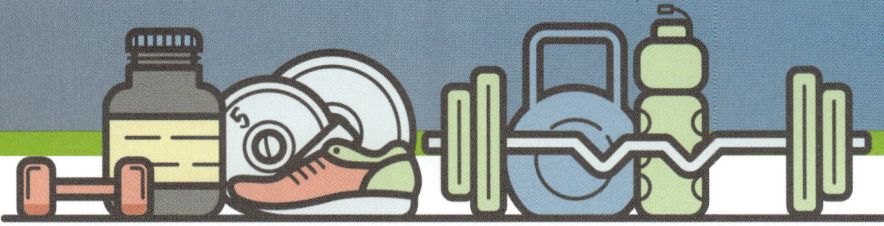

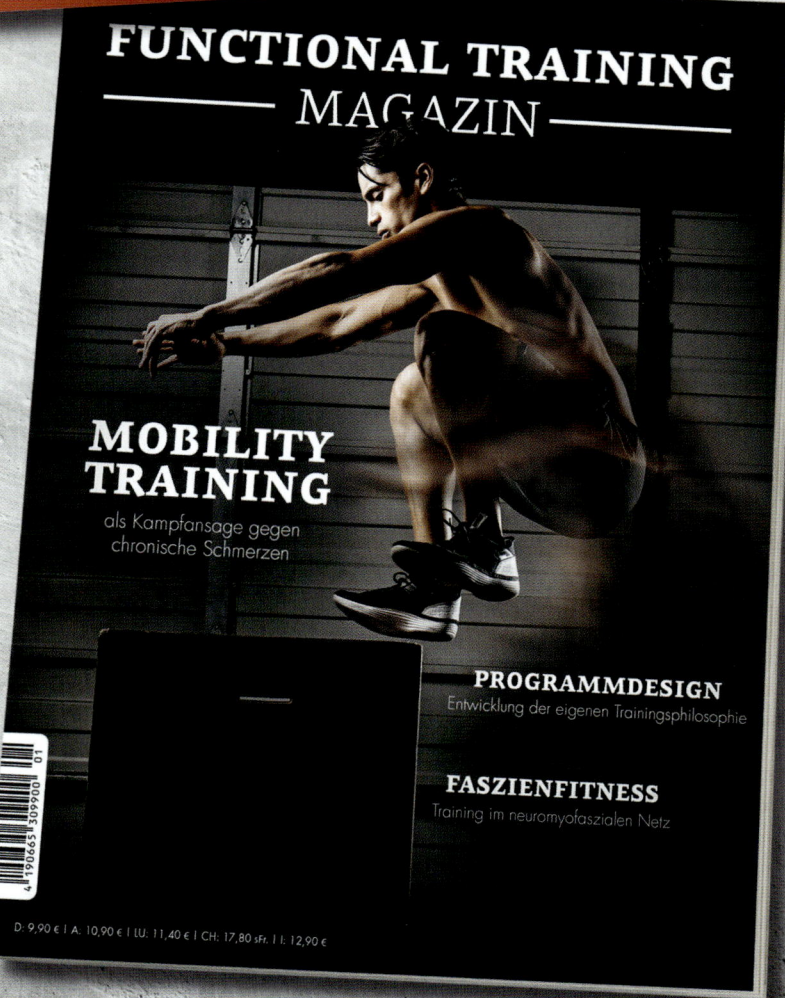